STRONGUR

LES SEINS DANS L'HISTOIRE

SINGULARITÉS RECUEILLIES PAR

Le Docteur G.-J. WITKOWSKI

OUVRAGE ILLUSTRÉ DE 254 FIGURES

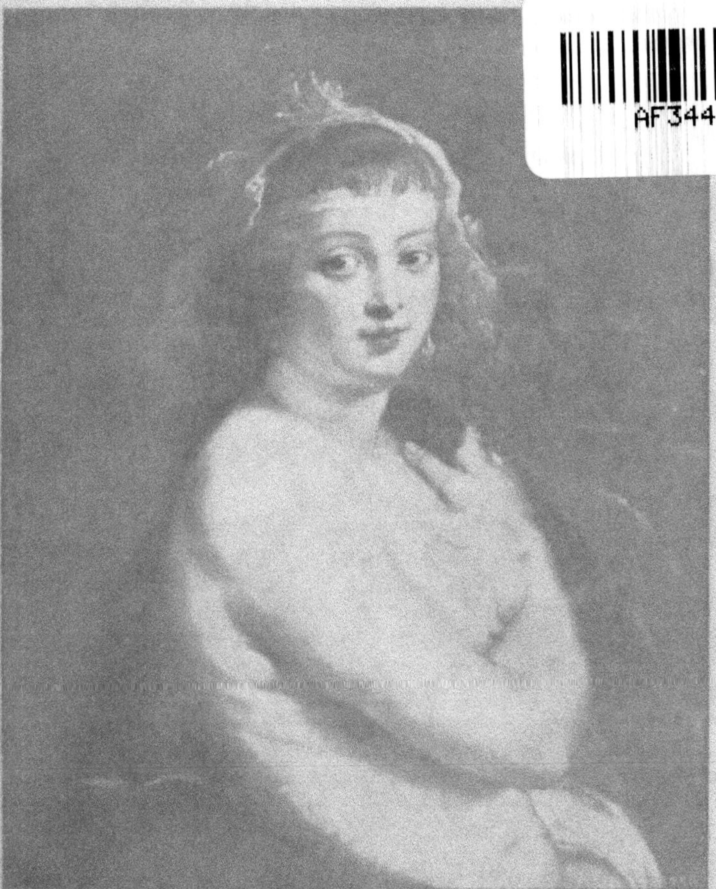

PARIS

A. MALOINE, ÉDITEUR

23-25, RUE DE L'ÉCOLE-DE-MÉDECINE, 23-25

1903

LES SEINS DANS L'HISTOIRE

1488

421

645

WITKOWSKI

LES SEINS DANS L'HISTOIRE

SINGULARITÉS RECUEILLIES PAR

Le Docteur G.-J. WITKOWSKI

Je ne veuil pas dire que je mon entendement j'aye
fait toutes les dites merveilles, mais je les ay retirées
de plusieurs livres, les autres j'ay ouy raconter a
plusieurs mes compagnons.

NOËL DU FAIL.

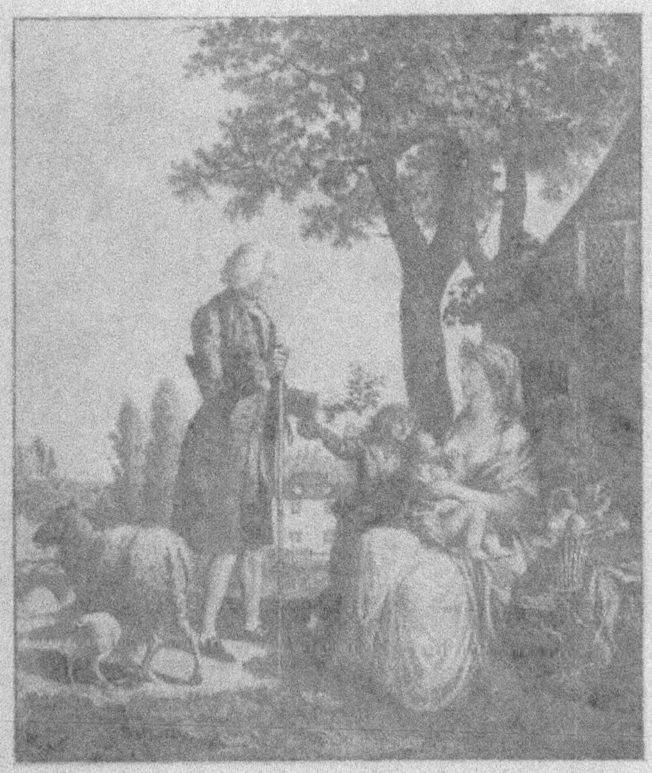

PARIS

A. MALOINE, ÉDITEUR
23-25, RUE DE L'ÉCOLE-DE-MÉDECINE, 23-25

1903

AVANT-PROPOS

L'accueil favorable que les bibliophiles ont fait à nos deux premiers volumes — *Curiosités médicales, littéraires et artistiques sur les Seins*, et *Anecdotes historiques et religieuses sur les Seins et l'Allaitement*, suivies de l'*Histoire du décolletage et du corset* (1) — nous a engagé à continuer cette collection d'historiettes « sans chemises ».

Nous publions aujourd'hui le premier volume d'une nouvelle série, qui comprendra ensuite : — *Les Seins à l'Église et au Théâtre; les Seins dans la littérature et les beaux-arts*.

Dans les ouvrages de ce genre, le champ des recherches, sans être illimité, est très étendu. La découverte de documents vainement cherchés jusque-là, de nouvelles lectures, le hasard des rencontres, des sources qu'on avait négligées, donnent des résultats inattendus et l'intérêt va toujours grandissant.

L'Exposition de 1900, en rassemblant à Paris tant de curiosités, tirées des galeries et des cabinets d'amateurs où elles étaient en quelque sorte ignorées, a offert à nos recherches un aliment très appréciable.

Le lecteur reconnaîtra certainement le soin que nous avons apporté à être aussi complet que possible en une matière où il est malaisé de l'être tout à fait.

---

(1) Paris, A. Maloine, 2 vol. in-8°, ill. de 310 et 130 fig.

LES SEINS DANS L'HISTOIRE

CHAPITRE PREMIER

FAITS LÉGENDAIRES ET HISTORIQUES

I. — RÉCITS

A. — FAITS GÉNÉRAUX

1° Sur les Seins. — **Arrachement des seins. Suspension par les seins**. — Nous ne rapporterons ici que les atrocités commises par des tyrans, par la foule égarée ou par la soldatesque, réservant pour une autre série (1) les supplices infligés aux martyrs de la foi chrétienne.

Amestris, femme de Xerxès, ordonne, dans un accès de jalousie, d'arrêter la propre belle-fille du roi, de lui couper les seins, le nez et la langue, et de faire manger ces débris sanglants par les chiens, sous les yeux de l'infortunée princesse (2).

En 415, la *philosophe* Hypathia, une des gloires de l'école platonicienne d'Alexandrie, fut livrée, par le patriarche saint Cyrille, à des forcenés, qui l'entraînèrent dans l'église appelée la Césara ; là elle fut mise à nu, puis son corps, d'une merveilleuse beauté, fut dépecé avec des coquilles tranchantes ; on commença naturellement par les mamelles, dont les éminences gracieuses et fermes s'offraient, les premières, en sacrifice à ces cruels fanatiques. Ces débris palpitants furent ensuite promenés dans la ville, comme ceux de la princesse de Lamballe, en 1792, et brûlés sur la place Cinaron (3).

(1) *Les Seins à l'Église et au Théâtre.*
(2) Gustave Le Bon, les *Premières civilisations.*
(3) *Grand Dict. univ. du XIXe siècle.*

La même aberration avait poussé Théodose, appelé le Grand, (est-ce par dérision ?) à détruire le *serapéum* de Ptolémée (1) et les temples égyptiens. Les sculptures des monuments échappés à la destruction portent encore la trace de ces profanations artistiques : les marteaux des vandales, précurseurs de Tartufe, exerçaient surtout leur rage sur les mamelles des déesses, *proh pudor* (2). Lors du sac de Rome, en 1527, les soldats allemands et espagnols, entre autres distractions intelligentes, mettent en pièces les tableaux d'églises, sans distinction de signatures, et, couverts des ornements pontificaux, vont prendre des religieuses qu'ils exposent nues aux regards de leurs camarades (3).

Au cours des guerres de la Ligue, la ville protestante de Marvéjols ayant capitulé, les assiégés subirent, malgré les promesses de l'amiral de Joyeuse, les plus horribles traitements. On ne voit partout que viols et meurtres : « Une femme se défend contre les violences des soldats ; on la saisit, on lui arrache un sein, on la jette dans un puits. Passent deux gentilshommes, qui l'en font sortir par ceux-là mêmes qui l'y ont précipitée ; à peine sont-ils disparu, que les meurtriers l'attachent à un arbre, la tuent, et, ce fait, la jettent dans la rivière ». Ainsi fut punie, de son protestantisme présumé, une femme qui était peut-être une fervente catholique ; car il y avait aussi des apostoliques à Marvéjols. Dans les guerres de religion, nous le savons, c'est à Dieu à reconnaître les siens.

Le *Leo Belgicus* (1583), de Michel Aitsinger, illustré par le graveur flamand Hogenbert, est une courageuse protestation richement documentée, contre la guerre stupide et lâche, surtout quand il s'agit de querelles religieuses, où de « braves » spadassins, armés jusqu'aux dents, égorgent et étripent de malheureuses victimes sans défense ; singulière manière de comprendre et d'appliquer le précepte du Dieu de paix, qu'ils ont la prétention de défendre : *Aimez-vous les uns les autres !* Mais il n'est que trop vrai, comme le remarque Anatole France dans *Thaïs*, « toutes les religions enfantent des crimes ». Une vieille estampe, les

---

(1) V. *Grand Dict. histor.*, de l'abbé Moréry, t. I, p. [illegible].

(2) À la prise de Harlem, 1574, sous le même fanatisme religieux, les Espagnols jetèrent au feu tous les tableaux de Heemskerck, le Raphaël protestant. Dans un autre ordre d'idées, la femme de Montigny brûla, par dévotion, plusieurs manuscrits de son mari, entre autres l'opéra de *Baucis et Philémon*.

(3) De Stendhal, *Promenades dans Rome*.

Massacres d'Ancre (fig. 1), expose, dans le compartiment
de gauche, une femme suspendue par les seins à l'aide de crochets.

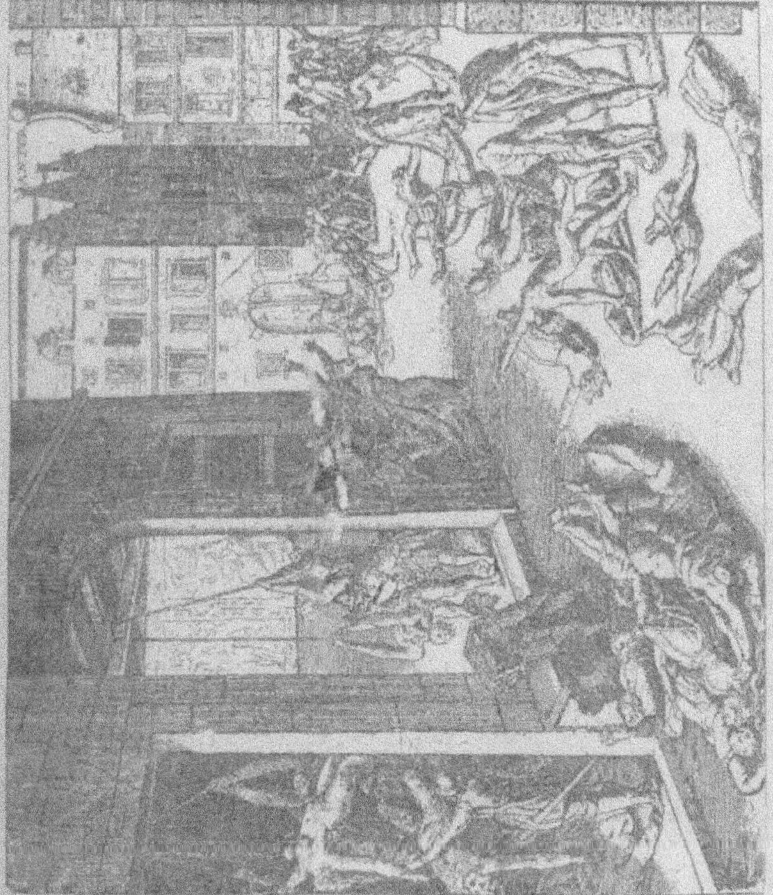

« épreuve de courage » conservée, de nos jours, chez les Indiens
Pieds-noirs (1).

Autre exemple d'atrocité religieuse, mais cette fois attribuée aux

(1) *Ancel., hist.,* p. 25.

huguenots, qui pendant leurs accès de *delirium religiosum*, ne le cèdent en rien aux catholiques, quand il s'agit de raffinements de barbarie. Nous le tirons du *Théâtre des cruautez des hérétiques de nostre tems, traduit du latin en françois, 2ᵉ édit. Anvers, 1607.* François du Casse étant lieutenant « pour le roy de Navarre », à Bazas, en Gascogne, deux de ses soldats saisissent une femme catholique, lui coupent les seins, puis lui emplissent la partie honteuse de poudre à canon et y mettent le feu, « ce qui luy fait crever le ventre et épandre les entrailles dehors. » Était-ce pour tourner en ridicule les « canons » de l'Église, ou par plaisanterie de corps de garde, que ces tortionnaires s'ingéniaient à transformer un vagin en pièce d'artillerie? N'a-t-il pas cent fois raison le moraliste qui a dit que la religion était un brandon de discorde, non seulement entre les nations, mais entre les citoyens d'un même peuple?

Ainsi se trouve justifiée l'observation du Dʳ Querex qui, dans sa *Pathologie de la Révolution* (1), constate qu'aux actes sanguinaires se mêlent les actes lubriques et cite, à l'appui de sa thèse, ce nouvel exemple : Aux massacres de septembre (1792), les assassins de la princesse de Lamballe lui coupèrent les seins et les parties sacrées « le pauvre mystère de la femme, dit Michelet, qu'ils auraient dû voiler de la terre, ils le mirent au bout d'une pique et le promenèrent au soleil ». Autre supplice hideux rapporté par notre grand historien national : « C'était, écrit-il, une bouquetière bien connue du Palais-Royal, détenue pour avoir mutilé un garde française à la façon d'Abélard. La plupart de ces femmes et filles du Palais-Royal étaient royalistes, regrettant le bon temps, les nobles qui les payaient mieux. On supposa que celle-ci, royaliste autant que jalouse, avait voulu avilir un amant révolutionnaire, outrager en lui la Révolution. On la punit par le sexe autant que possible; on lui passa un bouchon de paille dans les parties naturelles, comme on en met aux choses à vendre. La malheureuse s'agitant dans cette extrême douleur, on l'attacha toute nue à un poteau, et on lui cloua les pieds; puis on *lui coupa les seins* et l'on mit le feu à la paille ».

En 1900, le mouvement des Boxers contre les étrangers com-

___

(1) *Médecine internationale illustrée.*

mence à Pao-Ting-fou. Entre autres atrocités commises dans cette ville, l'enquête du général Bailloud révéla qu'une Américaine, avant d'être mise à mort par les révoltés, avait été promenée toute nue, les seins coupés. Les Chinois, en effet, ont une profonde indifférence pour ces organes; ils reportent toute leur tendresse sur ces horribles moignons de pieds, qui éveillent chez eux les mêmes idées voluptueuses que les mamelles en Occident (1).

Ablation rituelle des seins. — Certaines sectes chrétiennes, en Russie, les Klysty ou Flagellants et les Skopsty ou Mutilés, qui se châtrent, comme Origène, par fanatisme religieux, se procurent d'une façon bien cruelle la matière nécessaire à la communion : « Après avoir décidé une vierge de quinze ans, par force promesses, on lui extirpe le sein gauche pendant une immersion dans un bain d'eau chaude. Cette chair est alors découpée sur un plat en menus morceaux, que les assistants consomment. Ensuite la jeune fille est retirée du bain et on la pose sur un autel à proximité. Toute la communauté exécute autour d'elle une danse folle et sauvage et entonne des cantiques (2)... »

Et chez nous, d'autres sectaires — les antisémites — accusent les juifs de meurtres rituels qui n'ont jamais existé! Est-il donc vrai que la foi attire la mauvaise foi?

Anomalies mammaires. — Nous passerons sous silence les mamelles supplémentaires, étudiées déjà à tous les points de vue : anatomique, religieux et artistique. Observons seulement que certains goitres globuleux peuvent avoir l'apparence, surtout chez la femme, d'un troisième sein. «Dans le Valais, écrit, en 1850, le *Benvenuto du style*, nous avons rencontré ma chimère, c'est-à-dire la femme à trois tétons; mais le troisième était un goitre et c'était le seul dur. » Cas pathologique qui rappelle le vers de Boileau :

> Son menton sur son sein descend à triple étage.

Les seins *hypertrophiés* sont assez rares chez l'homme; cependant le Dr Bedor, chirurgien en chef de l'Hôtel-Dieu de Troyes,

(1) Dr B. Matignon, *Superstition, crime et misère en Chine*, 2e édit. 1900.

(2) Haxthausen, *Études sur la situation intérieure de la Russie*; cité par M. A. Leroy-Beaulieu dans l'*Empire des Tsars et les Russes* (Hachette, 1881-1882, 3 vol. in-8°).

vers 1836, a rencontré cette conformation sur trois jeunes gens, dans les conseils de révision de l'Aube. Ils furent déclarés impropres au service militaire, attendu que tout habit de drap, tenu fermé sur la poitrine, leur était trop pénible à supporter; n'était-ce pas le cas de recourir aux corsets?

Chez la femme, l'hypertrophie mammaire, en dehors des tumeurs, est assez fréquente; nous rappellerons les observations les plus curieuses, publiées par les chirurgiens: Marce, en 1854, a opéré avec succès une mamelle droite de 2,500 grammes, la gauche normale; Ashwell, en 1842, a enlevé une mamelle de 10,000 grammes; Durston a observé une malheureuse portant une mamelle droite de 18,200 grammes et une gauche de 30,200, et qui fut frappée de mort spontanée; enfin le Dr Garcia, directeur de l'hôpital militaire de Mexico, a publié, en janvier 1901, le cas le plus extraordinaire qu'on ait observé jusqu'à ce jour : une mamelle de 40 kilogrammes.

Christine de Suède présentait une difformité mammaire moins accusée : cette « Messaline du Nord » était contrefaite; elle avait, non seulement, « le nez plus long que le pied », assure une lettre apocryphe conservée à la bibliothèque Harlayenne, mais elle était agrémentée d' « un téton plus bas que l'autre, d'un demi-pied, et si enfoncé sous l'épaule, qu'il semble pas qu'elle avait la moitié de la gorge absolument plate (1). »

Variétés ethnographiques. Mœurs et Coutumes. — Chez les primitifs comme chez les civilisés, les femmes sont portées à la coquetterie; c'est un faible inhérent au sexe de ce nom. Le désir

(1) La grande Mademoiselle a raconté à la duchesse d'Orléans « que cette singulière reine, étant fort blanche, se couchait toute nue sur un lit de velours noir, pour se présenter ainsi à ses amants ». Ce raffinement de habileté ne concorde guère avec le portrait ou plutôt la caricature tracée par l'auteur inconnu de la lettre en question, qui exagère certainement ses difformités corporelles : « sa taille, écrit-il, est voûtée; elle a une hanche hors d'architecture; elle boite (...); elle rit de si mauvaise grâce que son visage se ride comme un morceau de parchemin que l'on met sur des charbons ardents;... elle n'a pas soin de ses dents; elle pue assez honnêtement pour obliger ceux qui l'approchent à se précautionner et à se parer de la main... ». Ce n'est qu'une charge émanant de quelque courtisan dépité, d'un amant transi ou d'une rivale jalouse.

D'ailleurs les difformités physiques ne semblent pas rebuter autrement les Don Juans septentrionaux : Pierre III n'avait-il pas, pour favorites, une bossue, la duchesse de Courlande, et Élisabeth Voronzof, qui était marquée de la petite vérole, et de plus « louchait, puait et crachait en parlant », affirme une mauvaise langue de l'époque.

de plaire ne consiste pas seulement en parures ; certains organes subissent des *déformations* spéciales, s'accordant avec l'esthétique de la région : pour les Chinoises, les pieds, transformés en moignons, représentent le *nec plus ultra* de la beauté (1) ; les Boschimanes s'efforcent de distendre les lèvres vulvaires jusqu'à ce qu'elles servent de tablier ou de pagne ; certaines peuplades font sauter les incisives médianes ; d'autres cherchent à modifier la forme de la bouche, celle des seins, etc. C'est, d'après Monlière, pour la femme Assinienne un signe de beauté d'avoir le mamelon le plus long possible. Elle atteint rapidement son idéal en se faisant saisir le bout du sein entre les pinces des nymphes du myrmyle ou fornicarius ; cette coutume est répandue dans plusieurs parties de l'Afrique.

Claudius Madrolle, dans son curieux ouvrage *En Guinée*, a fait des remarques intéressantes sur la plastique thoracique des femmes Soussous, peuplade du Sierra-Leone ; on rencontre souvent des petites filles d'une dizaine d'années avec des seins d'un développement peu en harmonie avec celui du corps ; souvent le mamelon forme une saillie considérable simulant une glande surajoutée à la première, en forme de gourde.

Nous savons que les Indiennes viennent arroser la tombe de leur enfant nouveau-né avec leur lait (2) ; mais cette pratique contribue à prolonger la sécrétion lactée, plusieurs mois après la mort de l'enfant. Chateaubriand, dans *Atala*, rapporte une coutume analogue : une mère, avant d'exposer, sur les branches d'un arbre, le cadavre de son enfant, le berce encore dans son giron : « Et la jeune mère chantait d'une voix tremblante, balançait l'enfant sur ses genoux, humectait ses lèvres du lait maternel et prodiguait à la mort tous les soins qu'on donne à la vie ».

---

(1) La beauté chinoise réside en grande partie dans le pied « Le pied d'une femme, d'après le DCG. Matignon, pris dans la main d'un Céleste, lui produit le même effet qu'à un Européen la palpation d'un sein jeune et ferme. » Napoléon partageait les goûts de la race mongole ; il prisait, avant tout, chez une femme, les mains et les pieds ; il trouvait que Mlle George, qui couchait avec ses bas pour cacher ses grands pieds, avait les « abattis canailles ». Les seins, aux yeux du conquérant, étaient secondaires ; aussi Joséphine et Marie-Louise avaient-elles des extrémités privilégiées, mais la poitrine de la première « bas placée et plate » ballottait dans un corsage sans corset ni brassière et celle de la seconde était, au contraire, « très forte, tout à fait d'une nourrice », dit l'auteur de *Napoléon et les femmes*. F. Masson.

(2) Carlos, p. 79, fig. 46.

En Laponie, d'après Alexandre Duchemin, les seins sont flétris avant l'âge : « tel nourrisson — chacune presque a le sien — qui tète un sein amaigri, semble téter sa grand'mère. »

Dry a publié de curieuses notes de voyage sur Lisbonne et, en particulier, sur les Ovarinas, originaires d'un petit port du littoral portugais, Ovar. Le type féminin y est admirable et ces marchandes de poissons sont les plus belles filles de la péninsule : « Elles ont la poitrine jeune et très cambrée ; les jupes relevées jusqu'au-dessus du genou, elles marchent vite sans presque bouger le haut du corps, avec une grâce infinie. N'emprisonnant jamais leur taille dans le moindre appareil de torture, elles gardent longtemps les apparences de l'extrême jeunesse ». Cet explorateur a vu des Ovarinas dont le visage n'était plus très jeune, mais dont la poitrine était toujours superbe. Par opposition : les Portugaises de la ville de Guimaraez ont la gorge remarquablement développée, assure Alexandre Dumas.

Lors du voyage de Théophile Gautier en Italie, les seins, sur les bords du lac Léman, n'étaient pas en odeur de sainteté ; le poète en exprime ses regrets à Mme S..., la « Présidente » de la rue Frochot :

« ...Genève, ville protestante, où, pour humilier les catholiques et leur montrer qu'ils ne sont que des payens sensuels, les femmes se rabotent le... derrière et les talons avec la varlope de la modestie, selon la méthode américaine. »

Au pays où les hommes portent le jupon, en Grèce, « les filles couvrent leur tête et ne couvrent pas leur poitrine, » dit About ; les mamelles atteignent, vers la trentaine, un développement quasi pathologique. Les impressions des observateurs sérieux concordent sur ce point : « A quinze ans, écrit Gaston Deschamps, la maigreur attique des femmes d'Athènes est étoffée et robuste. A vingt ans, leur beauté s'épanouit comme une fleur splendide nourrie de lumière et saturée de soleil. Après quelques années de rayonnement, leurs nobles formes, après avoir atteint à la majesté olympienne, débordent en ampleurs exagérées et éclatent en boursouflures intempérantes ». En style moins pindarique, le sceptique auteur de la *Grèce contemporaine* arrive aux mêmes conclusions : suivant la mode du pays, les Hydriotes, en toilette de soirée, montrent leur poitrine « tombant en cascades dans leur chemise ».

À Keresova, en Arcadie, le même auteur assiste à la célébration de la Saint-Nicolas : « Les femmes grecques sautent aussi haut qu'elles peuvent ; or les femmes grecques (je n'ai pas dit les dames) ne portent jamais de corset, quoiqu'elles en aient besoin plus que personne. Il y avait dans cette foule bon nombre de nourrices au corsage exagéré, qui riaient du haut de leur tête en voyant osciller librement toutes leurs richesses maternelles. Mais ces mères de famille, rudement ballottées, ne servaient qu'à mieux faire valoir deux ou trois jeunes filles à l'œil calme, au visage sévère, qui pouvaient bondir impunément, sans troubler l'harmonie de leurs lignes sculpturales ».

Autre trait d'observation qui ne manque pas de saveur : « Une fois mariée, la paysanne la plus élégante ne s'inquiète plus de plaire à son mari ; elle se trouve assez belle, le dimanche, si elle peut aller à la promenade, précédée de son mari, suivie de cinq ou six marmots. Elle ne prend aucun soin pour cacher ou pour soutenir le sein formidable qui a abreuvé toute cette petite famille. Elle s'avance d'un pas majestueux, le ventre en avant, comme une oie. Ainsi le dit la chanson : « Abaissez-vous, montagnes, afin que je voie Athéna, mes amours, qui marche comme une oie ».

La statuaire antique n'admettait que des seins petits et ce sont cependant les ancêtres de ces Grecques tétonnières, qui lui ont servi de modèles. Lessing soutenait que « la nature et l'art ne font qu'un » ; Albert Dürer, que « l'art se cache dans la nature ». Dürer avait raison contre Lessing : à l'artiste, il appartient de de dégager le diamant de sa gangue.

À Rome, comme à Athènes, les beaux seins n'étaient pas les plus gros ; Ovide conseille de couvrir, sous un léger voile, les seins trop élevés ou trop amples, et Martial (1) demande que la poitrine de la femme soit telle *ut capiat nostra tegatque manus*.

Quant aux Romaines contemporaines, les impressions des voyageurs sont contradictoires ; il est vrai qu'à un siècle de distance, les modes ont pu changer. Ainsi Kotzebue, en passant à Rome, juge le costume des femmes désagréable : « elles portent une espèce de

---

(1) Cité par le Dr Stratz, la *Beauté de la femme*.

corps qui leur aplatit tout à fait le sein ». Théophile Gautier, au contraire, leur trouve une apparence « poliforme » : « Les Romaines sont outrageusement belles, d'une beauté lourde, compacte, massive, mais incontestable... Elles sont énormes et semblent descendues des piédestaux du Musée. Vingt enfants tiendraient à la fois dans leurs flancs robustes ; il faudrait des corsets garnis de fer, pour contenir leurs gorges orgueilleuses. L'histoire de la mère de Béatrice Cenci, à qui l'on ne pouvait couper la tête, parce que ses tétons, gros comme des bombes, l'empêchaient d'appuyer son cou sur le billot, (et qui m'avait toujours paru singulière), se comprend parfaitement ici : ce n'est pas la grande tasse avalée et brimballante de Rubens ; le grand baquet de colle à la flamande, qui tremble à chaque mouvement ; le Niagara de viande, qui ruisselle, du haut de la poitrine, sur les montagnes du ventre et dans les vallées du pubis, comme on voit dans les bacchanales de Jordaens ; ce sont deux mappemondes que l'on porte devant soi, un second fessier appliqué sur l'estomac, deux immenses terrines vues du côté bombé, un Capitole et un Palatin de chair humaine ». Qui reconnaîtrait le délicieux poète d'*Émaux et Camées* dans cette description rabelaisienne ?

Suivons le volage Théo à Venise, où la Fénice, danseuse âgée de dix-huit ans, l'autorise à s'agenouiller devant l'autel de ses seins. « Ils étaient gros, passablement fermes, très blancs, veinés de bleu, avec un petit bout rose, entouré d'une grande auréole couleur d'hortensia. Le lait qui les gonflait leur donnait un air de tétons de Rubens... J'ai oublié de dire que la pauvre créature était un peu enceinte, sous prétexte que l'armée autrichienne ne se retire pas et que les Hongrois ne sont pas hongres. »

Finissons par un coup d'œil rapide sur les bustes féminins des différentes régions de la France. Les Provençales et les Languedociennes ont moins de gorge que les femmes du Nord, mais elles sont plus voluptueuses. Un touriste Anglais, qui a publié un voyage en Provence, dit que les Arlésiennes et les Avignonnaises sont les plus belles filles de l'Europe ; le fils d'Albion en donne cette raison un peu vaine : « C'est que les Anglais fréquentent beaucoup dans ces parages. » L'auteur rend le même hommage à ses nationaux, en prônant les Lyonnaises et les femmes du pays de Caux : « Par la taille, le sein, etc., elles peuvent le disputer à toutes les tailles et à tous les seins des trois royaumes unis (1) ». Il n'y a pas que M. Josse qui soit orfèvre, le pince-sans-rire John Bull l'est aussi à ses heures. Les Normandes et les Bretonnes, à la gorge assez opulente, ont un corsage élégant ; les femmes du centre, d'Auxerre, par exemple, sont superbes par l'ampleur de leurs formes et font d'excellentes nourrices ; enfin la Parisienne, qui possède « la science du faux », change de poitrine suivant les exigences de la mode. En résumé, la remarque d'Henri IV est toujours juste : « Oncques ne vis, disait le Vert-Galant, si belles tétonnières qu'au pays de France » ; et il s'y connaissait.

Usages singuliers des seins. — Avant de servir de garde-manger à bébé, le sein est la pelote, l'oreiller du père ; aucun organe ne réunit mieux les avantages de l'*utile dulci*. Ces appas palpables sont des appâts magiques qui, avec les charmes du visage, provoquent, chez l'homme, la griserie nécessaire à la reproduction de l'espèce ; d'autre part, les caresses du mamelon déterminent, chez la femme, un érothisme favorable à l'union sexuelle :

> « Où vont ces doigts curieux ? »

demande l'amante pâmée :

> — Puisque j'en tiens un, Madame,
> Laissez-moi prendre les deux,

répond l'*Amant timide* d'Hégésippe Moreau... L'ivresse des sens dissipée, ces organes deviennent quelconques ; la froide raison reprend ses droits et le dialogue des amoureux se termine dans l'angoisse et les sanglots :

> « Qu'avons-nous fait là, grands dieux !
> — Oh ! rien qu'un enfant, Madame !
> Oh ! rien qu'un enfant... ou deux ! »

C'est surtout dans le mécanisme de l'appareil génital, que le merveilleux artiste de la Création a fait preuve d'ingéniosité et... de malice.

Avec son sein — Mlle Mars disait : « avec son éventail » (2) —

---

(1) Hector France, les *Dessous de la pudibonderie anglaise*, 1885.

(2) Le sein de la célèbre tragédienne n'aurait pas eu la même vertu, car à ses débuts, elle était si dépourvue de charmes, qu'on la comparait à « un pruneau sans chair ».

une femme est plus redoutable qu'un homme, l'épée à la main ; c'est l'arme la plus puissante du sexe faible pour subjuguer, non seulement le libre arbitre du sexe réputé fort, à l'exemple de Phryné, mais aussi sa force physique. Lactance rapporte un curieux épisode du siège de Messène par les Lacédémoniens. Les Messéniens sortirent, la nuit, pour s'emparer de Lacédémone, mais ils furent repoussés par les femmes casquées, cuirassées et en armes. Les Lacédémoniens accouraient à leur secours, quand ils les rencontrèrent allant au-devant d'eux ; ils les prirent pour une troupe ennemie, et afin de faire cesser cette méprise, les Lacédémoniennes eurent l'idée de se dépouiller complètement de leurs vêtements ; il en résulta une mêlée, non sanglante, mais amoureuse, où « chacun, dit Larousse, donna les preuves de son amour à celle qui la première se rencontra dans ses bras. »

Autre exemple de victoire sans effusion de sang : le 5 octobre 1789, les femmes de la Capitale se rendirent à Versailles, ayant à leur tête Théroigne de Méricourt ; elles se découvrirent la poitrine devant la rangée de fusils, du régiment de Flandre, prêts à faire feu et parvinrent à détourner des excès un grand nombre de soldats. C'est à cet incident que fait allusion l'empereur Léopold, dans la *Théroigne* de Paul Hervieux, jouée par Sarah Bernardt : il reproche à l'héroïne (1791), d'être entrée dans les rangs, et d'avoir harangué les soldats pour les détourner de leur devoir « par des provocations impudiques ».

Le *sinus* ou creux des seins — étymologie de ce mot — est la cachette de prédilection des femmes :

> Faites, mon Dieu, qu'à cet instant je meure,

s'écrie Ruy Blas, apercevant sa manchette de dentelles cachée dans la gorgerette de la reine. Mme de Montespan agonisait à Bourbon-Lancy, lorsque son fils, le duc d'Antin, découvrit cachée dans son sein la clef de sa cassette.

La cavité inter-mammaire, qu'Adam de la Halle appelait « le ruiolet d'amours », la vallée d'amour, sert, à l'occasion, de portefeuille à valeurs, d'écrin aux perles liquides, fausses ou vraies, qui tombent des yeux de nos rusées et belles endolories. Jules Claretie a tiré des *Mémoires* inédits de Mlle George l'anecdote suivante : l'Empereur, étant à Saint-Cloud, envoya chercher, à Paris, cette célé-

brité dramatique — la favorite du moment — et lui annonça qu'il
partait le lendemain matin, à cinq heures, pour le camp de Boulogne. La reine de théâtre ne semblait pas autrement émue de cette
nouvelle ; l'Empereur lui en fit le reproche et mettant la main sur
le sein gauche : « Il n'y a rien pour moi dans ce cœur, dit-il. »
Mᵐᵉ George était au supplice et aurait donné tout au monde pour
pouvoir pleurer, « mais elle n'en avait pas envie ». Ils étaient sur
le tapis de la bibliothèque, près du feu... Après un long silence,
la *comédienne* finit par obtenir de ses glandes lacrymales deux
grosses larmes libératrices, qui tombèrent sur sa poitrine. « L'Empereur, avec une tendresse que je ne peux reproduire, écrit
Mᵐᵉ George, baisa ces larmes et les but... Je fus tellement touchée
au cœur de cette preuve d'amour, que je me mis à sangloter de
véritables larmes. Ce soir-là, ajoute-t-elle, l'Empereur me fourra
dans la gorge un gros paquet de billets de banque — il y avait
quarante mille francs — en disant : « Je ne veux pas que ma
Georgina manque d'argent durant mon absence. » Et pendant
cette scène intime, où, de l'aveu du même témoin, jamais César,
descendu de son piédestal, ne fut plus amoureux, M. de Talley-
rand, qui venait travailler avec son souverain, l'attendit en vain.
C'était la seconde fois que le fin diplomate était congédié pour le
même objet ; « Soyez fière, disait-il plus tard à Mᵐᵉ George, cela
n'était jamais arrivé ».

Chez nos belles pécheresses, la poitrine est une sorte d'étalage
de joaillerie ; certaines — les actrices surtout — sont parées
comme des châsses et couvertes de diamants qui en font de véritables lustres ambulants ; ainsi les belles dames du temps de
Henri IV étaient « si fort chargées de pierres et pierreries qu'elles
ne pouvoient se remuer ». Un couplet de la chanson d'Odette Dulac,
Le français tel qu'on le parle, fait allusion à cet usage :

> Sachez que la belle Otero
> Pour ses bijoux fut proposée.
> Mais elle dit : Lou boléro
> Seul il a fait ma renommée ;
> J'ai point de place à la poitrine
> On se fiche de moi, je crois,
> En me l'offrant comme vitrine.

En 1412, Jérôme de Prague fit afficher, par dérision, une bulle du Pape sur la gorge d'une fille publique ; idée lubrique qui autoriserait ce disciple de Jean Huss à revendiquer l'invention des femmes-sandwich.

Les seins interviennent dans certaines conjurations ou dans l'expression de la douleur. D'après René Bazin, les Siciliennes qui conjurent le ciel d'accabler leur ennemi de toutes sortes de maux, se dénouent les cheveux, se jettent à genoux, puis *se découvrent la poitrine* et baisent trois fois le sol. Les Ambouelas de l'Afrique centrale se congratulent mutuellement, en se frappant à coups réitérés la poitrine. Quand l'explorateur Cesovn fut introduit auprès de leur roi, les favorites se mirent à battre vigoureusement leurs mains ; après quoi, ramassant un peu de terre, elles s'en frottèrent les seins et la poitrine, en disant : « *bambla* et *calounga* ». En Orient, les femmes *se frappent*, à poings fermés, *la poitrine*, aux enterrements et en signe de deuil. Pendant le chemin de la croix, le Nazaréen s'adresse aux femmes qui se lamentent et « se frappent la poitrine » sur son passage : « Filles de Jérusalem, leur dit-il, ne pleurez pas sur moi, mais pleurez sur vous-mêmes et sur vos enfants ; car voici que des jours viendront dans lesquels on dira : « Heureuses les entrailles stériles qui n'ont point enfanté et les mamelles qui n'ont point nourri ». Ce qui, entre parenthèse, ne concorde guère avec une précédente exhortation à la repopulation : « L'arbre qui ne produit pas de fruit sera coupé et jeté au vent ».

Rappelons rapidement les usages fantaisistes que les littérateurs et artistes ont attribués aux mamelles : Scarron, dans le *Virgile travesti* (liv. VII), parle d'un « téton qui servait à se moucher » ; le conte de La Fontaine, la *Courtisane amoureuse* (fig. 2), en fait des coussins moelleux : Camille consent, avec dédain, à laisser coucher à ses pieds la courtisane Constance, follement éprise de lui :

> Camille donc s'étend, et sur un sein
> Pour qui l'ivoire aurait eu de l'envie,
> Pose ses pieds ; et, sans cérémonie,
> Il s'accommode et s'en fait un coussin.

Ces boules chaudes peuvent en même temps servir au butor de « moine », de chancelière.

Sterne, dans son *Voyage sentimental*, considère les seins de

Juliette, la chevrière, comme un séchoir. Voyant son héroïne laver un mouchoir dans le ruisseau, il lui demande : « Mais où le feras-tu sécher, ma chère enfant ? — Dans mon sein, dit-elle, cela me fera du bien ». Déjà dans l'antiquité, la superstitieuse Julie, fille d'Auguste, n'a-t-elle pas utilisé la chaleur des seins, en faisant de sa poitrine une couveuse temporaire (1) ?

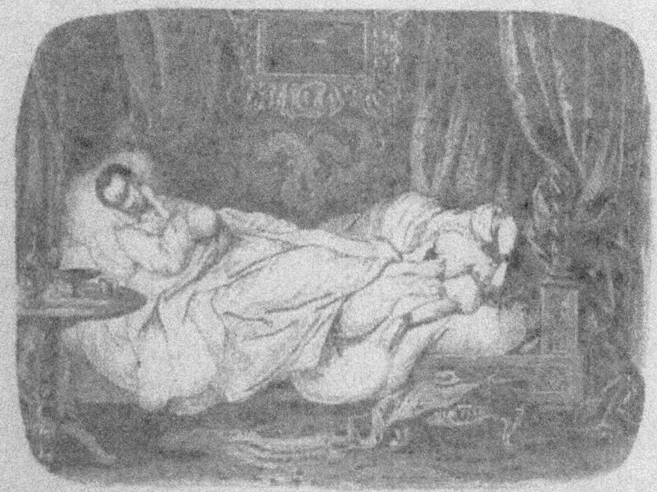

Fig. 2. — Tiré des Contes, édités par Garnier.

Les seins de Mlle Chouin, fille d'honneur « grosse et courte » de la princesse de Conti, étaient assimilés, par la féroce princesse Palatine, à un instrument de musique : « Elle avait, écrit-elle dans une de ses lettres (20 avril 1719), une gorge horriblement grosse; cela charmait Monseigneur, car il frappait dessus comme sur des timbales. »

Signalons enfin un usage peu ordinaire des seins, révélé par la peinture naturaliste : la *Femme au bock*, d'André Gill (fig. 3), est une fille de brasserie, en négligé du soir, qui se livre à des exercices d'équilibriste, devant une galerie de piliers d'estaminet;

JI. Gerber., p. 3

le développement et la rigidité de ses seins lui permettent de porter un *moss*, à tétons tendus, et de chanter :

C'est pas d'la chair, ça, c'est du marbre !

Pour l'usage interne, nous ne connaissons que les *sumina*, mets fort recherché par les anciens : c'était un ragoût préparé avec les tétines d'une truie qui venait de mettre bas ; Martial (1) nous en a conservé le souvenir.

Nous examinerons plus loin le parti que les artistes ont su tirer des seins, dans l'ornementation et le symbolisme pictural ou sculptural. (Voir notre Appendice).

Erreurs et préjugés relatifs aux seins. — Entre autres pratiques ou remèdes conseillés par les guérisseurs et toucheurs poitevins, le Dr Tiffaud cite cette perle : « Pour préserver les femmes de tout mal au sein, frottez-leur la poitrine avec le cordon ombilical, aussitôt après l'accouchement. Quant à la délivrance, elle se fera sûrement si l'accouchée mange de la galette cuite, la veille de Noël ».

Les sages-femmes ou *ouaa-pou*, de l'Empire du Milieu, ne sont pas embarrassées, pour prédire à toute femme grosse le sexe de son enfant : l'aréole se fonce légèrement pour une fille et se noircit pour un garçon. Et voilà !

Nous avons sous les yeux une image, coloriée à la façon d'Épinal et sans nom d'auteur, intitulée : L'*Avenir dévoilé par la conformation des seins des dames*. Voici les pronostics portés par le mammologue anonyme et folichon, d'après la forme des seins ; il est inutile de « tâter », comme pour les bosses crâniennes des phrénologues : *Seins normaux*, bon caractère. — *Seins Vénus de Milo*, beauté de visage, bonheur parfait. — *Seins ronds*, bonne santé, mariage heureux. — *Seins parachute*, très bonne santé, entêtement. — *Seins géants*, bon cœur, très longue existence. — *Seins cornichons*, faible santé, mauvais caractère. — *Seins maigres*, grand amour maternel, santé délicate. — *Seins nuls*, faible santé (2).

(1) « On croirait plutôt boire que manger cette tétine, tellement contient abondant le lait frais dont la mamelle est gonflée. » Liv. XIII, ép. 44.
(2) Docteur France, loc. cit.

Du même émule de Gall, une autre page coloriée : la *Signification des veines des seins*, toujours S. G. D. G. Supposons le sein droit, par exemple, divisé comme un cadran de montre : les veines des régions voisines de I, II, III heures annoncent *Avenir heureux* ; X, *Nombreuses maternités* ; IV, V, *Excellente nourrice* ; IX, *Longue vie* ; VI, VII, *Bonne santé* ; XII, Même pronostic que IV, V ; VIII, *Avenir absolument heureux*.

Une lithographie bien connue : les *Indiscrétions de Lavater*, montre à nu le buste d'une jeune femme, couvert de chiffres correspondant à ceux de la figure. Les « signes de naissance » qui se voient au visage, seraient répétés sur une partie du corps déterminée ; ainsi celui du front se retrouve, du même côté, à la partie inférieure du sein. C'est enfantin.

Les recettes propres à raffermir et à développer les seins sont innombrables ; elles ont toujours beaucoup de succès... à la quatrième page des journaux, chez les gogottes et les cocottes défraîchies. Disons de suite qu'un seul procédé est

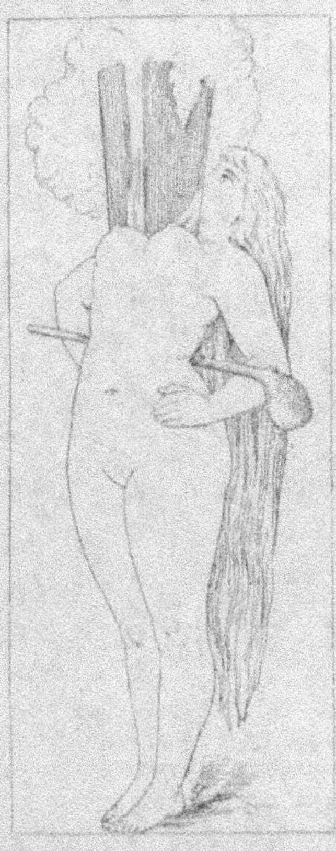

Fig. 2

efficace pour le développement et la fermeté des mamelles : la suralimentation. Mais ce procédé a l'inconvénient d'engraisser en même temps toutes les parties du corps, taille comprise, ce qui contrarie l'esthétique de nos jolies « oies blanches » ou noires (1).

(1) Dans son *Hygiène de la Beauté*, le Dr E. Monin conseille, pour avoir de

Exécutons quelques vieux remèdes : Ovide conseille des cataplasmes de mie de pain délayée dans du lait ; Jérôme de Monteux, médecin de Henri II, préconise cette recette abracadabrante, *Pour étreindre les seins pendants* : « Pour rapetisser les grandes mamelles pendantes qui sont chose malséante, il faut user de pommade faite avec œufs de perdrix et cire qui les redresse et les rend fermes. On peut aussi se servir d'un composé de racines de lis blancs, d'huile rosat et de cire. Pour les empêcher de grossir, il faut souvent les oindre avec du suc d'acacia, ou les bassiner souvent avec poudre d'encens détrempée dans du vinaigre (1). »

L'*Anourga Rounga*, livre érotique de l'Inde, composé par le poète Koullianmoul, vers la fin du XVᵉ siècle, donne des recettes aussi singulières : la 21ᵉ, pour faire grossir les seins ; la 22ᵉ, pour les affermir et les relever.

La belle madame Tallien, qui ignora toute sa vie l'existence du corset, attribuait la conservation de ses attraits aux bains de fraises et de framboises écrasées — vingt livres des unes, deux livres des autres — dont elle faisait un fréquent usage. Le procédé de Diane de Poitiers, pour entretenir si longtemps la fraîcheur et la fermeté de ses seins, était moins compliqué : à son réveil, elle mettait son corps à la température de son âme, en se plongeant dans l'eau glacée. Ainsi faisait la Du Barry.

Dans ses *Mémoires d'Outre-Tombe* (2), Chateaubriand raconte que les Séminoles et les Muscogulges, de la Floride, « afin de s'affermir le sein et les bras », se frottaient avec l'apoya ou souchet d'Amérique. Les naturels de l'équateur, pour accélérer le développement mammaire, font prendre aux jeunes filles, dès l'âge de dix ans, des infusions de feuilles de cindiera, dont l'extrait forme la base des pilules de Boerhaave.

Enfin le mirifique massage est recommandé... par ceux qui en

beaux seins : avant chaque repas, trois pilules composées de 0.20 d'extrait de galéga et 0.05 de tanin (six par jour); après chaque repas, une cuiller à café d'un mélange de teinture de fenouil et d'extrait fluide d'ortie blanche, dans un peu d'eau sucrée ; enfin, cinq minutes de courants induits, matin et soir, sur chaque mamelon. Les vergetures des seins se traitent, avec succès, par l'électrolyse et les compresses d'alumnol. Le même auteur nous donne, dans son riche *formulaire*, un grand nombre d'ordonnances variées concernant les seins.

(1) La *Confraternité médicale*.
(2) Première partie, Liv. VI.

vivent (1) ; mais depuis longtemps, il est reconnu que les patinages (2) ou massages amoureux des seins tendent plutôt à les ramollir :

> De mille bouches mignotté
> Dans le déduit cubiculaire
> Tétin perd grâce et fermeté...

Au XVIIe siècle, la belle lady Digby, pour conserver ses charmes, ne prit longtemps d'autres aliments que des chapons nourris avec des vipères ; ainsi le lui avait conseillé son mari, philosophe, quelque peu alchimiste.

A Londres, vers le milieu du XVIIIe siècle, les gardes-malades ne manquaient jamais, pour empêcher le sein des nouvelles accouchées de se flétrir, d'y appliquer des peaux de lièvres. Dans une enquête de la cour ecclésiastique, en 1768, au sujet d'une demande en divorce du duc de Grafton contre sa femme, la garde-malade, Martha Tyson, confirme cette pratique : « Aussitôt l'accouchement, le sommelier reçut l'ordre d'acheter six peaux de lièvres, de première qualité, chez M. Lucas, dans Panton Street. Quand je les eus, je les étendis sur la gorge de la duchesse tout le temps qu'elle passa au lit ». Ces topiques s'appliquaient sur les seins des accouchées qui voulaient en chasser rapidement le lait, en vertu de la médecine des signatures : il devait fuir avec la vélocité du lièvre.

Le privilège attribué, par les superstitieux, aux difformités des bossus, s'étend-il à toutes les bosses indistinctement ? Pourquoi ne pas généraliser, se demande un bossu à qui, dans une soirée, une décolletée sollicite la faveur de toucher sa protubérance : « — Ça porte bonheur, dit-elle. — Bien volontiers, fait le spirituel rachitique, en regardant le corsage de l'interlocutrice ; mais à charge de revanche. » Une repartie analogue se trouve dans la charmante berquinade de Pierre Wolff, *le Secret de polichinelle*.

Mamelles géologiques (3). — Le mont Thabor, qui domina la

(1) Chez les Amboinais de la Cochinchine, la femme soupçonnée de stérilité par son mari est conduite à « l'homme de médecine », le masseur de l'endroit, qui fait étendre le sujet sur le sol et passe, à plusieurs reprises et avec force, un rouleau de bois, en fuseau, sur la poitrine et les flancs.

(2) Mme de Maintenon écrit à sa nièce de prendre garde de se laisser *patiner* ; au figuré, sans doute.

(3) *Averof, hist.*, p. 123. — En minéralogie, on appelle *mazette* une pierre grise, dont la forme rappelle celle d'un bout de sein.

vallée du Jourdain, offre une belle forme arrondie, que l'antiquité comparait déjà à un sein. De même, dans l'île Maurice, la montagne des *Trois Mamelles* était ainsi nommée « parce que ses trois pitons, écrit Bernardin de Saint-Pierre, en ont la forme ». L'auteur de *Paul et Virginie* ajoute en note : « Il y a beaucoup de montagnes dont les sommets sont arrondis en forme de mamelles et qui en prennent le nom dans toutes les langues. Ce sont, en effet, de véritables mamelles ; car c'est d'elles que découlent beaucoup de rivières et de ruisseaux, qui répandent l'abondance sur la terre. Elles sont les sources des principaux fleuves qui l'arrosent, et elles fournissent constamment à leurs eaux, en attirant sans cesse les nuages autour du piton de rocher qui les surmonte à leur centre comme un mamelon… »

Enfin la Jungfrau (4180 mètres), la Vierge des Alpes (1), qui doit son nom à ce qu'aucun être humain n'avait souillé son manteau de neige, présente une particularité analogue : « Ce nom de jeune fille donné à la montagne, écrit A. Dumas dans ses *Impressions de voyage*, s'harmonise merveilleusement avec ses proportions élégantes et sa blancheur virginale… C'est avec un sourire que les guides vous indiquent deux autres montagnes posées sur sa puissante poitrine, que les géographes appellent : celle de droite, *Silberhorn* (Pointe d'argent), celle de gauche *Schneehorn* (Pic de neige) (2), et auxquelles les guides, plus naïfs, ont donné le nom de *Mamelles* (3). »

L'île de Sein « la bien nommée », au dire d'Anatole France, bien qu'elle ne paraisse pas avoir la forme arrondie d'une mamelle, abritait les druidesses — Velléda, entre autres — occupées à faire des sacrifices humains afin d'apaiser la Divinité courroucée. « Des fouilles récentes, dit Larousse, ont amené la découverte de curieuses médailles celtiques très bombées du côté de la face, représentant une tête humaine et très concaves du côté pile, marqué d'un cheval androcéphale. » Est-ce une simple coïncidence

____

(1) Mais un chasseur de chamois, Paultonin, entreprit de déflorer la pucelle et, depuis cette ascension mémorable, on l'appelle la *Frau*, car elle n'a plus le droit de porter l'épithète de *Jung*.

(2) La première a une altitude de 3705 m. ; la seconde, 3415.

(3) Nous avons à Paris la butte Montmartre, *Butte sacrée* de Saucey, que le « gentilhomme cabaretier » Rodolphe Salis, enchérissant qualifiait de *Mamelle de la France*, mais sous forme métaphorique.

qui fait ressembler à un sein métallique ces médailles trouvées dans l'île du même nom ?

Pour compléter l'analogie des mamelles géologiques avec celles de la femme, observons qu'elles sont souvent déchiquetées par des *crevasses*. Ainsi à Pienza, on donne le nom de *buize* aux fissures profondes des mamelons crevassés.

Incidemment, une curiosité étymologique qui n'a, il est vrai, qu'un rapport éloigné avec notre sujet : d'après Gérard de Ner-

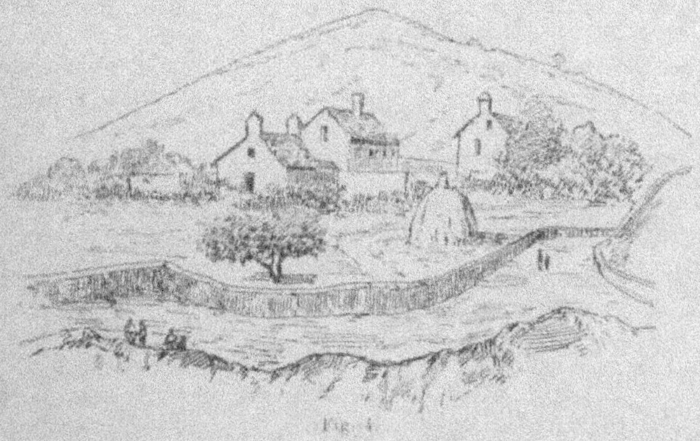

Fig. 4.

val (1), le Liban tirerait l'origine de son nom du mot *leben*, qui veut dire, en allemand, la vie ; il le devrait à la blancheur des neiges qui couvrent ses montagnes et que les Arabes, « au travers des sables enflammés du désert, entrevoient de loin comme le lait, comme la vie ! »

Les *gomilen* dalmates (2) (fig. 4), très fréquents à Zara et aux environs de Janpria, dans la presqu'île de Sabioncello, peuvent servir d'intermédiaires aux mamelons géologiques et architectoniques ; ils sont moitié naturels, moitié artificiels. Ce sont des monticules de pierres et de terre ayant exactement la forme d'un sein de femme, surmonté de son mamelon, et qui, très anciennement, ont servi de sépultures. Ils appartiennent à des époques

(1) *Voyage en Orient.*
(2) Pluriel de *gomila*, mot dalmate.

très diverses ; quelques-uns datent des temps préhistoriques, d'autres sont d'un âge moins reculé (1).

Mamelles architectoniques. — La conformation extérieure de certains monuments religieux et funéraires rappelle-t-elle, par hasard ou avec intention, la forme du sein ? C'est ce que nous allons examiner. Tandis que la forme carrée domine dans les temples antiques, les églises byzantines, dont le modèle est San Vitale, de Ravenne, adoptèrent la forme globulaire ; à Sainte-Justine de Padoue, par exemple, « des ballons circulaires font cercle autour des coupoles » ; les dômes bulbeux de Saint-Marc sont célèbres, et l'on connaît, au moins par le récit des voyageurs, les clochers en toupies renversées des églises moscovites (2). Presque toutes les mosquées furent imitées de Sainte-Sophie et se couvrirent aussi de coupoles laiteuses ; à Jérusalem, ce sont de simples renflements ombellés ; chez les Arabes, le dôme prend une forme ovoïde avec tendance manifeste à se terminer en pointe mamelonnée (3). Est-ce pur hasard, ou l'intention de rappeler, par la forme de la mamelle, que le temple de la Foi abrite la nourrice de l'âme, comme la mamelle élabore la nourriture du corps ? Toujours est-il qu'en Orient, la vue de ces rondeurs blanches évoque l'image des globes mammaires. « On sait aujourd'hui que la coupole arabe, dit Léon Hugonnet, n'est qu'un agrandissement de la coupe grecque, moulée sur le sein de la belle Hélène. Mais la gracieuse fantaisie des artistes orientaux l'a recouverte d'une résille d'or. La mosquée arabe, avec ses dômes émergeant au milieu des arbres, ressemble à une sultane, nonchalamment étendue, et dont les formes chastes et marmoréennes sont rehaussées par les magnifiques dentelles confectionnées par des doigts de fées et que les artistes musulmans ont pudiquement, mais élégamment, jetées autour de la belle dormeuse. »

Théophile Gautier, écrit, d'autre part, que les coupoles blanches

(1) V. le *Tour du Monde* et la *Revue d'anthropologie*, 15 oct. 1899.

(2) L'Église de l'Assomption, à Moscou, ne compte pas moins de treize coupoles de hauteurs différentes.

(3) Il semble que l'architecte du Sacré-Cœur de Paris, ait voulu éviter, dans les cinq coupoles, la forme profane du sein en les allongeant et en les coiffant de lanternes maigrichonnes ; il en a fait autant de bonnets de coton gigantesques. De loin, on dirait encore une vaste mamelle de vache à cinq pis.

des marabouts (fig. 4 bis) « s'arrondissaient comme des seins pleins de lait, et, dans l'azur, des minarets dardaient leurs flèches pointues. » Vigné d'Octon, dans les *Siestes d'Afrique*, remarque aussi que les cases d'Ansoumané, des Soussous du Soudan, « arrondissent leur chaume comme des seins de femmes pointés vers le ciel bleu ».

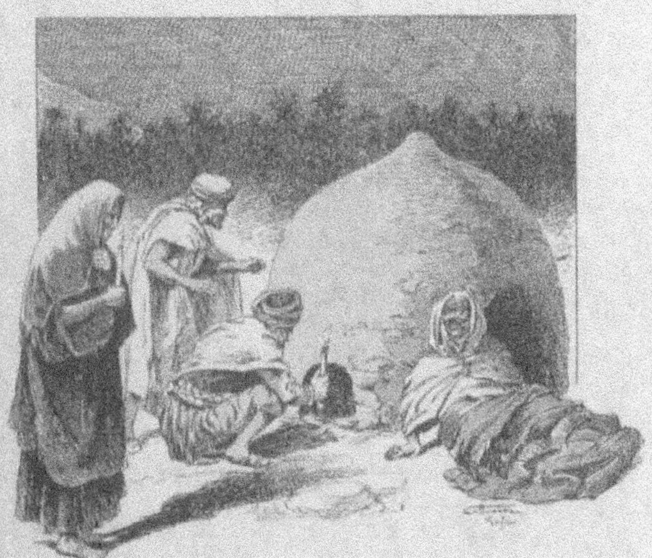

Fig. 4 bis — Malade apporté près d'un marabout de Tunisie, d'après le *Correspondant médical*.

La même idée se retrouve, exprimée en vers, mais avec moins de poésie, dans ce mauvais quatrain :

> En Orient, toute mosquée
> D'un vaste dôme est surmontée.
> On dirait d'un ferme téton
> Dressant au ciel son mamelon.

Le minaret qui s'élève auprès de chaque mosquée — tel le clocher de nos églises (1) — a été comparé par un touriste en belle

(1) Théophile Gautier, au cours de son voyage en Italie, pendant l'hiver de 1850, croit voir, dans la flèche de la cathédrale de Milan, « un phallus de neige qui défonce le ciel. » (*Lettre à la Présidente*).

humeur, à un immense phallus « en érection devant le blanc téton de la mosquée voisine ». Pour l'auteur d'*En Égypte*, « l'obélisque est un phallus et la pyramide, le sein d'Isis, de forme hiératique ». On sait que les obélisques, consacrés au Soleil, au principe fécondant, se dressent à l'Orient, sur la rive droite du Nil, tandis que les pyramides, vouées à la terre, au principe féminin, à Isis, sont situées au couchant.

Dans le pylône, portail des monuments égyptiens, on donne le nom de *gorge égyptienne*, non à la boursouflure, mais, au contraire, à la partie excavée du sommet de cette porte.

Sur l'origine du chapiteau corinthien et ses modifications. — On se rappelle, d'après Vitruve (1), le rôle de la nourrice dans l'origine légendaire de ce chapiteau : « Après la mort prématurée d'une jeune Corinthienne, ses jouets furent réunis dans une corbeille et placés par sa nourrice sur la sépulture. Au printemps, l'acanthe entoura la corbeille de feuilles nombreuses ; mais celles-ci rencontrant une résistance qui les comprimait dans les angles d'une tuile qui recouvrait cette corbeille, furent forcées de se replier en forme de volutes ».

Le sculpteur Kallimaque, en passant près de cette corbeille, remarqua l'harmonie et l'élégance de son ornementation naturelle et imagina le motif du chapiteau corinthien. Mais M. Chipiez (2), professeur à l'école spéciale d'architecture, et M. R.-L. Amiel, dans les *Beaux-Arts illustrés*, ont fait remarquer que Kallimaque, étant contemporain de Phidias, ne pouvait être le créateur de ce chapiteau, car, bien avant lui, l'ordre corinthien se retrouve dans les couronnements campaniformes de Karnack. Au sculpteur de Corinthe appartiennent en propre les modifications du premier type : les hélices diagonales, les hautes feuilles enveloppant le kalathos et les échancrures de l'abaque ; il a transformé le chapiteau au point d'être regardé comme l'inventeur du troisième ordre grec.

Est-ce pour perpétuer cette gracieuse légende corinthienne que nos sculpteurs, E. Derré entre autres, introduisent dans leurs

(1) *Anecd. hist.*, p. 35.
(2) *Hist. crit. des origines des ordres grecs*, in-8°, 1876.

chapiteaux composites des nounous à mi-corps, avec leurs nourrissons (fig. 5, 5 *bis*).

Pont, Pierre, Marché au lait. — A Harlem, il existe un *Pont de lait*, ainsi nommé des laitières qui s'y rendaient pour la vente de leur lait, comme à Paris les fleuristes se réunissent au Marché aux fleurs.

Signalons, en Belgique, la statuette en bronze de la *Laitière*, connue sous le nom de *Het Melkberinneke*, érigée au XVIIIe siècle,

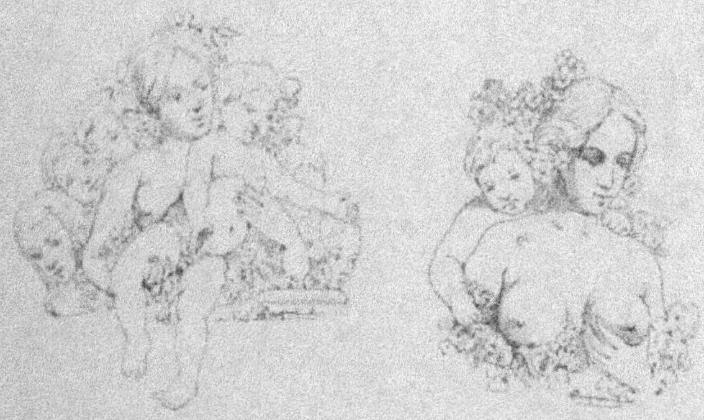

Fig. 5.   Fig. 5 bis.

en guise de pompe, au *Marché au lait*, et réléguée maintenant au Musée d'Antiquités d'Anvers (fig. 6).

La ville de Sens possédait une fontaine, datant des Romains, dont l'emplacement circulaire était encore indiqué au siècle dernier, en face de la cathédrale, par un cercle de pavés exhaussés, nommés, on ne sait pourquoi, la *Pierre au lait*.

Coupes en forme de seins (1). — En l'honneur de Maut (la Lune), « régente du ciel et souveraine de la nuit », qui était à Saïs l'objet d'un culte particulier, les Égyptiens, du temps d'Hérodote, buvaient dans des coupes en forme de mamelles ou de demi-lune (*hémitomes*), modelées sur le sein nourricier de la déesse.

(1) V. *Amced, histor. et relig.*, p. 1 et suiv.

On retrouve ces coupes dans la célébration des Thesmophories grecques, qui semblent n'être qu'une importation des fêtes nocturnes de Saïs : « C'était un usage consacré par la religion de Bacchus, si intimement unie à celle de Cérès Thesmophore et dans les récits de l'antiquité et sur les monuments, d'appliquer sur les seins nus des femmes certains vases larges et profonds, de l'espèce des phiales. Nous savons, d'un autre côté, que les anciens avaient une sorte de vase appelé mamelle, soit à cause de sa forme, soit en raison de la manière dont on s'en servait, et que ce nom, d'origine assez reculée, ainsi qu'un autre analogue, était usité chez les habitants de Paphos (1). »

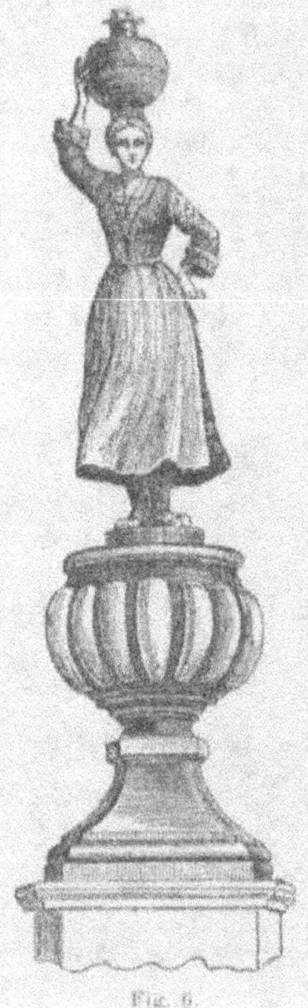

Fig. 6.

En Eubée, on montrait la coupe qui fut moulée sur le sein gauche d'Hélène; elle servait aux libations sacrées.

Les calices primitifs, comme l'indiquent certaines sculptures extérieures de la cathédrale d'Amiens, étaient aussi mammiformes; est-ce une simple coïncidence ou la conséquence des nombreux emprunts faits par le christianisme au paganisme?

On a pu voir au Musée Guimet, en juillet 1901, dans une collection de verreries égyptiennes, phéniciennes, byzantines et arabes, formée par M. Durighello, au hasard des ventes et surtout des fouilles de Syrie, des patères qui paraissent moulées sur des seins de femmes ; elles sont sans pied et il fallait les vider d'un trait.

Fontaines ubérales (2). — Dans ces fontaines monumentales.

(1) Creuzer, *Symbolique et Mythologie des peuples de l'antiquité.*
(2) V. Jared, *hist.*, p. 6 et *Curios.*, p. 127.

caprices de certains artistes de la Renaissance, le liquide — eau,
vin, lait — au lieu d'être versé, comme à l'ordinaire, d'une

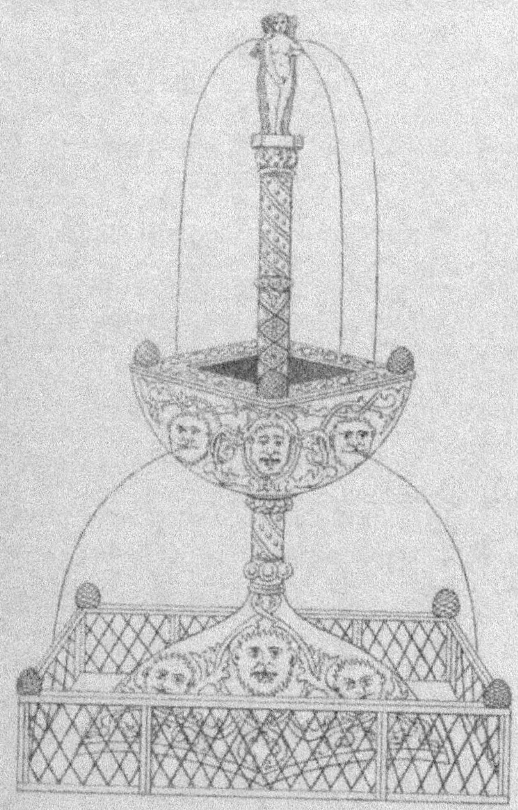

Fig. 5 bis.

conque marine, d'une coupe ou d'un vase penché, jaillit d'un sein
de femme. Le mot manquait dans la langue française pour désigner ce genre original de fontaine, parce qu'elles n'avaient, avant
nous, fait l'objet d'aucune étude spéciale. Le qualificatif *ubéral*
(du latin *uber*, mamelle), rend assez bien, faute de mieux, l'idée

qu'il fallait exprimer, mais il s'écoulera peut-être bien du temps avant que l'Académie l'accueille dans son *Dictionnaire*.

Le lait — sécrétion mammaire — qu'il jaillisse du sein ou coule d'abondance, tient une place importante dans plusieurs figurations et cortéges de l'antiquité ou des temps modernes. Lors d'une fête donnée à Alexandrie par Ptolémée VI *Philometor*, l'un des chars portait un automate, représentant Nysa, qui se levait, épanchait du lait dans une coupe d'or puis s'asseyait après cette libation, pour recommencer quelques tours de roues plus loin. Sur un autre char, traîné par cinq cents hommes, on avait disposé un autre profond d'où jaillissait deux sources : l'une de lait, l'autre de vin.

A l'entrée de Charles-Quint dans Bruges, en avril 1514, on construisit une fontaine où trois sybilles, surmontant une colonne, se pressaient le sein pour en faire jaillir du vin, qui tombait dans une vasque, s'écoulait ensuite par des bouches de mascarons et était enfin recueilli par le populaire (fig. 6 *bis*).

Voici une nouvelle série de monuments où figurent les mamelles. La figure 6 *bis*, que Germain Bapst a reproduite, en la régularisant, dans son *Essai sur l'Histoire du théâtre*, a été primitivement dessinée par Rémy Dupuy ; elle fait partie de la suite de gravures représentant l'entrée de François Ier dans sa Ville de Paris, le 15 février 1514 — deux mois avant celle de Charles-Quint — et se trouve dans la collection dite de l'Histoire de France, au Cabinet des estampes.

C'était presque toujours pour des entrées solennelles ou des réceptions que l'on construisait ces sortes d'édifices. Une fontaine érigée à Bourg, en 1501, lors de la réception de Philibert le Beau, représentait une jeune femme d'une taille gigantesque « laissant échapper par ses deux mamelles de métal coloré, deux jets de vin qui tombaient dans un bassin ». A mesure que le vin s'écoulait, on le remplaçait pour que les seins de la géante fussent — comme le *Manneken-Piss*, de Bruxelles — à jet continu (1).

A Bologne, sur la place de Neptune, on admire une fontaine — *Fontana Publica* — (fig. 7), érigée vers 1565 par Jean Bologne, de Douai, et dédiée à saint Charles Borromée, archevêque de Milan, légat de Bologne. C'est une des œuvres de la

----

(1) Jules Baux, *Histoire de l'église de Brou* (Lyon, 1884), p. 28.

Renaissance qui produirent le plus d'effet : « Ici, la Renaissance et
le paganisme atteignent leur extrême. Au sommet est un superbe

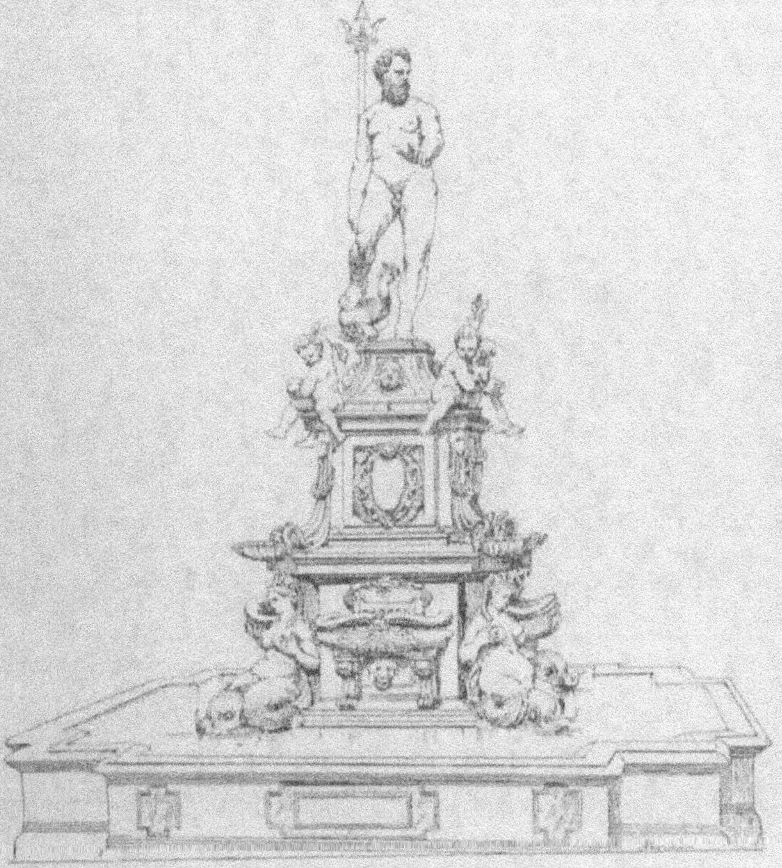

Fig. 7.

Neptune de bronze, non pas un dieu antique, calme et digne d'être
adoré, mais un dieu mythologique qui sert à l'ornement, qui est nu
et qui étale ses muscles. Aux quatre coins du bassin, quatre
enfants, joyeux et bien tordus, empoignent des dauphins qui fré-

tillent ; sous les pieds du dieu, quatre femmes à jambes de poissons déploient la magnifique nudité de leurs corps cambrés, la sensualité franche de leurs têtes hardies et pressent à pleines mains leur sein gonflé pour en faire jaillir l'eau (1). »

A Bruxelles, existait, au xvie siècle, une fontaine monumentale où l'eau jaillissait du sein de quatre déesses, dressées debout dans des niches (2). En 1579, sous l'archiduc Mathias, les Réformés pillèrent les églises de Saint-Nicolas et de Sainte-Catherine et la collégiale de Sainte-Gudule, renversèrent et brisèrent les images, s'emparèrent des vases sacrés, burent dans les calices au succès de la bonne cause, s'affublèrent des vêtements sacerdotaux et dansèrent des rondes, en chantant, autour de ladite fontaine : une ancienne gravure nous a conservé la mémoire de cet évènement historique (fig. 7 *bis*).

Au Musée communal de la même ville, figure un autre spécimen de fontaine ubérale, dite des *Trois Pucelles* (fig. 8), dissimulé discrètement dans un coin fort obscur, au bas et à gauche de l'escalier principal ; nous l'y avons cependant déniché. Les pauvres déesses, reléguées dans l'oubli, sont toutes nues et c'est là leur crime. Deux sont vues de face, adossées à une colonne médiane, et se tiennent par les mains, remplies de liserons ; leurs mamelons perforés indiquent les orifices d'où l'eau jaillissait. La troisième pucelle a le ventre appuyé sur la colonne et ne montre que ses « mamelles postérieures », potelées et juvéniles. Pour tout renseignement, nous lisons sur une pancarte : « Les *Trois Pucelles*, groupe provenant d'une ancienne fontaine située près de l'église Saint-Nicolas (xvie siècle) ». N'en déplaise au conservateur du Musée, nous nous permettrons de relever plusieurs erreurs dans cette inscription : le motif semble représenter les trois Grâces, que l'esprit simpliste du peuple a transformées en « Pucelles » ; le monument, dans son ensemble, n'a rien de commun avec la fontaine primitive, qui possédait quatre déesses, et son style est d'une époque beaucoup plus moderne. Constatons néanmoins le faible des Flamands pour les fontaines lubriques, ubérales ou uréthrales, témoin le *Manneken-Piss*, déjà nommé.

Nous connaissons la curieuse fontaine des Vierges de Nurem-

<hr>

(1) H. Taine, *Voyage en Italie*.
(2) L. Hymans, *Bruxelles à travers les âges* ; 1880-1881, 2 vol. in-4°.

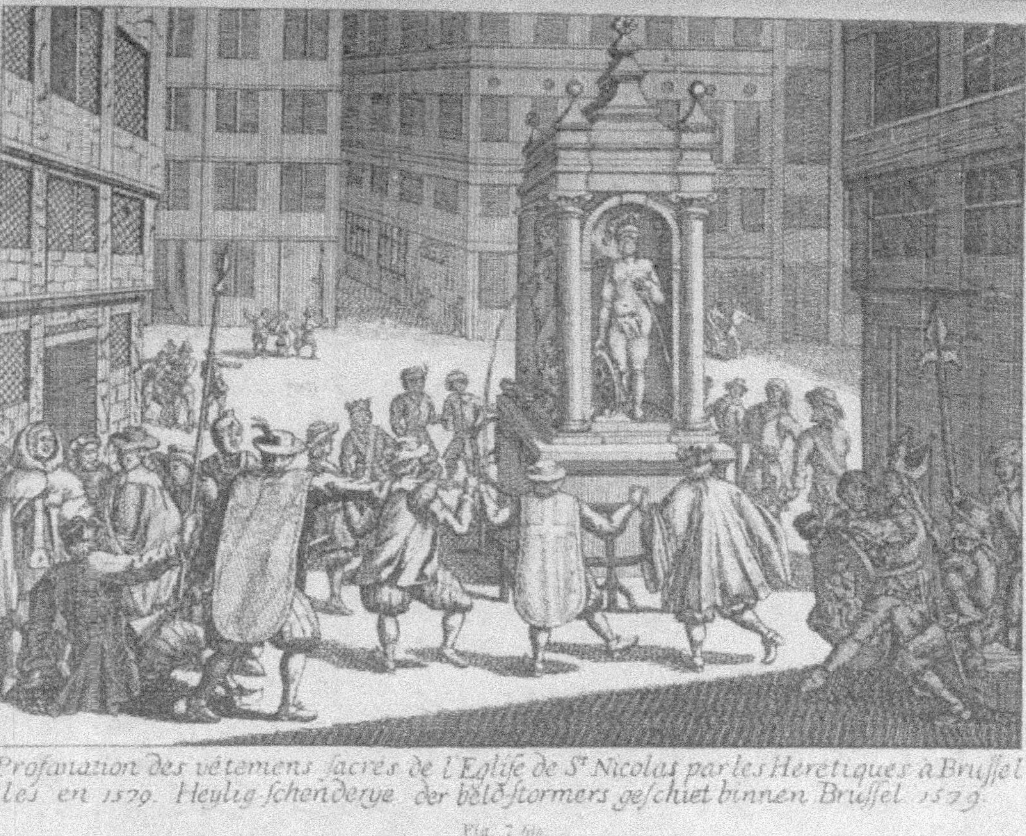

Profanation des vêtemens sacrés de l'Eglise de St Nicolas par les Heretiques à Brussel les en 1579. Heylig schenderye der beldstormers geschiet binnen Brussel 1579.

berg (1) : « Six jeunes filles, écrit Victor Tissot, emblèmes des vertus théologales, expriment de leurs seins deux sources d'eau vive » ; une septième — non mentionnée — Thémis, domine ses sœurs. Le mordant et spirituel auteur du *Voyage au pays des milliards* oublie-t-il la triade des vertus théologales : la Foi, l'Espérance et la Charité. Il est probable que le sculpteur leur a adjoint les quatres vertus cardinales, le fondement de toutes les autres : la Prudence, la Force, la Tempérance et la Justice, cette dernière planant au pinacle.

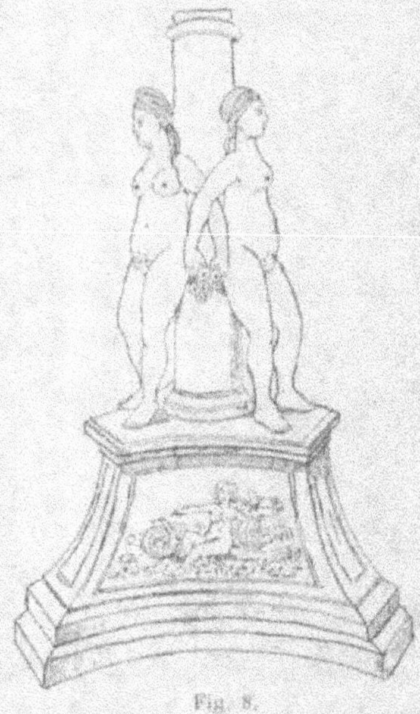

Fig. 8.

A l'Exposition de 1900, section Allemande, les ateliers réunis de Munich avaient installé leur ameublement dans une construction des plus fantaisistes : la décoration de la porte présentait deux sirènes, tenant chacune une vasque où était recueillie l'eau qui jaillissait de leurs seins (fig. 9).

Telle a été conçue, à Besançon, la sirène de la Fontaine des Dames, rue des Archives (fig. 10). Cette fontaine ubérale est la seule qui, à notre connaissance, existe en France et soit en activité. Notre confrère P. Noury a signalé, dans la *Chronique médicale*, une figure de femme nue qui rejetait l'eau par les seins, à l'ancienne église Saint-Lô (n'existe plus) et un simulacre à l'église Saint-Jacques, de Dieppe.

De nos jours, les « Bars automatiques » ont remplacé les fontaines qui, à certaines fêtes, versaient le vin ou le lait à discrétion ; mais la distribution n'est plus gratuite : il suffit d'introduire, par

(1) Anecd., hist. fig. 3, p. 8.

un orifice, une pièce de monnaie, pour en recevoir du lait froid ou chaud, pur ou teinté de café.

Terminons par les fontaines ubérales fictives, soit symboliques

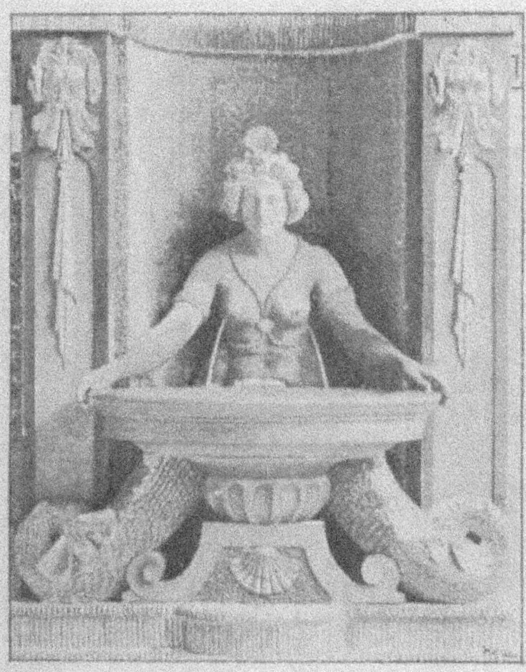

Fig. 9.

(fig. 11), soit artistiques. De ces dernières, les unes figurent dans certains tableaux, comme sujets accessoires ; les autres, dans des traités spéciaux, sont à l'état de projets et pourraient, à l'occasion, être exécutés par des sculpteurs. P. P. Rubens a une prédilection marquée pour ces sortes de compositions... *trahit sua quemque voluptas*. Nous avons reproduit la Nature (1) d'*Erictonius* ou *Erechtée en sa corbeille* (1615, Vienne) ; d'autres variantes

(1) Cartar., fig. 79.

de cette planche nous montrent la même figure, toujours munie de

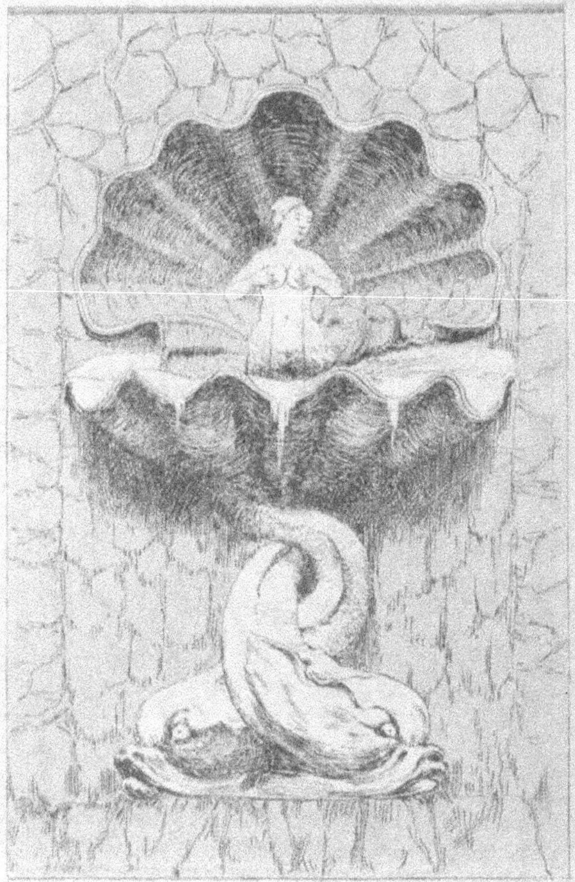

Fig. 16.

ses cinq mamelles donnant de l'eau, mais sous un aspect différent. La *Société élégante* ou le *Jardin d'amour* (1638), présente une modification analogue ; Amphitrite, au lieu de laisser couler l'eau de ses deux mamelles, élevant les bras vers un dauphin, est à califourchon sur le cétacé et se presse les seins d'où sort un double jet (fig. 13).

Dezallier d'Argonville, auteur de la *Théorie et la pratique du jardinage* (1747), imagine une fontaine dans le goût égyptien.

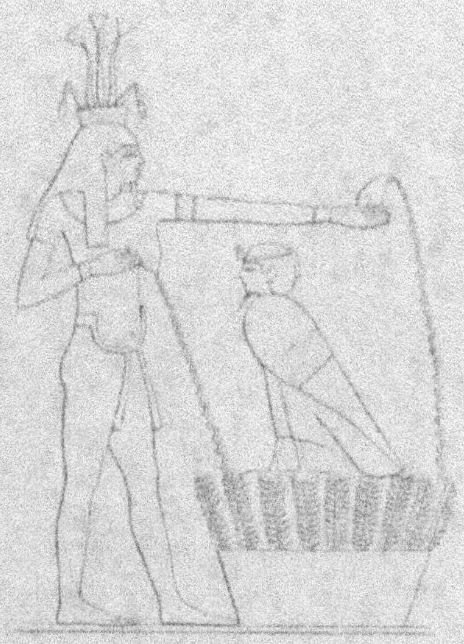

Fig. 11. — Le dieu Nil versant de l'eau sur l'âme d'Osiris, à Philæ, d'après Rosellini.

avec une Isis « qui jette de l'eau par les mamelles » (fig. 12). Ce projet d'architecture a pu inspirer David, pour sa fontaine de *la Régénération*, de 1793 (1), où Isis, figurant la Nature, est assise — au lieu d'être debout — entre deux lions.

Le « Bon Bock », société d'aimables et joyeux vivants d'élite, gens de lettres, savants, artistes, etc., se réunit, une fois par mois, autour d'une table de restaurant : le menu du festin — qui donne en même temps le programme d'une soirée musicale et chantante, *inter pocula* — est illustré par l'un des sociétaires. Nous donnons une copie de la composition artistique du 231ᵉ dîner, due au crayon

(1) Jared. hist. fig. 5, p. 11.

épicurien de Leo Dehaisne (fig. 14) : la *Fontaine de Jouvence du Bon Bock*.

Surprises. — Est-ce en souvenir de la fontaine des *Trois Pucelles* que les marchands de bibelots, voisins du *Manneken-Piss*, vendent,

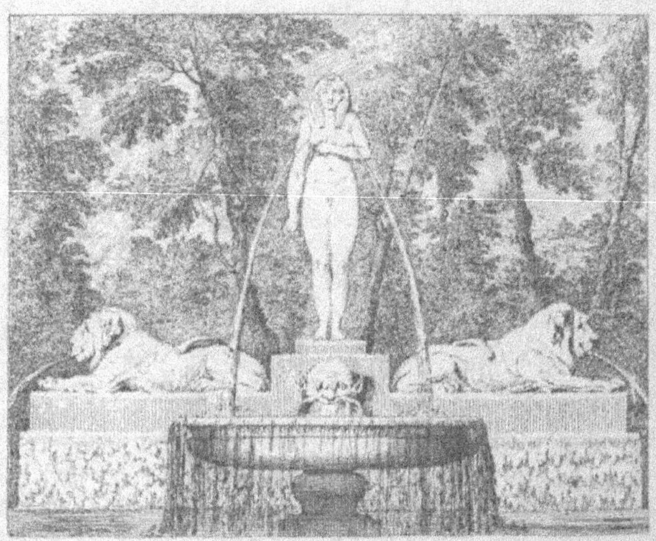

Fig. 12.

avec ce petit symbole de l'Incontinence urinaire, des bustes de « la Pucelle » ? Les mamelons et le chignon sont perforés ; à ce dernier s'adapte un bout de caoutchouc, semblable à celui des compte-gouttes ; il suffit de le presser pour faire jaillir l'eau introduite dans ce petit buste (fig. 15).

On a imaginé aussi des épingles de cravates et des cannes à surprises, représentant des nourrices (fig. 16). Les premières fonctionnent à l'aide d'une poire en caoutchouc, dissimulée sous les vêtements et reliée, par un tube flexible, à l'épingle remplie de liquide ; le mécanisme des cannes « Remplaçantes » est plus compliqué. En appuyant sur un bouton A, soudé à une plaque de métal mobile, celle-ci communique la pression à la paroi d'un tube en caoutchouc D, contenant le liquide qui s'échappe au dehors, en passant par un tube métallique, ouvert à ses deux extrémités, dont l'embouchure supérieure aboutit au mamelon B, d'une nourrice en belle humeur.

Pour être complet, il ne nous reste plus qu'à présenter la *Plus belle des Parisiennes*, un superbe chromo cartonné représentant une femme décolletée, avec un corsage métallique ; en introduisant l'extrémité des doigts dans l'ouverture découpée au niveau des seins, on fait palpiter la poitrine à volonté.

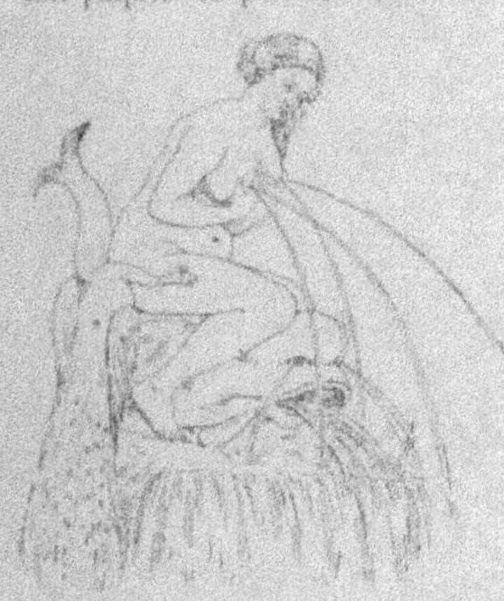

Fig. 13.

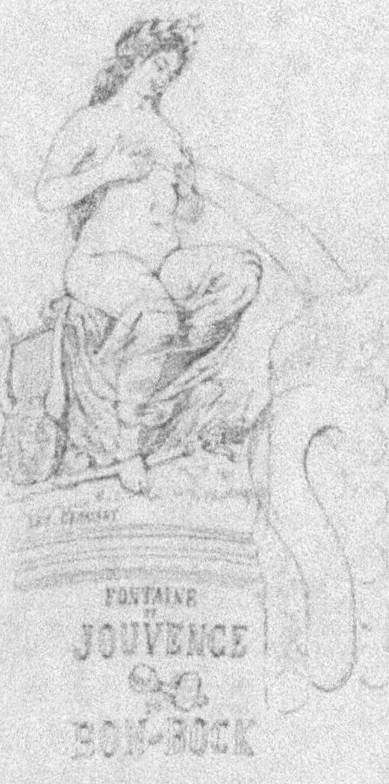

Fig. 14.

Seins postiches. — Le melliflue saint Anselme, qui appelle la femme « un doux mal » — *femina dulce malum* — énumère les artifices que les coquettes employaient, au xi⁰ siècle, pour s'embellir : « elles réduisaient le volume de leurs seins (1) et teignaient en blond leurs cheveux, afin de sembler appartenir à la race conquérante ». De nos jours, la teinture blonde à l'eau oxygénée ou au

(1) Au mystique moyen âge, les « pis camus et dur et court » et les « mamelettes » fermes « pou dus penues durcies » ou deux « nois gorges » — de gaudier ou noyer — étaient un des caractères de la beauté féminine.

henné est encore de mode, mais au lieu de réduire leurs seins, nos
acéphales, nos *cucurbitées*, comme dirait Juvénal (1), cherchent

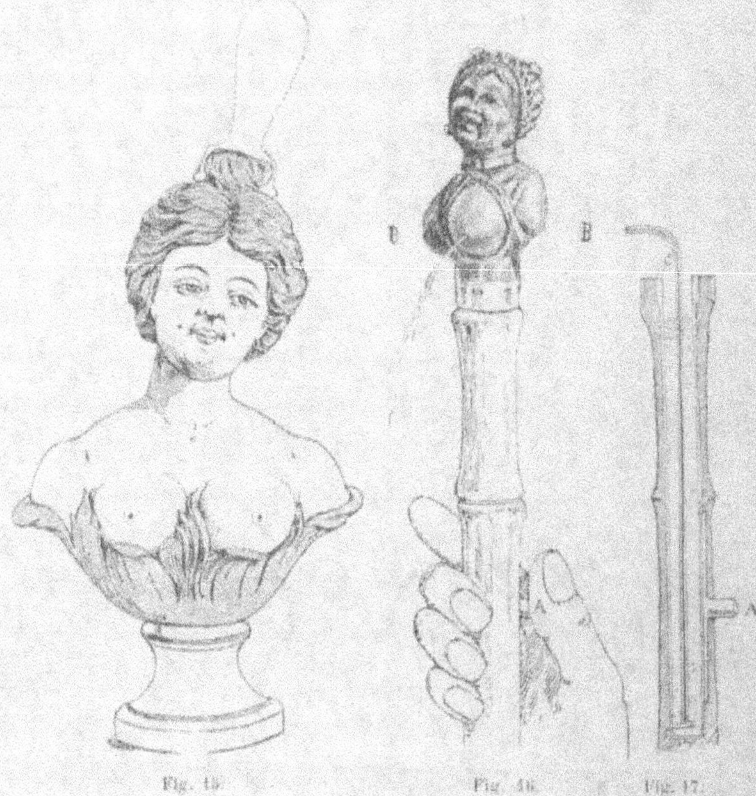

Fig. 15   Fig. 16   Fig. 17.

au contraire à les faire valoir et, en cas d'absence, les remplacent
par des postiches.

La nature et la forme de ces seins artificiels sont variées ; les couturières ont l'habitude de les désigner sous le nom du fabricant.

<hr>

(1) Sat. XIV. Le poète satirique et misogyne a l'irrévérence de comparer les
têtes féminines à des citrouilles, c'est-à-dire à des têtes vides… *Horresco
referens !*

des « Berjingeon » ou des « ronds Broustons ». Les petites bourses se contentent de coussins ovalaires ou rectangulaires, rembourrés (fig. 18, 19), que l'on coud à l'intérieur du gousset ; ils sont reliés par une tresse qui permet de les suspendre au même clou, à l'état de repos. Mais ces édredons minuscules sont bien chauds en été et les plus fortunées préfèrent les « fausses gorges » en fils de laiton, reliés par un tissu léger en treillis et agrémentés d'une

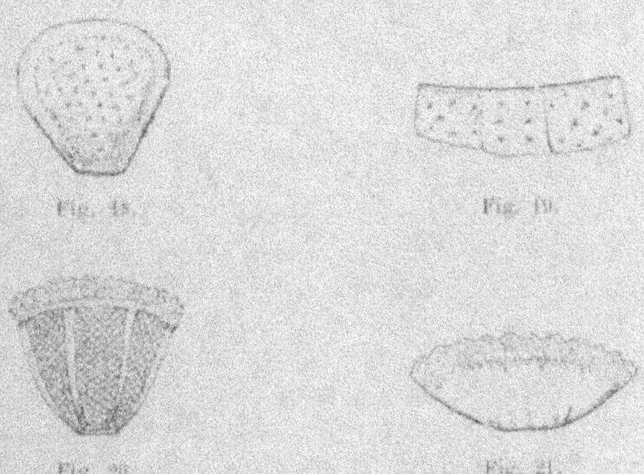

Fig. 18.   Fig. 19.

Fig. 20.   Fig. 21.

ruche décorative en guipure (fig. 20, 21). Ces postiches ont, en outre, l'avantage d'être élastiques à la pression et au toucher des amateurs : l'illusion est complète. On emploie aussi les « faux avantages » en caoutchouc plein ou creux, que l'on gonfle suivant le degré de proéminence désiré. Victor Tissot, dans *Vienne et la vie Viennoise*, signale un des inconvénients de ces appas factices et conte malicieusement la mésaventure arrivée à une Viennoise qui se faisait remarquer par l'opulence de ses formes ; en épinglant une rose à son corsage, elle creva la doublure en caoutchouc dont le gonflement automatique remplace les charmes absents. Cet accident ne serait pas arrivé si la Viennoise eût connu et profité de l'annonce suivante : « Corsets pneumatiques, en caoutchouc creux, se gonflant à volonté, garantis increvables, même sous les plus fortes pressions ». Le *nec plus ultra* de ce genre de postiches, le dernier cri est l'*idéal plastron* (fig. 22, 23), qui bombe suivant les goûts, par tension ou relâchement d'une dizaine de sangles dissimulées à la face postérieure de la combinaison. Ce mécanisme réunit les qualités requises par les plus exigeantes : légèreté, élasticité et hémi-sphéricité ; c'est du moins le prospectus qui l'affirme. Œufs sur le plat ou omelette soufflée, au choix.

En 1788, dit la marquise de Créquy, les Parisiennes avaient recours à des artifices moins compliqués : « Les jeunes femmes étaient misérablement habillées en fourreau de linon, de toile de Perse ou de petites soieries mesquines ; fichu de mousseline empesée qui grimpait roidement jusqu'au milieu des joues et qui leur simulait, par de gros plis sur la poitrine, une sorte de protubérance exorbitante ».

La suppression de ces « mouchoirs ridiculement gonflés, qui recèlent les charmes les plus agréables de la femme » fut proposée, par la Société des Arts, comme contraire à l'esthétique. Cette mode était vertement critiquée dans la *Décade philosophique* : « Ce sont, sans doute, des nourrices ; voyez comme leurs seins se projettent ! Non, ce sont de très jeunes personnes qui cherchent des maris, toutes ont l'air de faire ainsi gonfler les plis de leurs robes (1) ». Du reste, les mouchoirs bouffants n'empêchaient pas les coquettes huppées de porter les postiches, appelés « suppléants » (2), comme de nos jours les couturières, en dehors des seins factices, ont recours à des artifices de toilette, aussi bien pour donner de l'ampleur aux poitrines déshéritées que pour restreindre les rotondités débordantes : dans le premier cas, des épaulettes en guipures, de larges revers, des bouillonnés et surtout des étoffes claires élargiront et arrondiront la poitrine à souhait.

Dans le district d'Eger, même simplicité de moyens pour conserver une habitude, une mode disgracieuse : les femmes Tchèques se rembourrent la poitrine et les épaules avec de gros coussins de plumes, qui transforment leur buste en une sphère presque parfaite. Les femmes Croates, au contraire, compriment leurs seins avec le strophion ou la bande des Grecques de l'antiquité et se passent de corset.

Quant aux bayadères de l'Inde, elles se contentent d'enfermer leurs seins dans de légers écrins. « Rien n'égale leur attention à conserver leur sein, comme un des trésors les plus précieux de

(1) Dr Quercy, *la Pathologie de la Révolution*.
(2) *Anecd. hist.*, fig. 16.

leur beauté. Pour l'empêcher de grossir ou de se déformer, elles l'enferment dans des étuis d'un bois très léger, joints ensemble et bouclés par derrière. Ces étuis sont si polis et si souples qu'ils se prêtent à tous les mouvements du corps, sans aplatir, sans offenser le tissu délicat de la peau. Le dehors de ces étuis est revêtu d'une feuille d'or parsemé de brillants : c'est là, sans contredit, la parure la plus recherchée, la plus chère à la beauté. On la quitte, on la reprend avec une légèreté singulière : ce voile qui couvre le sein

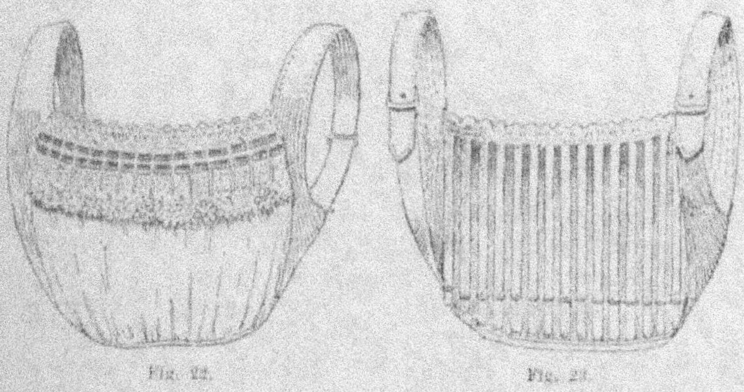

Fig. 22.   Fig. 23.

n'en cache point les palpitations, les soupirs, les molles ondulations; il n'ôte rien à la volupté (1). »

Les seins postiches ont fourni, aux caricaturistes de nos périodiques illustrés, matière à de nombreuses plaisanteries. En voici quelques-unes : de G. Lion, dans la *Vie pour rire* (juin 1900), les *Surprises du mariage*. Stupéfaction du mari, la première nuit de noces, quand il voit son épouse retirer ses seins : *Ciel*, s'écrie-t-il, *ma femme qui s'en va de la poitrine !*

Du *Rire* (février 1900), dessin de Calumet : Pendant le déshabillage d'une conquête facile, un vieux beau remarque que la « péripatéticienne » enlève ses « avantages » et murmure philosophiquement, parodiant un distique célèbre :

Nous entrerons dans la carrière
Quand les aînés n'y seront plus.

(1) Raynal, *Hist. philosophique des deux Indes.*

Depuis plusieurs années, dans le monde où l'on s'amuse, la poitrine a passé de mode ; celles qui en sont pourvues doivent l'étirer, l'étaler en tous sens, la réduire à sa plus simple expression : il faut souffrir pour être plate. Radiguet, dans un de ses tableaux vivants et parlants, nous montre une jeune « crevette », dépourvue d'appas, se faisant de faux mollets avec ses faux nichons, et disant à une amie étonnée qui assiste à sa toilette : « — Bah ! on porte si peu de poitrine, maintenant... autant s'en faire des mollets pour les jours de bicyclette. »

Autres temps, mêmes mœurs, pour ce qui touche à la coquetterie ; nous avons donné (1), de l'époque du Consulat, les dessins du *Bon genre* : des dames, âgées de plusieurs lustres, mettent de faux appas pour briller en soirée, à la lueur d'autres lustres plus éclatants.

Tatouages mammaires. — Les tatouages mammaires sont assez rares, en raison de la sensibilité de la peau des mamelles. Aussi ne voit-on de pareils dessins que sur des images, comme le *Nouveau tatouage*, par C. Lion, de la *Vie pour rire*, représentant une « cosmopolite », buste découvert, qui, en dehors des « langues vivantes », professe d'agréables « leçons de choses » et porte, tatouée sur ses seins, la carte des deux hémisphères, avec cette invite : « Allons, qui veut apprendre la géographie ?... Qui m'aime, s'instruit ! ».

Cependant, les femmes consacrées à Vichnou, appelées *Garoudah-bassays* (femmes de Garoudah), se font imprimer sur la poitrine l'image de l'oiseau de ce nom, comme la marque distinctive de leur dignité ; les prêtresses de Siva, les *Linga-bassoys*, ou femmes du *lingam*, portent sur leurs cuisses l'empreinte de cet obscène symbole (2).

Les prostituées, qui ont souvent recours à la pratique du tatouage, n'acceptent guère ces illustrations indélébiles que sur le bras ou l'avant-bras ; tous les dessins reproduits dans l'intéressante étude des D⁰ˢ Leblond et Lucas (3) figurent sur ces régions. Par exception, Amélie Ch..., vingt-deux ans, couturière, du service

(1) *Anecd. hist.*, fig. 47 et 48.
(2) *Grand Diction. univ. du XIXe siècle.*
(3) *Du tatouage chez les prostituées.*

du Dr Louis Jullien, à Saint-Lazare, portait le nom de *Léon*, entre les deux seins. Elle le conserva cinq ans ; puis Léon étant mort, elle demanda au Dr Badilliot de la délivrer de ce souvenir compromettant. Le Dr Chéron a aussi rencontré chez l'une des pensionnaires de la même prison un municipal à cheval, tatoué sur le sein (1).

J. Mornu a eu l'occasion d'observer un cas très curieux de tatouage, dessiné par le porteur lui-même. Ce travail était remarquable par l'abondance des détails et la perfection du dessin, contrastant avec la facture grossière ordinaire à ce genre d'images. Il s'agit d'un soldat au 2e régiment d'infanterie de marine, envoyé aux compagnies de discipline. En sa qualité d'*actif*, il ne portait aucune enluminure sur la face postérieure du corps, mais la poi-

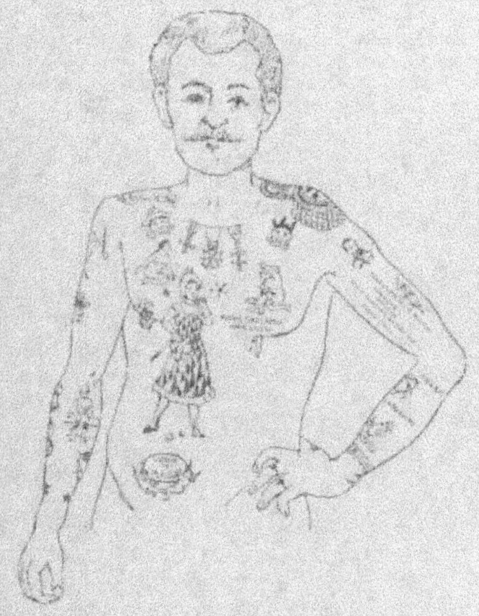

Fig. 24.

trine, les bras et les épaules, en étaient couverts (fig. 24). « Au niveau de la mamelle, un peu au-dessus du mamelon et à droite, une femme accroupie à la façon arabe ; à un centimètre du genou de cette femme, une étoile à cinq branches, à droite, et, à gauche, au niveau du cœur, une femme à califourchon sur la garde d'un poignard ; au-dessous, cette inscription latine en lettres de deux dimensions : *Magis cogitare quam dicere*. (L'action vaut mieux que la parole !) La pointe du poignard ressort sous cette inscrip-

(1) *Anvel. hist.*, p. 95.

tion et la souligne violemment. A côté du trait de tatouage, représentant la plaie faite par le poignard, quelques taches simulant du sang. Une seconde étoile à cinq branches se trouve à peu près entre les deux mamelles. Un peu au-dessus du mamelon droit, une ancre chargée d'une pensée ».

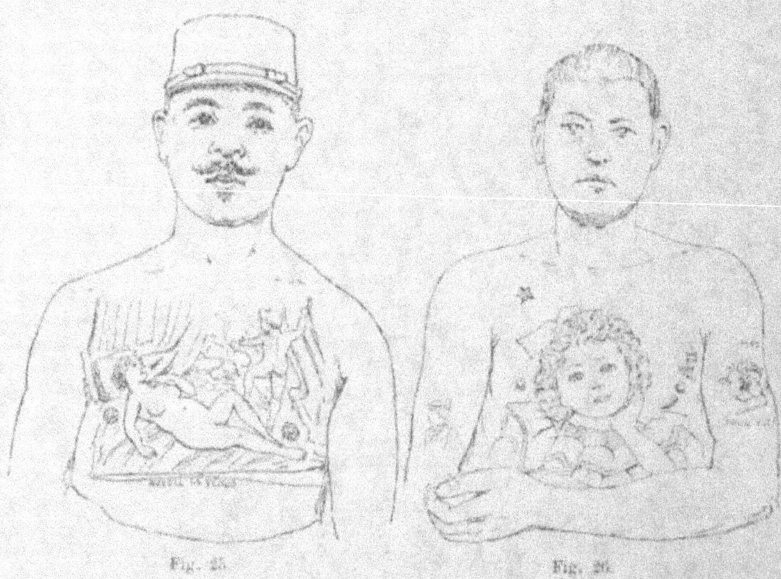

Fig. 25   Fig. 26

Georges d'Esparbès a donné, dans une monographie consacrée à la Légion étrangère (1), la photographie d'un *joyeux* singulièrement tatoué sur le thorax (fig. 25). Entre les deux mamelles est dessinée, au pointillé, une femme couchée nue sur un canapé, dans la pose alanguie de la Danaé du Titien, les jambes écartées, un bras pendant, l'autre replié sur la poitrine, elle semble sortir d'un rêve voluptueux. A ses pieds, un homme nu, vu de dos, taillé en Hercule, probablement le « petit homme » de son rêve, fait des poses plastiques. Au bas du canapé se lit l'inscription : *Réveil de Vénus*. Ce « petit homme » nous paraît être tout simplement

____

(1) Édit. E. Flammarion, 1901, p. 63.

l'Amour, Éros, lançant une flèche à sa mère, dans une position
très classique. « Un autre homme s'est déshabillé devant moi,
poursuit G. d'Esparbès, et j'ai pu suivre, en tournant autour de
son corps, les divers incidents d'une impressionnante chasse au
renard : une meute de soixante chiens spiralait ses jambes, sautait

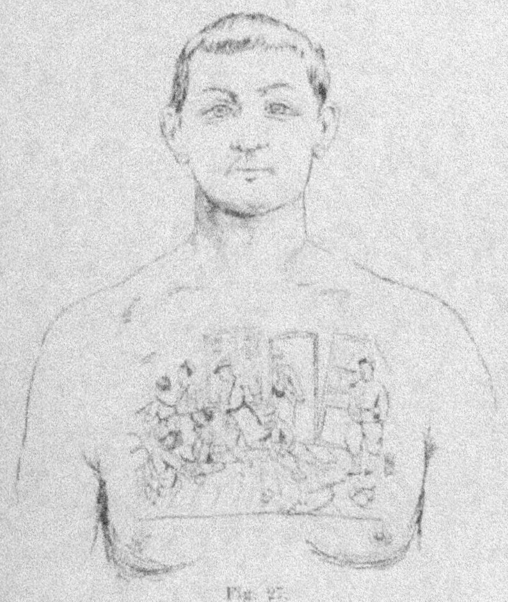

Fig. 27.

sur ses bras, cernait son cou, dégringolait sur sa *poitrine* avec
les piqueurs à cheval escortés d'un carrosse de dames, gravissait
les fesses et redescendait, au galop, vers la tanière innommable,
d'où ne pointait à peine, du renard engouffré déjà qu'un rigide et
imperceptible bout de queue bleue. Chef-d'œuvre ! »

Grâce à l'extrême obligeance de M. Bertillon, directeur du service anthropométrique à la Préfecture de police, nous pouvons
reproduire divers spécimens de tatouages relevés sur la poitrine
de repris de justice ; les « gigolettes » prisent peu ce mode d'ornementation et préfèrent les « pectoraux » mobiles des joailliers. On
remarquera surtout les *Dernières cartouches*, de Neuville (fig. 27).

dont l'incrustation, à l'aide d'aiguilles trempées dans l'encre de Chine, a demandé plusieurs mois à l'opérateur-artiste : ce tableau, malgré le nombre de ses personnages, est d'une exécution assez exacte. La *Fillette accoudée* (fig. 26) et la *Vénus*, de barrière, sur les genoux de Mars, en bordée (fig. 28), sortent des sujets ordinaires de ces illustrations cutanées.

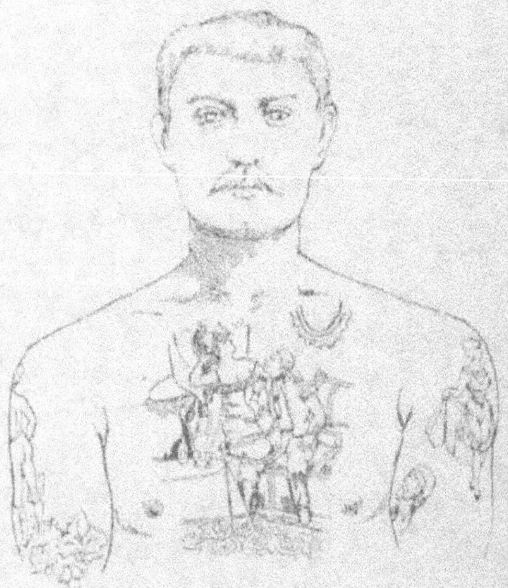

Fig. 28.

Le Dr Le Bayon a vu sur la poitrine d'un disciplinaire une magnifique reproduction d'un tableau de maître : la *Charité*, présentant le sein à un jeune enfant. Un autre s'exhibait à Paris, montrant sur la poitrine divers épisodes de la guerre de Sécession, tandis que le dos était occupé par le bombardement d'Alexandrie. Plus récemment, M. Émile Gautier a raconté, dans *le Journal*, l'odyssée d'un dévoyé, sortant des compagnies de disciplines, qui portait sur la poitrine et le dos toutes les phases de l'affaire Dreyfus, ne comprenant pas moins d'une centaine de personnages.

Leca, le chef des « Apaches », ex-disciplinaire des « Bat'd'Aff », entre autres tatouages, porte une salle de bains sur la poitrine, avec des femmes en caleçon — où la pudeur va-t-elle se nicher ? — La chair des femmes est rose, les caleçons sont tricolores... Un serpent part de l'épaule gauche, passe sous le bras correspondant, s'entortille autour d'un vase antique et vient sucer le mamelon gauche. « Casque d'Or », qui vivait « maritalement » avec Leca, rival de Mandat, révèle ces détails infimes dans ses *Mémoires*.

Le tatouage n'est plus, comme le voulait le Dr Chéron, le vêtement des sauvages et des crimi-

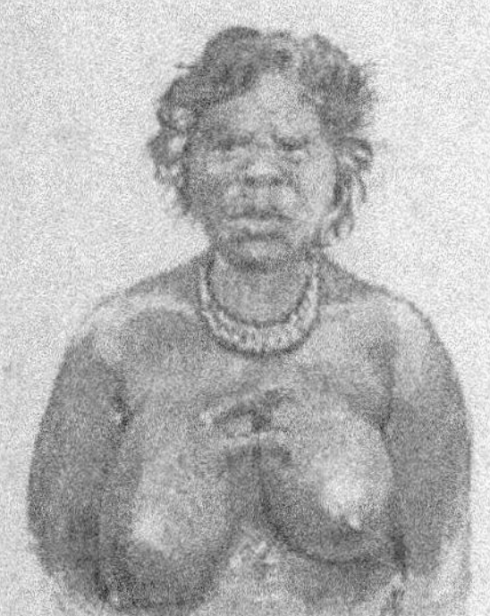

Fig. 29.

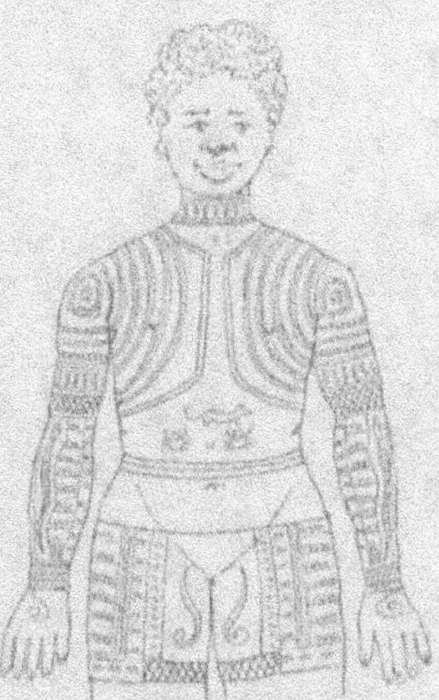

Fig. 30.

nels ; il est fort bien porté dans la haute société. On cite parmi les personnages de marque incrustés, lady Churchill, pairesse du Royaume-Uni ; la princesse Waldemar, de Danemark ; des souverains ou des souveraines, comme Bernadotte qui portait sur le bras droit un bonnet phrygien, avec cette devise ironique : *Mort aux tyrans!* la reine de Grèce, dont les épaules sont parées de piqûres artistiques, et encore : Édouard VII ; Oscar de Suède ; Nicolas, l'Empereur de toutes les Russies ; le grand-duc Alexis, dont le torse est couvert de tatouages fantaisistes et quelque peu rabelaisiens ; enfin le prince Georges de Grèce, d'après le Dr A. Baratier, aurait la poitrine ornée d'un immense dragon bleu, aux ailes déployées, de près de cinquante centimètres d'envergure.

Les exotiques nous fournissent quelques exemples intéressants. Au Muséum, nous avons vu la photographie d'une aborigène du Queensland, qui ne porte que quelques incisions horizontales entre les seins. A côté, une Australienne de la tribu des Worki présente deux fortes cicatrices produites par un morceau de bois fiché sous la peau des mamelles (fig. 29). Ce sont les tatouages les plus discrets que nous ayons rencontrés; ils n'ont rien de décoratif et

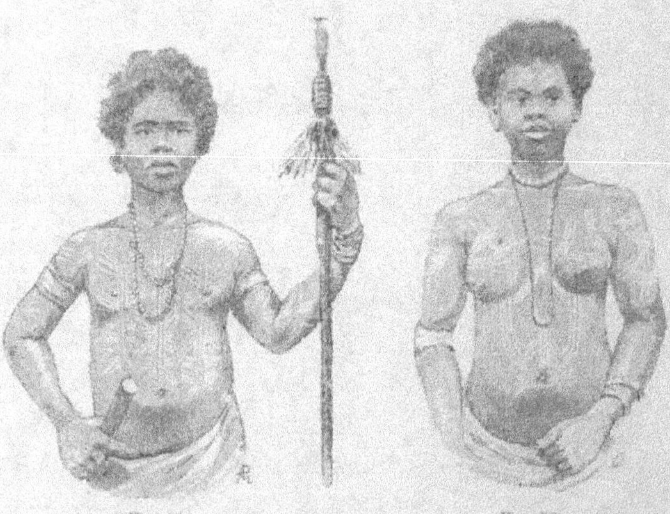

Fig. 31.   Fig. 32.

seraient plutôt des tabous ou préservatifs contre les mauvais esprits.

En Tunisie, l'emploi du fer rouge, pour le traitement de la toux persistante, laisse des traces indélébiles sur le thorax des tuberculeux; ces cicatrices saillantes, véritables chéloïdes, dessinent, le plus souvent, sur la poitrine, une croix saillante à plusieurs branches (1).

Les femmes fellahs, trop pauvres pour posséder des bijoux, se font graver, en bleu, des bracelets aux poignets et aux chevilles et des parures de perles sur la poitrine. Le D' Georges Schwein-

(1) D' Félix Regnault, *Le Correspondant médical*.

furth, dans *Au cœur de l'Afrique*, reproduit le tatouage élégant de Moinza, épouse de Bouroua, se composant de lignes pointillées,

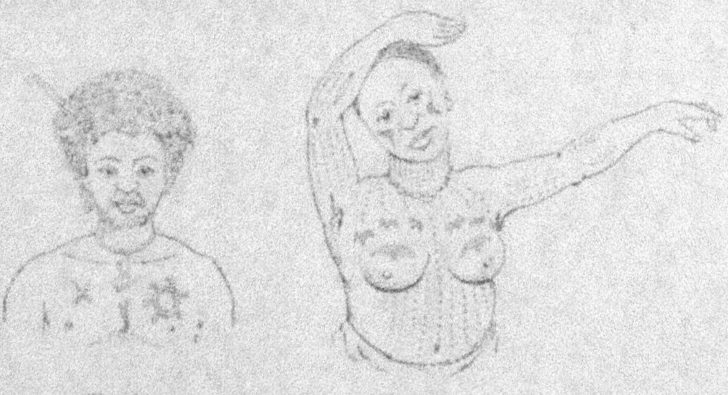

Fig. 31.   Fig. 30.

avec de larges croix au milieu et sur les épaules, sous forme de nœuds.

Aux Philippines, chez les Igorrotes (fig. 30), les tatouages prennent la forme d'un « complet » inusable : la poitrine semble revêtue d'un canezou léger ; les Indiens Négritos (fig. 31 et 32), des mêmes îles, hommes et femmes, se font couvrir le corps d'arabesques plus primitives. La poitrine des femmes, au pays des Bangouens, est couverte d'un très vilain et très compliqué tatouage, produit par des excroissances de chair, teintes en bleu, analogues à celles des femmes Worki, mais beaucoup plus nombreuses.

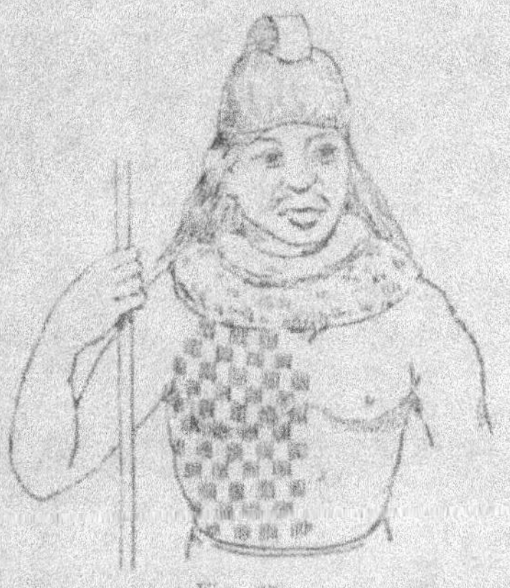

Fig. 32.

Chez les Papous de la Nouvelle-Guinée, ce sont des dessins de lignes ponctuées, enduites de couleurs variées (fig. 33) ; les motifs diffèrent sur chaque sein. Racinet, dans l'*Histoire du Costume*,

représente une femme de l'île Mowi, des Sandwich, le buste chargé
de tatouages : le contour des seins est marqué par une suite de
petites chèvres qui gravissent ces éminences (fig. 34). En Polyné-
sie, les tatouages servent à désigner la tribu à laquelle l'individu
appartient ; celui de la figure 35 porte un damier sur le côté droit

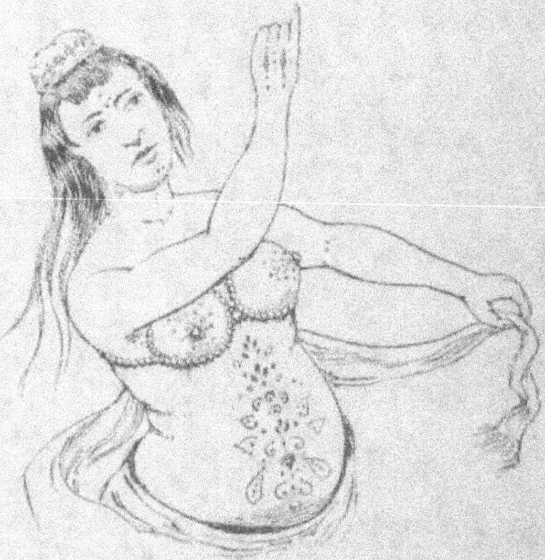

Fig. 35.

de la poitrine. Toujours, d'après Racinet, le torse des danseuses
persanes (fig. 36) est souvent couvert de ramages, représentant
des fleurs, des palmes, des animaux, etc.

Le cancer du sein à la cour. — L'impératrice Frédéric, la
mère de Guillaume II, a succombé à un cancer du sein gauche.
L'opération était décidée — bien qu'inutile — mais l'impératrice,
d'origine anglaise, ne voulait la faire exécuter que par des médecins
de son pays. Or Guillaume II les déteste, depuis que feu le Dr Morel
Mackenzie a eu la prétention de sauver l'empereur Frédéric (1).

(1) Qui souffrait d'un cancer du larynx ; sa mère, l'impératrice Augusta, était
aussi atteinte d'une affection cancéreuse.

contrairement à l'avis des plus illustres médecins allemands, et il s'est opposé à l'intervention anglaise.

Une lithographie, sans date ni signature : *Encore un cancer !* (fig. 36 *bis*) rappelle les horribles souffrances endurées par la malheureuse Caroline, épouse de Georges IV d'Angleterre, qui

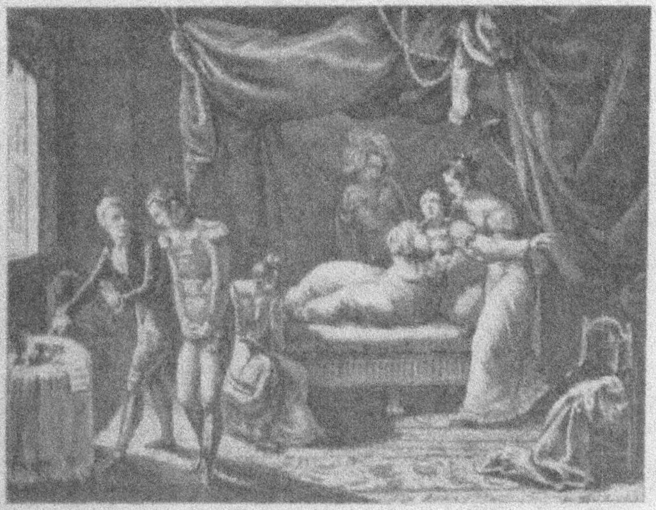

Fig. 36 bis.

succomba aux ravages d'un cancer du sein, comme Anne d'Autriche (1).

La duchesse d'Orléans, douairière, mourut de la même maladie, attribuée, comme on sait, à la maladresse d'un valet de chambre qui, en voulant atteindre deux volumineux in-folio, en laissa tomber un sur le sein de la princesse.

2° SUR L'ALLAITEMENT ET LE LAIT. — **Hommes à la mamelle** — L'exemple de Cimon allaité, dans sa prison, par sa fille, Péra, selon les uns, Pérus, selon d'autres, n'est pas unique ; on connaît

(1) *Anecd. hist. et relig.*, p. 88.

aussi celui de David, fils de Robert III, un érotomane qui, pour satisfaire sa passion, ne reculait pas devant l'assassinat et fut jeté dans les cachots d'une citadelle, avec ordre de le laisser mourir de faim. Aussitôt enfermé, il parvint à séduire la fille de son geôlier, et celle-ci, avec l'aide d'une amie dévouée, récemment accouchée, put le nourrir quelque temps. « La jeune geôlière allait souvent visiter le prisonnier, et à chaque fois elle lui portait des galettes très minces, qu'elle dissimulait sous son chapeau ; l'autre femme lui faisait sucer son lait, au moyen d'une sarbacane passant à travers une fente de la muraille. Ces deux malheureuses femmes furent découvertes et payèrent de leur vie leur humanité (1). » Le procédé de la sarbacane n'est pas banal, mais il nous paraît au moins superflu : la jeune geôlière, qui portait des consolations morales et physiques au prisonnier, ne pouvait-elle remplacer ses galettes par des victuailles plus substantielles : une forte tranche de bœuf ou de jambon, par exemple? De la sorte, sa félicité eût été complète : consolations et consommations, à discrétion.

Un tableau de Vincent Lami, à l'Académie des Beaux-Arts, de Florence, représente, dans une scène du siège d'Ancône par l'empereur d'Allemagne, Frédéric Ier Barberousse (1174), une dame Anconitane qui offre son lait à un soldat mourant de faim.

Lallemand a fixé sur la toile un épisode analogue de la guerre de Sécession (fig. 37). La gravure de ce tableau, faite par Mangein, porte en titre : *Le Triomphe de la tendresse*, et en sous titre, pseudo-ironique : *Dédié aux dames sensibles*.

Une des *Observations de médecine*, de Lazare-Rivière, relevée par le Dr Georges Legrand, dans la 2e édition de 1688, est citée comme un exemple de tuberculose communiquée par contagion, à la suite d'un régime lacté pris à la mamelle : « La malade, âgée de quinze ans, avait contracté sa maladie auprès de sa sœur, laquelle avait donné du lait, pendant quelques jours, à M. l'abbé de Saint-Paol qui était mort phtisique depuis deux mois. Or, ladite sœur, âgée de vingt-deux ans, d'une bonne habitude, mourut aussitôt après de la même maladie. » Mais la jeune sœur guérit de sa prétendue phtisie pulmonaire. Pour nous, la contagion n'est nullement prouvée, attendu que l'auteur de l'observation oublie de nous

<hr>

(1) F. Debray, *Histoire de la Prostitution.*

renseigner sur les antécédents de ces jeunes malades ; il peut fort bien n'y avoir là qu'une coïncidence. Ce qui nous intéresse dans ce fait, c'est l'administration du lait de femme contre la tuberculose.

Il paraît que Li-Hung-Chang, mort récemment d'un ulcère de l'estomac, fut mis au régime du lait de femme et avait à sa dispo-

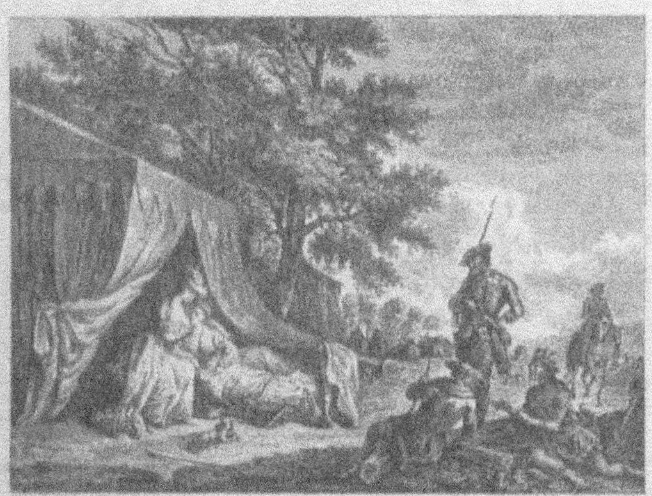

Fig. 37.

sition plusieurs nourrices qui se relayaient toutes les deux ou trois heures, suivant l'appétit du nourrisson cachectique. « Buvait-il à la mamelle, se demande *La Lanterne*, à qui nous laissons la responsabilité du fait ? se contentait-il d'absorber un lait préalablement et soigneusement recueilli ? Ce point demeure obscur. » Espérons qu'un jour ce menu, mais intéressant petit problème de l'histoire, sera éclairci.

Hommes nourrices — Et pourquoi pas ? Les hommes ne sont-ils pas pourvus de mamelles comme les femmes ? Il y a actuellement (1901), en Allemagne, un bouc — ce n'est pas le premier de son espèce — qui donne un litre de lait par jour, et comme l'homme appartient à la même classe des mammifères, qui l'empêcherait de jouir du privilége lactifère de ce quadrupède lubrique ? Dans le sexe masculin, il est vrai, les mamelles sont le plus souvent atrophiées ; mais, à la naissance, qu'il s'agisse d'une fille ou d'un garçon, il n'est pas rare de les voir fournir du « lait de sorcier ». Chez l'adulte, et même chez le vieillard, l'homme-nourrice n'est pas, non plus, un mythe ; aux exemples déjà cités (1), nous ajouterons, en les résumant, ceux que M. E. Santini de Réals a réunis dans un article de la *Science française*. Nélaton (2) parle d'un jeune homme de vingt-trois ans, qui présentait une véritable glande mammaire gauche, d'où s'échappait, à la pression, un liquide ayant tous les caractères physiques du lait. De même Horteloup, dans sa thèse d'agrégation (1872), mentionne le cas d'un homme de soixante-dix-neuf ans, qui, depuis neuf années, portait dans le sein gauche une tumeur liquide d'où l'on tira deux verres de lait pur. Schacher cite, d'après le témoignage de Jean Benoît Erandellius, un « sale petit mendiant », âgé d'environ neuf ans, qui faisait jaillir de ses seins une humeur lactée représentant la valeur de vingt gouttes et plus ; par exemple, ses mamelles étaient un peu plus petites que celles des autres enfants (3).

Nous lisons ceci dans les *Transactions philosophiques de la Société Royale de Londres*, traduction du Dr Demours, année 1744 : « Le 19 août 1733, l'évêque de Cork (Angleterre) écrivait au comte d'Egmont : — « Je vais vous parler d'un homme que j'ay trouvé à Inishanan, à dix mille d'ici. C'est un individu d'environ septante ans, François de naissance, qui a esté obligé de quitter sa patrie à cause de la religion. Il me demanda l'aumosne, et je lui donnai un petit écu. Etant rentré chez moi, j'entendis quelque bruit à la porte ; cet homme, transporté de reconnoissance, étoit revenu pour me faire voir une curiosité ; c'étoit son sein, avec lequel il m'asseura avoir allaité autrefois un de ses enfants. Sa femme, me dit-il, étoit morte deux mois après ses couches. Une nuit que cet enfant, qui avoit couché auprès de lui, crioit plus que de coutume, il lui donna le sein, espérant l'apaiser par ce moïen : mais il trouva qu'avec le tems, l'enfant tiroit du lait, et m'asseura que, dans la suite, il en eût assez pour le nourrir. Je

(1) *Curios.*, p. 69.

(2) *Éléments de pathologie chirurgicale*, p. 102.

(3) M. René Duval, Thèse de doctorat, 1881.

regardai ses mamelles, que je trouvai fort grosses pour celles d'un homme : mais le mamelon estoit aussi gros, ou même plus, qu'aucun de ceux que j'aye jamais veus chez les femmes. » Les évêques et les petits abbés ne tartuffaient pas au XVIIIe siècle et ne baissaient pas les yeux devant les seins des dames.

Un cas analogue fut observé par le Dr Juan Castelar, et il en fut la relation dans la session du 7 octobre 1798, de la Faculté de Madrid. Il s'agissait d'un laboureur de trente-six ans, nommé Lozano, dont la femme mit au monde deux jumeaux, un garçon et une fille ; le lait de la mère étant insuffisant, le père mit ses enfants à son sein pour calmer leurs cris : les succions répétées de sa progéniture affamée firent venir le lait, dont il allaita, pendant cinq mois, son petit garçon. On trouvera un autre exemple d'homme nourrice, dans le livre de MM. A. Hervé et F. de Lanoye, *Voyages dans les glaces*, page 80.

Nourrices fabuleuses (1). — Pythagore a eu pour nourrice un peuplier qui distillait un suc analogue au lait.

Après la naissance de Ptolémée Soter, sa mère, Arsinoë, l'aurait, selon Suidas, fait exposer sur un bouclier. Un aigle descendit vers l'enfant et l'enleva dans son aire ; il déchirait les corneilles pour le nourrir de leur sang, au lieu de lait.

On sait qu'une des filles du fleuve Sangaris devint grosse, en cueillant — non pas la noisette — mais un fruit à l'amandier provenant des glandes séminales d'Agdistis, coupées par les dieux cruels ; son fils Atys fut, comme Zeus, nourri par une chèvre.

Faut-il rappeler que le roi de l'Olympe est représenté par les artistes couvert de la peau de la chèvre Amalthée, sa nourrice ?

Coutumes relatives aux nourrices. — Il est souvent parlé, dans le *Kama-Soutra*, de la « sœur de lait » ; c'est que du temps de Vatsyayana, les dames Hindoues, au lieu d'allaiter leurs enfants, les confiaient à des mercenaires.

Le professeur Budin tend à nous ramener aux temps des « sœurs de lait ». Pour cet éminent praticien, une nourrice peut allaiter, avec avantage, deux enfants ; le sien, plus âgé, opère

____

(1) *Anord. hist.*, p. 13.

des succions énergiques qui activent la sécrétion lactée, et la satisfaction d'avoir son « fieu » auprès d'elle influe favorablement sur la santé de la nourrice, par suite sur son lait.

A Venise, les esclaves devaient servir de nourrices et, dans les actes de vente, qui se faisaient sur le marché entre deux prêtres, on cédait les esclaves « avec leur lait » : mais pourquoi, d'après P. Molmenti (1), par une analogie bizarre, la grossesse était-elle un cas de résiliation de contrat de vente?

Le même auteur rapporte qu'autrefois la plupart des prostituées vénitiennes arrivaient du Frioul. Une délibération du Conseil d'Udine, en date du 15 avril 1390, expose comment un grand nombre de femmes, coupables et perverties, envoyaient spécialement à Venise les nourrices et les servantes des bourgeois d'Udine se prostituer.

En France, aux XVII° et XVIII° siècles, l'étiquette défendait aux nourrices de la cour de toucher leur royal nourrisson; si une épingle piquait le bambin, il fallait le laisser crier jusqu'à ce que la « remueuse » intervînt. On comprend le cri du cœur de Marie-Antoinette s'écriant au Temple : *J'ai gagné quelque chose à la Révolution, au moins je suis débarrassée de l'étiquette!*

Récompenses aux nourrices. — Parlons d'abord des « remplaçantes » royales. Le père nourricier de Charles IX, d'après le *Dictionnaire héraldique*, de Gastelier de la Tour, reçut des lettres de noblesse, en juin 1550 : *un écusson semé de France, à la vache d'argent, couronnée d'une couronne antique, accornée et clarinée, le tout de gueules.*

De même, la nourrice de Louis XV et son époux furent anoblis par ce monarque, en mars 1746; ils reçurent pour armoiries : *un écu coupé d'or et d'argent, chargé de deux fleurs de lis d'or, de deux dauphins adossés, avec une couronne royale posée sur le coupé*, et ce « en considération de ce que ladite dame eut le bonheur d'allaiter successivement deux fils de France, qui furent tous deux dauphins ».

On trouvera dans la *Médecine anecdotique, littéraire et historique*, du D' Minime, auquel nous empruntons ces détails rétros-

____

(1) *La Vie privée à Venise.*

pectifs, les décrets de Napoléon accordant aux dames veuves Mallard et Laurent, l'une nourrice de Louis XVI et l'autre nourrice de la fille de ce monarque, une pension annuelle et viagère de douze cents francs.

Occupons-nous maintenant des nourrices ordinaires. Il a été raconté que l'Assistance publique se proposait (1900) de décerner des médailles et des diplômes aux nourrices méritantes, ainsi qu'à

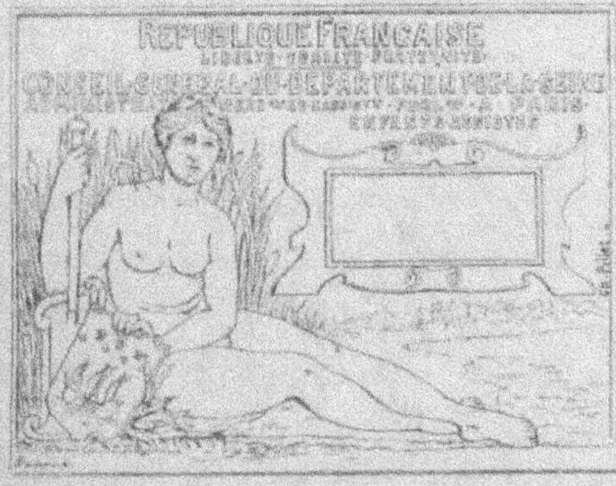

Fig. 38.

toutes les personnes dont le dévouement aux enfants assistés serait jugé digne de récompense. Cette décoration doit être une plaque rectangulaire d'or, d'argent ou de bronze. Les nounous pourront la porter avec un crochet piqué dans l'étoffe de leur robe, par exemple à la hauteur de l'épaule ; sur la poitrine, elle serait gênante dans l'exercice de leurs fonctions. Cette plaque présente, à l'avers (fig. 38), une figure symbolique « la Seine », munie d'une jolie paire de seins nourriciers. Au revers (fig. 39), une paysanne allaite son nouveau-né dans un paysage ravissant.

Ces récompenses honorifiques ne suppriment pas, bien entendu, les anciennes récompenses pécuniaires. L'ironiste H. Harduin, veut qu'on prodigue les décorations aux mères qui auront bien mérité de la patrie et aussi à leurs maris, dont la collaboration est nécessaire, sinon indispensable. On établirait cette gradation :

13 enfants, chevalier ; 18, commandeur ; 32, grand officier. « L'étoile des braves, ajoute le spirituel rédacteur du *Matin*, fera très bien sur les robustes appas que la Maternité développe généralement chez les femmes qui ont beaucoup d'enfants. On verra de bonnes mères, dégrafant leur corsage, dire à leur bébé : *Tu veux téter, mon amour ? Attends que j'ôte ma croix...* (1). »

Comme toute actualité importante, la décoration des nourrices a eu les honneurs de la caricature : un dessin de Couturier, de la *Chronique municipale*, représente un tourlourou s'adressant à une nounou, en train de donner le sein : « Diable, mam'zelle Victoire, sur lequel des deux allez-vous accrocher votre décoration ! »

Les « Gouttes de lait ». — La « Goutte de lait » est une œuvre philanthropique, instituée à Fécamp. Les indigents paient le panier de lait quotidien deux sous ; les petites bourses le paient huit, et les gens à leur aise, un franc. A Paris, le Dr H. de Rothschild a fondé « l'Œuvre philanthropique du lait » qui compte aujourd'hui quatorze dépôts et a pu livrer à la consommation des milliers de litres de lait stérilisé ou frais. C'est Budin qui, le premier, en 1892, à sa consultation de nourrissons, fit donner gratuitement du lait stérilisé, en cas d'insuffisance de l'allaitement ; ce lait était distribué en petits flacons ne contenant qu'une seule tétée.

M. Barbellion a créé, à Paris, une « Goutte de lait » caprine ; les chèvres de race pure et élevées dans de bonnes conditions sont, en effet, les meilleures auxiliaires de la nourrice (2).

Depuis la fondation de ces œuvres, la mortalité des enfants qu'elles ont alimentés, est tombée de trente-trois à onze pour cent. « Il y a donc là, observe judicieusement M. J. Cornély, une solution relative du problème de la natalité, car puisque, en France, la fabrication des enfants semble se ralentir, il faut tâcher de conserver ceux qu'on obtient. »

Enfin, le Dr Boudry a organisé, à l'usage des adultes, l'œuvre des « Lactatoriums populaires de Paris » ; ce sont des cliniques

<hr>

(1) Dans l'*Art décoratif*, n° 36 de septembre 1901, on trouvera le dessin de la médaille de récompense pour la protection du premier âge, gravée par J.-C. Chaplain : une nourrice tient un nourrisson au sein gauche et souffle sur une cuillerée de soupe destinée à un enfant plus âgé, debout auprès d'elle.

(2) *Correspondant médical. — Rev. philanthrop.*, 1901-1902.

destinées à recevoir gratuitement les malades, adressés par des
confrères, pour y suivre le régime lacté absolu.

Contre les nourrices. — Brieux, avec sa pièce des *Remplaçantes*, inspirée vraisemblablement par la *Vache à lait* de Daniel
Riche, a voulu reprendre la campagne de Jean-Jacques Rousseau,
en faveur de l'allaitement maternel ; mais, malgré le concours sym-

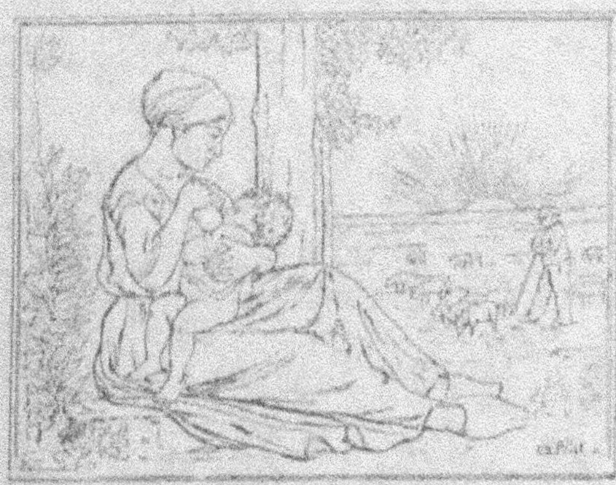

Fig. 39.

pathique de la presse entière, il en fut pour ses frais d'éloquence et
ses coups d'épée dans le lait ; les mondaines, prises dans l'engrenage de la vie frivole, auront toujours recours aux mercenaires
qui, par appât du gain, abandonneront leur enfant aux aléas du
biberon. D'ailleurs il est de bon ton d'imiter les modes et coutumes
anglaises ; or, en Albion, neuf fois sur dix, les enfants sont élevés
au biberon par des « nurse » sèches. De par l'esprit d'imitation
qui caractérise nos mondainettes, c'est le système qui prévaut
maintenant en France.

Les célébrités obstétricales ont été interwievées à ce sujet et
sont tombées d'accord pour énoncer cette formule : « Toutes les
femmes peuvent allaiter, sauf celles qui sont atteintes d'une maladie grave et celles qui ont les seins mal faits. » Or la malformation s'observe à peine deux fois sur cent ; quant au pourcentage

des femmes malades, il varie suivant les circonstances. « Toute
mère a du lait après la naissance de son enfant, a répondu Pinard ;
elle en a plus ou moins, mais elle en a toujours... et le lait de
la femme, pris au sein, est et sera toujours supérieur à tous les laits
stérilisés, maternisés, imaginables ;... le lait stérilisé ne sera jamais
pour le nouveau-né qu'un *pis-aller*. » C'est le mot de la fin.

Erreurs et préjugés relatifs à l'allaitement. — De tout
temps, rêver d'une nourrice est un signe de stérilité, en vertu de
l'aphorisme : *Songe, mensonge* ; le rêve n'est-il pas le contraire
de la réalité ?

Un ancien préjugé tombé en désuétude : « Quelques-uns voulant signifier l'oubly des mères envers leurs enfans, peignent une
femme qui porte pendue au col, en forme de joyau, la pierre que
les Grecs appellent *Galathite*, et, en sa main droite, un œuf d'aus-
truche. Cette pierre, dont Pline fait mention, est fort à propos
attribuée à la femme dont nous parlons, pour ce que selon le mesme
autheur, elle a une secrette propriété d'augmenter le laict aux
nourrices, et pareillement de faire perdre la mémoire des choses
passées. Tellement que par une façon de parler figurée, nous pouvons bien dire des mères qui oublient leur enfans, qu'elles ont au
col la pierre Galathite. Pour la même raison encore, on les compare
aux austruches qui, pour faire esclorre leurs œufs, en esté, les
ensevelissent dans le sable, et un peu après ne se souviennent plus
de les y avoir mis. » Heureusement que, dans la gent autruchienne,
comme dans l'espèce humaine, le mâle est là pour réparer les
inconséquences et légèretés de la femelle : il prend la place de sa
compagne écervelée sur la couvée.

Pour activer la sécrétion lactée, quand celle-ci est insuffisante,
M. le Dr Schein, de Budapest, préconise le massage abdominal. Ce massage doit être fait chaque jour, pendant une demi-
heure ou une heure, et de bas en haut, à rebrousse-poils, c'est-à-
dire en allant des parties génitales vers les mamelles. On peut
associer à cette pratique le pelotage — pardon — le massage des
seins eux-mêmes. Cette méthode galactogène (?) a le double
avantage d'unir l'*utile*, pour la cliente, à l'*agréable*, pour l'opérateur. Le massage est à l'ordre du jour, dépêchons-nous d'en user
tandis qu'il guérit ; c'est une panacée universelle à la portée de

toutes les mains ; ses manœuvres simplifient la thérapeutique et la ramènent à des tours de passe-passe vibratoires, Suédois ou autres. Où s'arrêtera le massage ? Nouveau Gusman, il ne connaît pas d'obstacle et guérit les deux extrêmes : la maigreur et l'obésité, l'anémie et la congestion, le nervosisme et l'apathie, etc. Ne vient-on pas de proposer, contre les maladies de la prostate et des vésicules séminales, le massage de ces organes profonds à l'aide de l'index introduit dans le rectum ? A ce compte, les affections prostatiques devaient être inconnues de Sodome, Gomorrhe, Seboïm, Adama, détruites par le feu du ciel ; et Caligula, Henri III, le cynique duc de Vendôme, ainsi que son astucieux secrétaire Alberoni, *e tutti quanti*, n'étaient après tout que des masseurs incompris.

Suivant Nattan-Larrier, les femelles des cobayes, qu'on empêche de manger leur placenta, ont moins de lait que les autres ! Que l'influence de ce « gâteau placentaire » se fasse sentir dans les vingt-quatre heures, en agissant comme un aliment de premier ordre, à la façon d'un bifteck saignant, nous l'accordons, mais croire à son action prolongée, « homme de peu de foi », nous en doutons. Sans conseiller aux femmes la placentophagie directe, M. Bouchacourt préconise, comme galactogène, des pilules d'extrait de placenta de brebis : « Une jeune femme qui, la veille, donnait 40 grammes de lait, assure cet accoucheur, en donne 300 le jour où elle absorbe le médicament ». Bien plus, l'extrait a fait venir du lait à une femme qui n'était point mère. « Demain, sans doute, observe ironiquement M. Henri de Varigny, le savant et spirituel critique scientifique du *Temps*, il en fera produire aux hommes, lesquels auront par là une carrière à laquelle ils ne s'attendaient guère. » C'est par l'action galactogène du placenta vivant que le même tocologue explique la présence du lait dans les mamelles des nouveau-nés. Nous craignons fort que notre vénérable confrère ne se fasse illusion sur la valeur de sa méthode opothérapique ; il y a beau temps que M. Nicolas Lémery a préconisé l'usage médical — *intus et extra* — de l'arrière faix des femmes : « On préfère, écrit-il, celui qui vient de la naissance d'un garçon à celui d'une fille. On doit le choisir nouvellement sorti d'une femme saine et vigoureuse, entier et beau. On l'applique tout chaud, sortant de la matrice, sur le visage pour en effacer les lentilles. On s'en sert aussi, intérieurement, étant séché et mis en poudre, pour l'épilepsie, pour hâter l'accouchement. » La médecine des signatures, fort appréciée autrefois, préconisait ces poudres contre la stérilité ; et, dans l'antiquité même, ne servaient-elles pas à confectionner un philtre d'amour, l'hippomane ? Rien de nouveau sous le soleil.

De nos jours, les nourrices en détresse et crédules adressent une requête, accompagnée d'une offrande, au saint Antoine de Padoue du voisinage qui, on le sait, a la spécialité de faire retrouver les objets perdus, moyennant quoi, les nounous retrouvent leur lait... s'il doit revenir.

Francueil, le premier amant de l'épistolière d'Épinay, assure qu'il n'y a rien de tel que « de courir la poste pour faire passer le lait ». Cependant, au XVIII⁰ siècle, il était d'étiquette, pour une nouvelle accouchée, de ne pas sortir avant six semaines.

Un préjugé, fort répandu dans le monde où l'on parle à tort et à travers, est de conseiller à une mère qui allaite, quand elle vient de courir, de boire un verre d'eau froide avant de donner le sein. Quel rapport l'eau introduite dans l'estomac peut-elle avoir avec la sécrétion lactée ? L'idée première de cette pratique a dû germer dans la cervelle d'une laitière, habituée à aqualiser son lait, pour le rendre plus léger à la digestion de ses clients.

Mme de Genlis conte qu'un Allemand, du nom de Weiss, avait trouvé la composition d'un spécifique certain pour les *laits répandus* des femmes en couches. Le succès était d'autant plus assuré que les *laits répandus* n'existent pas. Et voilà à quoi tient une réputation !

C'est pour tous les Hindous, sans distinction de caste, un article de foi que les louves volent des enfants nouveau-nés pour les allaiter et les élever ensuite comme des louveteaux ; aussi les Romulus et Rémus pullulent-ils dans l'Hindoustan. G. Labadie-Lagrave, qui a fait une étude approfondie de ces enfants-loups, donne une explication à peu près plausible de cette conviction hindoue : « Une louve s'empare d'un enfant et l'apporte à ses petits afin de leur procurer un repas de chair tendre et fraîche ; mais, au moment où elle leur offre ce festin, les louveteaux, déjà rassasiés, au lieu de dévorer le nouveau venu, se mettent à jouer avec lui. Le nourrisson, obéissant à un instinct de conservation, approche les lèvres de la mamelle de la louve et, à partir de ce moment, l'adoption est consommée. Il existe entre les femelles de tous les mammifères une sorte de solidarité dans le devoir de l'allaitement. Il n'est pas rare qu'une chatte allaite des petits chiens et parfois même des lapins et des écureuils (1). Le collaborateur du *Lippincott's Magazine* cite l'exemple d'une chatte qui a allaité un rat nouveau-né. » Cette conjecture n'est pas absolument chimérique, mais quand il s'agit d'élucider un fait, on doit se défier des raisonnements par induction.

Usages singuliers du lait. Bains de lait — Il est bien évident qu'en privant les animaux domestiques, veaux, ânons, chevreaux, du lait que la Nature leur destine, nous commettons un inique abus de pouvoir ; ce liquide nourricier, pas plus que les œufs de poule, ne devrait entrer dans notre alimentation, si nous respections les vues du Créateur. Mais, sur ce point, comme en beaucoup d'autres, nous avons fait prévaloir le principe égoïste et barbare, familier à Robert-Macaire et à Bismarck, de « la Force prime le Droit » ou du *Quia nominor homo*.

Quoi qu'il en soit, le lait était autrefois l'aliment exclusif des *Galactophages* de Scythie ou de Mœsie, comme, de nos jours, les Mongols, qui se nourrissent surtout de laitage (2). Au contraire, certaines peuplades de l'Afrique équatoriale, tels les Okanda, font fi du lait, dont on a assez bu dans l'enfance. Les *galactophobes* de ce genre sont fort nombreux dans les pays civilisés et les médecins y rencontrent de fréquentes résistances pour l'application du régime lacté exclusif.

Au point de vue médical, le lait d'ânesse a été ordonné comme reconstituant de premier ordre. Mme de Pompadour en fit un usage prolongé contre des accès de toux suivis de pituite ; le régime lacté était d'ailleurs indiqué pour l'affection du cœur qui incommodait la marquise et l'exposait aux palpitations, aux suffocations et aux défaillances. « Le goût de l'élève des oiseaux de basse-cour, joint à celui du laitage, dit M. Dejardins, cité par le Dr Poliquet, fut la cause de la construction de la ménagerie et de la laiterie de Trianon. »

(1) Une cuisinière du maréchal Pélissier allaita un lionceau.

(2) Octavie Guichard, dame Belot, femme de lettres, née à Paris en 1719, morte en 1804, se nourrit presque exclusivement de lait, après avoir perdu son mari, avocat au Parlement, dès les premières années de son mariage.

Une lithographie satirique de Numa fait allusion, vers 1830, à la vogue du lait d'ânesse pour la cure de la phtisie pulmonaire (fig. 40) (1). Au premier plan, un médecin, à la panse pleine comme la bourse qu'il tient à la main, forme un groupe sympathique avec deux bêtes asines, aux pis gonflés, et leur ânier qui dit, avec satisfaction : « A nous quatre, nous en avons guéri des poitrinaires! » Dans le lointain, se dessine la silhouette de plusieurs corbillards qui conduisent les malades « guéris » à leur dernière demeure.

Le lait d'ânesses soumises à des frictions mercurielles passait pour guérir la syphilis, au XVIIIᵉ siècle ; au XXᵉ, les frictions se font encore, mais directement sur les avariés.

Les cures de *petit-lait* sont surtout favorables aux constipés. Les anciens ordonnaient le lait de chèvre « privé de son caseum », dit Pline, contre les maladies de poitrine. Nous ne faisons pas autre chose aujourd'hui avec les « cures de petit-lait de chèvres »; médication qui prit naissance, au commencement du XIXᵉ siècle, à Gaïs, dans les Alpes d'Appenzell. En Tartarie russe, on a recours, contre les affections respiratoires et digestives, aux « cures de *koumis* ou lait de jument fermenté »; de même, en Suisse, on donne des bains de petit-lait de vache, provenant de la fabrication du fromage. Ceux d'Allevard sont fournis par de nombreux troupeaux.

Longtemps les bains de lait furent considérés par les coquettes comme le meilleur cosmétique pour embellir les parties extérieures du corps et entretenir leur fraîcheur (2). Mᵐᵉ de Genlis s'offrit cette fantaisie : « Il y avait à Genlis la plus grande baignoire que j'aie jamais vue, on aurait pu y tenir à l'aise quatre personnes. Un jour, je proposai à ma belle-sœur de nous y baigner dans du lait pur, et d'aller acheter dans les environs tout le lait des fermes. Nous nous déguisâmes en paysannes, et montées sur des ânes et conduites par le charretier Jean, nous partîmes de Genlis, à 6 heures du matin, et nous allâmes à deux lieues à la ronde, de tous les côtés, demander tout le lait des chaumières, en ordonnant de por-

---

(1) Aujourd'hui, on en est pour le traitement de la tuberculose aux cures d'altitude ; à défaut de ressources qui permettent le coûteux transport dans les *Sanatoria*, on recommande les fenêtres ouvertes, jour et nuit, été comme hiver. Il y a des modes en matière de médication comme de costumes et de parures.

(2) Ovide parle de dames romaines qui, la nuit, couvraient leur visage de mie de pain trempée dans du lait d'ânesse. — À l'époque où le 5 à 7 des belles désœuvrées se passait dans leur salle de bains, le lait servait à troubler l'eau de la baignoire et à couvrir d'un voile opalin les charmes les plus secrets.

ler en lait le lendemain de grand matin au château de Genlis. Nous
prîmes un bain de lait, ce qui est la plus agréable chose du monde :
nous avions fait couvrir la surface du bain de feuilles de roses, et
nous restâmes plus de deux heures dans ce charmant bain. »

Pauline Borghèse en était fanatique. Dans un voyage à Aix-la-
Chapelle, son Altesse envoya un courrier à M. Leclerc, préfet de

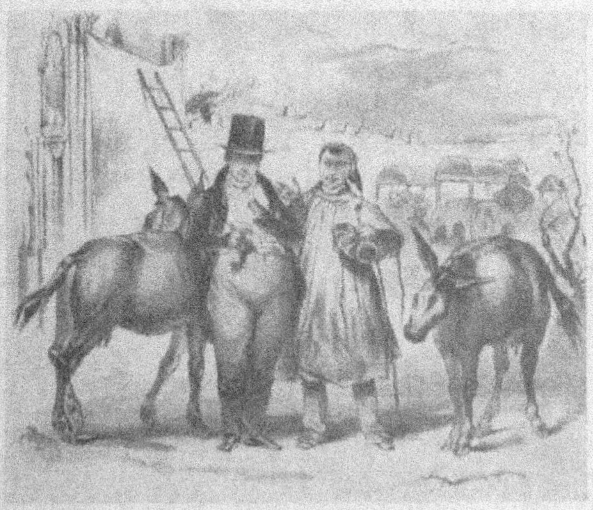

Fig. 40.

Bar-sur-Ornain pour qu'il commandât un bain de lait, suivi d'une
douche du même liquide qu'elle voulait prendre avant le déjeuner. « Voilà le préfet dans tous ses états. Il envoie aussitôt les
cent hommes de sa garde départementale presser le pis de tout ce
qu'il y a de vaches dans les environs... A son arrivée, la princesse
demande : « Et mon bain ? — Il est prêt. — Et ma douche ? — Ah !
ceci était plus difficile, il n'y a pas d'appareil. — Mais c'est très
facile, au contraire. Faites percer le plafond juste au-dessus de la
baignoire... et de l'étage au-dessus, on me donnera ma douche, si
nécessaire à ma santé (1). » Un médecin n'eût pas mieux dit.

(1) Joseph Turquan, les *Sœurs de Napoléon.*

Le préfet se distingue par son zèle et son activité à satisfaire les fantaisies laiteuses de la belle voyageuse ; il est probable, qu'à l'abri de tout contrôle, il tricha fortement et baptisa amplement le lait des vaches. « Il en résulta, dit la maréchale Oudinot, qui raconte cet épisode (1), de nombreuses éclaboussures de lait caillé, sur tout le mobilier et l'odeur prolongée, dans l'appartement, d'une laiterie mal tenue. » Cette manie balnéaire était toute naturelle chez une aussi capricieuse et charmante déséquilibrée, qui prenait des lavements à la fraise de veau, pour conserver la fraîcheur de son teint.

Marie Colombier cite, dans ses *Mémoires fin d'Empire*, un usage peu connu du lait de vache, qu'elle constata lors d'une visite à Roqueplan, ex-directeur de l'Opéra. En arrivant dans la « demeure *ni* chaste, *ni* pure » de la rue Taitbout, elle fut surprise d'entendre des rires fous dans toute la maison : « Une dizaine de jeunes filles se trouvaient là ; elles avaient dans les mains des objets d'une forme singulièrement audacieuse ; elles les remplissaient de lait ; puis, à l'aide d'un ressort, elles envoyaient le contenu de ces instruments bizarres dans une cuvette. Et pendant l'opération, c'étaient des fusées de rires... La maison de Roqueplan touchait à un temple d'amour banal... La veille, des créanciers avaient fait tout vendre dans le lieu de plaisir, après faillite. C'est à cette occasion que le joyeux critique avait acheté un lot de ces engins bizarres, contenu dans un panier. La fantaisie lui était venue de faire jouer — aux jeux non innocents — les jeunes danseuses avec ces objets symboliques ». Ajoutons, pour les historiographes futurs des rues de Paris, qu'à cette maison close succéda un bureau de nourrices, espérant sans doute que le nom de la rue lui porterait bonheur. Mais cet établissement, non moins utilitaire que le précédent, subit le même sort. Depuis, une nouvelle « maison Tellier » prospère, paraît-il, dans le voisinage. Le nom de la rue « Taitbout », qui prête à la plaisanterie, est décidément un « tabou ».

Au XVIIIe siècle, on préconisait, contre la *canitie* ou blanchissement des cheveux, des lotions de la tête avec le lait de chienne, « trois fois de suite, avant de son coucher ». L'étymologie de *canitie* (*canis*, chien) justifiait une fois de plus cette application simpliste de la médecine des signatures.

(1) Duchesse de Reggio, *Récits de guerre et de foyer.*

De nos jours, le lait de femme est employé, comme l'émail blanc porphyrisé — mais sans plus de succès — pour faire disparaître les tatouages ; on croit, en repassant les dessins au lait, effacer les traces de la couleur. Nous signalons plus loin un certain nombre de remèdes de bonne femme, où le lait féminin joue un rôle prépondérant.

Gardons-nous de finir sur un « rythme plaintif » et résumons les applications thérapeutiques du lait, qu'un médecin belge a eu l'ingénieuse idée de versifier (1), pas toujours selon la mesure :

Aliment doux, complet, le lait est du sang blanc.
Le régime du lait établit l'asepsie,
Guérit le nervosisme avec la dyspepsie,
Rend le sang moins aqueux, l'œdème moins tendu.
Grâce au lait, l'organisme est bien mieux défendu
Il refait le sang et les fiers leucocytes
Qui s'en vont absorber les fâcheux organites,
Dont le fluide sucré, secrété par les seins,
Va forcer les déchets à sortir par les reins.

Erreurs et préjugés relatifs au lait. — Les Armoricains en sont encore, comme les primitifs des peuplades africaines, à l'idée des anciens : que la nature du lait influe sur le caractère du nourrisson. Dans ses abondantes et spirituelles notes de *Rabelais médecin*, notre confrère F. Brémond rappelle que le sceptique curé de Meudon croyait, d'accord avec son temps, à l'influence de l'allaitement sur le caractère. Ainsi, en parlant de « Jupiter tonnant », Rabelais dit qu' « il fut paillard toujours comme un verrat ; aussi fut-il nourry par une truie, en Diète de Candie, si Agathoclès Babylonien ne ment ; et plus boucquin que n'est un boucq ; aussi disent les autres qu'il fut alaicté d'une chèvre Amalthée ».

Van Helmont assure que « l'âge développe, chez les enfants, les désirs ardents pour l'amour, que leurs nourrices leur ont communiqués ». Moriceau croyait aussi fermement à l'influence du lait sur le tempérament : « On apprivoise les bons, disait-il, en leur faisant téter une vache ou une ânesse, tandis que le chien devient farouche s'il est allaité par une louve ». Le lait de chèvre agite, dit-on, les enfants et les rend « capricants » (2). Le nom de

---

(1) La *Médecine internationale illustrée*.

(2) D'après Mme Rattazzi, citée par le Dr Cabanès, « E. Sue fut nourri par une chèvre et conserva longtemps les allures brusques et sautillantes de sa nourrice. »

tette chèvre, donné à l'engoulevent, vient de ce préjugé que cet oiseau recherche le lait des chèvres et les tette avidement. Un précepte de Pythagore défend de faire cuire le chevreau dans le lait de sa mère ; sans doute parce que, contrairement à la doctrine homœopathique, alors dans les nimbes, le fameux philosophe pensait que les *similia* nuisaient aux *similibus*. Le préjugé qui veut que « le lait chasse le lait » vient du même pot.

Dans les campagnes, les éruptions d'impétigo, d'eczéma, qui couvrent la tête et le visage des enfants à la mamelle, sont prises à tort pour des « croûtes de lait ».

On trouve chez les anciens auteurs quantité de recettes saugrenues où le lait de femme passe pour avoir une vertu médicinale. Pline conseille, pour les yeux malades, une mixture de punaises, écrasées dans du lait de femme. Nicolas Lemery, auteur du *Dictionnaire universel des Drogues simples*, assure que le lait de femme est « restaurant, adoucissant, pectoral, propre pour la phtisie et pour les autres maladies de consomptions ». Jean Gœurot, médecin de François Ier, préconise sérieusement ce remède contre la migraine : « Faire tondre les cheveux et y faire traire laict de nourrisse qui allaicte une fille 1 . » Autre recette, qui serait bien utile aux Compagnies d'assurances sur la vie, et que nous tirons des *Curiosités de l'histoire des remèdes*, par le Dr H. Coulon, de Cambrai : « Se vous volés savoir se uns hom mora u non, quand il est malade, prendés sen orine et se le metés en un vaisiel, et faites une feme ki nourise un oir malle degouter de son lait ens ; se vous vées le lait floter, il mora, et se li lais se melle avec l'orine, si puet bien warir. Et a le feme s'ele est malade, prendés le lait d'une feme ausi com devant ki nourisse une puciele ».

Les somnambules ne se bornent pas à prédire le retour du volage amant ou de l'infidèle époux ; elles se livrent à un métier plus lucratif et plus dangereux aussi : elles pratiquent illégalement la médecine et donnent des consultations, comme chacun sait. Le *Matin* raconte qu'il y a une trentaine d'années, rue des Martyrs, une de ces prétendues hypnotisées prescrivait constamment le lait. C'était une nouveauté alors, et le lait de la somnambule faisait merveille. Seulement elle recommandait expressément de l'acheter chez un

(1) Le *Mois thérapeutique*

laitier du boulevard de Clichy, « le seul de Paris qui vendît du bon lait ». Or ce laitier était son amant et, grâce à ce truc, réalisa de gros bénéfices. Ils se marièrent après fortune faite, et le couple habite aujourd'hui un des plus jolis petits castels du Périgord. Cette habile professionnelle pouvait à juste titre appeler ses clients de l'un et l'autre sexe des « vaches à lait ».

On croit communément que l'absorption du lait glacé peut être suivie de mort subite : la légende attribue la mort foudroyante de la femme de Charles II, d'Espagne (1689), à l'absorption d'une tasse de lait glacé, donné par la comtesse de Soissons, compromise dans la fameuse affaire de « la poudre de succession ». On imputa encore à cette cause le décès de la tragédienne, miss Neilson, âgée de vingt-deux ans, au chalet du bois de Boulogne (avril 1880). Des bruits d'empoisonnement couraient aussi : l'autopsie, pratiquée par le Dr Brouardel, éclaircit ce cas de mort brusque, mais naturelle.

Le lait et la tuberculose. — Koch, qui découvrit, en mai 1882, le bacille tuberculeux, a combattu au Congrès de Londres (juillet 1901), les idées jusque-là admises sur la propagation de la tuberculose par le lait d'animaux tuberculeux. Depuis longtemps nous doutions aussi de la possibilité et surtout de la fréquence de cette transmission, mais nous ne nous savions pas en si bonne compagnie. En principe, nous ne croyons à la contagion que sur un terrain préparé par l'hérédité. L'héroïsme du Dr Garnault, qui s'est fait inoculer une culture virulente de tuberculose bovine, sera inutile au point de vue pratique et son expérience de laboratoire ne prouvera pas grand'chose : ce n'est pas par inoculation que la race bovine est dangereuse. Au contraire, l'ingestion prolongée de lait, non bouilli, provenant de mamelles atteintes de *mammite tuberculeuse*, eût constitué une démonstration beaucoup plus probante. A Paris, où la mortalité par tuberculose va sans cesse en augmentant, la proportion des vaches atteintes de la tuberculose des mamelles, la seule dangereuse pour le lait, d'après MM. Nocard et Louis Forest, ne dépasse cependant pas 2 p. 100, alors qu'elle est de 25 et 30 p. 100 dans certains départements, et cela parce que les nourrisseurs font *saillir* leurs vaches jusqu'à épuisement, tandis que les vaches laitières de Paris sont achetées aussitôt après la *mise bas*, en pleine lactation, puis revendues au boucher, huit ou dix mois après.

Le lait, comme le crachat, n'a à son actif que fort peu de cas probants de contagion, et les ligues antituberculeuses feraient mieux de concentrer leurs efforts sur la destruction d'agents autrement actifs de transmission des maladies nettement contagieuses, tels que les mouches, les moustiques et les insectes parasitaires,

> SOCIÉTÉ DE PRÉSERVATION CONTRE LA TUBERCULOSE
> par l'Éducation populaire.
> 53 RUE LAFAYETTE, PARIS (IX°)
>
> # Ne Crachez pas par terre !
> ## C'EST DÉGOÛTANT !!!
> ## Et c'est toujours dangereux !
>
> La phtisie et la plupart des maladies des voies respiratoires se communiquent par les crachats desséchés et réduits en poussière.

en instituant des primes d'encouragement à la destruction de ces bestioles pathogènes. Et comme l'hérédité est le facteur principal de la transmission de la tuberculose, de la scrofule, de la syphilis, etc., ces ligues devraient conseiller aux familles d'exiger des futurs conjoints un certificat médical, ou un contrat d'assurance sur la vie, les déclarant indemnes et bons pour le service matrimonial. Quant aux avis répandus sous l'égide du *Comité d'hygiène*, interdisant de ne pas cracher par terre, ils sont moins une précaution hygiénique qu'une mesure de propreté élémentaire, profitable surtout à la gent moutonnière et écervelée qui se croit obligée de subir la tyrannie de la mode, — uniquement instituée pour la classe riche et oisive —, et qui, n'ayant pas de voiture, revêt, par esprit d'imitation, des robes traînantes, bordées de ruches. Les sermonnaires, au XVI° siècle, tonnaient déjà contre les « cottes balayeuses et estreignantes », ou collantes et les « robes aux queues qui baloient la boue et la poussière ». Et bien avant, au XIII° siècle,

Adam, abbé de Perseigne, se moque de « ces robes interminables qui balayent la poussière et entravent la marche des gens pressés » ; il compare celles qui les portent aux renards « fiers de leur longue queue ».

De tous les agents propagateurs des microbes, le plus dangereux et le moins soupçonné est peut-être l'eau bénite ! Des milliers de « fidèles » se lavent les doigts dans le même bénitier et s'aspergent benoîtement la figure d'une eau sale, contaminée. A Bruxelles, en l'église Sainte-Marie, au-dessus d'un lavabo en marbre blanc, servant de bénitier, se lit cet avis en gros caractères : « 50 indulgences sont accordées à ceux qui font le signe de la croix et 100 à ceux qui se servent d'eau bénite ». Nous nous demandions la cause d'une telle inégalité dans la récompense : l'eau du bénitier était noire de saleté (1) ; il s'agissait d'une épreuve.

Croyez-nous, ouailles bénévoles, faites le signe de croix à sec, quitte à perdre la moitié des indulgences promises, ou faites-en un second, toujours à sec, qui complétera la centaine, jusqu'à ce que les conseils de fabrique se décident à supprimer leurs cuvettes malpropres. Les bénitiers ont remplacé les piscines, où primitivement on se lavait les mains et les pieds avant d'entrer à l'église (2), c'est un progrès ; qui empêche les croyants de faire leurs ablutions à domicile ? On a déjà supprimé l'*asperson* ou goupillon et l'on a bien fait, quoiqu'en dise une inscription relevée sur un bénitier du musée des antiques, à Toulouse :

> Vous qui prenez de l'eau benoiste
> Avec la main sans l'asperson,
> C'est une chose deshoneste,
> Demandez-en à Dieu pardon.

La question du lait. — A l'instigation du *Matin*, la presse entière a fait une campagne (1902) contre les fraudeurs du lait, bien que dans ces dernières années la qualité du lait, vendu à Paris, se soit améliorée d'une manière notable. Malgré cette amé-

---

(1) La vue de ce vaste encrier nous remit en mémoire l'un des « bons tours » joués par les espiègles pensionnaires de couvents à leurs supérieures : elles remplissaient d'encre le bénitier dans lequel, à l'heure encore obscure des matines, les pauvres religieuses trempaient leurs doigts et apparaissaient, au lever du jour, toutes barbouillées de noir.

(2) Laborde, *Usage en Autriche*, voir figure, t. II, p. 43.

lioration, on vend chaque jour, dans les vingt arrondissements de Paris, 7000 hectolitres de tisane lactée ; vend-on seulement 700 litres de lait ? Ce n'est qu'au point de vue symbolique qu'un Parisien peut dire « qu'il boit du lait ! » Le Napolitain, plus heureux que le Parisien, ignore le lait baptisé, pour la raison bien simple que les vaches ambulantes sont traites à la porte des clients, *coram populo*.

La satire figurée et littéraire s'est fait des gorges chaudes de la cupidité des industriels lactifères. La « Question du lait » a été magistralement élucidée par Raoul Ponchon, dans sa « Gazette rimée » du *Journal* ; écoutez ce maître en ironie expliquer pourquoi il est si difficile de donner du lait pur aux enfants et aux malades :

> ... Il faut bien du lait aux enfants —
>   Dites-vous. Sans nul doute,
> Pour qu'ils soient beaux et triomphants,
>   Ne meurent pas en route,
>
> Mais on voit un tas de feignants
>   Et de galactophiles,
> De grabataires répugnants
>   Empoisonnant les villes,
>
> Qui ne se gorgent que de lait,
>   Sous le prétexte vague
> Que c'est un aliment complet,
>   Le diable les incague !
>
> Car ces gens-là boivent la part
>   Qui reviendrait aux gosses ;
> C'est d'où viennent pour la plupart
>   Ces butyreux négoces.
>
> Remarquez bien, pauvres flapis,
>   Que cette honnête vache
> N'a qu'un certain nombre de pis,
>   A moins qu'elle n'en cache.
>
> Si donc la consommation
>   Ordinaire dépasse
> De beaucoup la production,
>   Que voulez-vous qu'on fasse ?

On fait comme font les laitiers.
Ils coupent le... problème
Avec de l'eau. Si vous l'étiez,
Vous feriez tous de même...

Un dessin d'Hermann Paul, du *Cri de Paris*, montre une nourrice, dans les vignes, se caressant la cuisse droite, accoudée, le

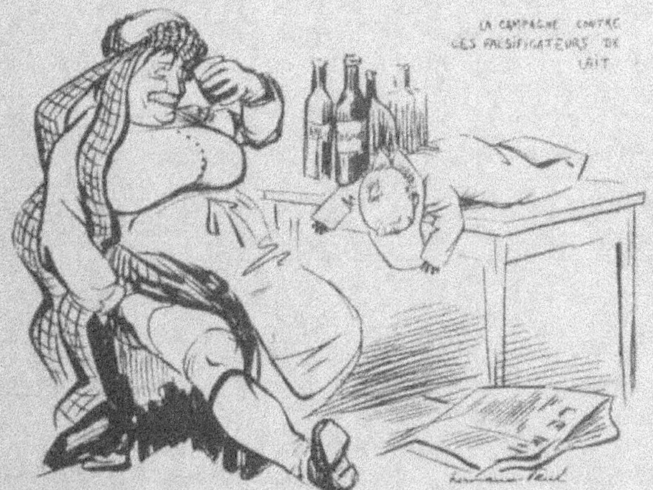

Fig. 40 bis.

verre en main, sur une table chargée de bouteilles vides ; son nourrisson pleure par toutes les extrémités : « Ne pleure pas, chéri, dit-elle, avec le bégaiement de la béatitude alcoolique, tu n'auras plus d'eau dans ton lait... » (fig. 40 *bis*). Ce cas est plus fréquent qu'on ne pense.

Albert Guillaume envisage aussi la « Question du lait » et reproduit une goutte de ce liquide, vue au microscope et grossie huit cents fois : une fermière trait le lait au pis de la vache ; à côté d'elle, son époux tire de l'eau au puits et procède à l'ondoiement ; plus loin, un garçon laitier s'adresse à un cantonnier armé de son tuyau d'arrosage et effectue le baptême en conscience ; le crémier, de son côté, a recours à la pompe de la cour pour le troisième mouillage ; enfin, la cuisinière vide une carafe d'eau dans la casserole du café au lait du matin.

L'*Illustré national*, de Bruxelles, suit le mouvement et représente dans « Douce illusion », deux naïves bourgeoises qui viennent chercher leur lait à l'étable même, pour être certaines de sa pureté ; or dans le seau où tombe le lait de la traite d'une vache, aboutit un petit tuyau qui communique, au dehors, avec la pompe, manœuvrée par le laitier. Son épouse tire sur les pis, en ébauchant un sourire narquois ; « Oui, mes bonnes dames, dit-elle, à ses clientes, il faut faire traire son lait devant soi pour être bien certain qu'il n'y a pas d'eau dedans ».

L'*Assiette au beurre* a consacré un numéro spécial aux « Falsificateurs de lait », comprenant 51 dessins humoristiques de nos meilleurs caricaturistes ; nous rappellerons les légendes des principaux : de C. Lefèvre, une mère remplit un biberon dans le ruisseau ; un passant s'étonne : « L'eau du ruisseau à votre enfant... Vous êtes folle ! — Mais non, m'sieur, c'est plus pur que le lait qu'on nous vend. »

Régime lacté, par H. Gerbault : le médecin dit à son malade, en montrant les scellés placés sur les seins d'une nourrice : « Vous pouvez en prendre en toute sécurité, c'est du lait cacheté ».

Une mère quitte le berceau de son enfant pour accompagner le médecin, dont on ne voit que la main : « Docteur, c'est du lait garanti ! — Une seule goutte, et je n'en réponds plus ! » Signé Vallotom.

B. Rabier présente un désespéré qui tient, d'une main, un revolver et, de l'autre, une boîte au lait : « Décidément, je préfère le lait... C'est plus sûr ! »

Fatal contrepoison, de Métivet : « Docteur, c'est ma belle-mère qui a failli s'empoisonner... Alors je lui ai vivement fait avaler une tasse de lait. — Bravo ! Vous pouvez être tranquille... elle est fichue ! »

Bain de lait (Henri Boutet) : une jolie fille enjambe une baignoire : « La seule façon de le consommer pour qu'il n'empoisonne pas ».

Allaitement maternel (Lami) : une mère en pleurs donne le sein à son nouveau-né ; sa fille ainée lui dit : « Oh ! maman ! voyons, ne pleure pas... Toi aussi tu vas mouiller le lait de mon petit frère ».

Crayon réaliste de Sancha : un gros poupon aspire le sein de sa nourrice : « En voilà un qui s'en f... de tout ça ! ».

Chérubin ! (Petitjean) : une fillette porte une lettre de faire part : « M'man, tous ces bébés qui meurent, par où vont-ils au paradis ? — Par la voie lactée, mon enfant ».

Les couplets des théâtres « à côté » et des revues ont fait chorus avec la presse, pour stigmatiser les « faiseurs d'anges » ; rappelons les *Doléances d'un garçon laitier*, de Jean Varney (22 janvier 1902) ; la *Valse des laitiers falsificateurs*, chantée par Fursy, dans l'*Impromptu de Montmartre* (février 1902), etc.

Thémis, elle-même, a risqué son mot pour rire, à propos de poursuites relatives à des coupages exagérés. Le 18 janvier 1902, M⁰ᵉ Couvet était citée devant la huitième chambre correctionnelle sous l'inculpation de lait falsifié. Elle ne répond pas à l'appel de son nom, mais un ami de la prévenue remet au président un certificat de sage-femme, constatant que ladite dame Couvet est accouchée, il y a quarante-huit heures. On parle de renvoyer l'affaire à quinzaine : « A un mois, prononce le président ; si nous la citions plus tôt, elle nous accuserait d'avoir fait tourner son lait ! ». Quelques jours après, à la même chambre, un prévenu est poursuivi pour délit identique. A l'appel de son nom, le défenseur présente un certificat de médecin, constatant que l'inculpé était dans son lit, atteint de gastro-entérite : « Il a donc bu de son lait ? demande le facétieux substitut ».

A Autun, paraît-il, les laitières se sont fâchées contre les magistrats qui avaient osé condamner quelques-unes de ces dames, convaincues d'avoir vendu du lait baptisé ; la corporation tout entière s'est solidarisée avec elles et les magistrats qui avaient jugé l'affaire furent mis à l'index : personne ne veut plus leur vendre du lait.

B. — FAITS PARTICULIERS SUR LES SEINS ET L'ALLAITEMENT

Origine du nom d'Alep. — Une vieille tradition fait remonter Alep ou Halep à l'époque du voyage d'Abraham dans la terre de Chanaan. Il s'arrêta avec ses chameaux et ses troupeaux de brebis sur la colline où s'élève la citadelle d'Alep. Tous les samedis, selon les chrétiens et les juifs, tous les vendredis, selon les musulmans, le patriarche distribuait du lait de ses troupeaux aux pauvres de la contrée. Le jour marqué, on venait au pied de la colline demander si « Abraham avait trait », *Ibrahim haleb*. Ce dernier mot serait resté pour désigner le lieu où se faisait cette distribution (1).

La légende de Phryné (2). — Toutes les villes qui possédaient un temple de courtisanes — souvent issues des meilleures familles — avaient des soins respectueux à l'égard de ces femmes reconnaissantes, consacrant la beauté qu'elles tenaient d'Aphrodite au service du culte de la déesse. « ... L'incomparable histoire de Phryné, écrit Pierre Louys (3), telle qu'Athénée nous l'a transmise, donnera quelque idée d'une telle vénération. Il n'est pas vrai qu'Hypéride eut besoin de la mettre nue pour fléchir l'Aréopage (4), et pourtant le crime était grand ; elle avait assassiné. L'orateur ne déchira que le haut de sa tunique et révéla seulement les seins. Et il supplia les juges « de ne pas mettre à mort la prêtresse et l'inspirée d'Aphrodite ».

Phryné servit de modèle à Praxitèle pour ses statues de Vénus et la déesse de la beauté ignorait les étoffes enveloppantes et même transparentes ; c'est aussi sans voiles que Gérome, H. de Siémiradzki et L. Chalon nous ont montré la courtisane grecque « devant le tribunal », « à Eleusis » et « aux fêtes de Vénus » où, sur son passage, des fanatiques de l'idéal baisent ses cheveux — ses seuls vêtements.

Vision de la nourrice de Cicéron. — Un fantôme, raconte Plutarque, apparut à la nourrice de Cicéron et lui dit que son nourrisson procurerait, un jour, aux Romains les plus sérieux avantages. « On traite ordinairement de rêves et de folies ces sortes de prédictions, écrit l'historien grec ; mais le jeune Cicéron fut à peine en âge de s'appliquer à l'étude qu'il vérifia celle-ci. »

(1) B. Poujoulat, *Voyage en Orient*.

(2) Son vrai nom était Mnésarete, sa pâleur lui fit donner celui de Phryné.

(3) L'élégant et délicat traducteur — certains disent auteur — des *Chansons de Bilitis* ; E. Fasquelle, édit.

(4) Alciphron prétend que ce fut Phryné, elle-même, qui découvrit son sein, ayant recours à l'éloquence de la chair comme ultime argument. Eût-elle obtenu gain de cause devant le Sénat de femmes, établi par Héliogabale ?

On sait de reste que Cicéron se vit décerner, pour avoir déjoué la conjuration de Catilina, le surnom de *Père de la Patrie*. Il fut moins heureux dans sa lutte contre Antoine et y succomba.

Allaitement de Mahomet. — Voici un récit curieux emprunté à la tradition ou *Sonna*. Il est placé dans la bouche d'Halima, femme de la tribu bédouine des Beni-Sad : « Je quittai, un jour, ma demeure avec mon mari et mon enfant qui venait de naître et je me rendis à La Mecque pour y chercher un nourrisson. Nous avions avec nous une ânesse grise et une chamelle qui ne donnaient pas une goutte de lait. Nous ne pouvions dormir, parce que notre enfant criait toute la nuit de faim (1). J'avais aussi peu de lait que la chamelle. A La Mecque, on avait déjà offert à chaque nourrice l'enfant qui devait être le prophète, mais aucune d'elles n'avait voulu le prendre ; nous n'attendions pas grand chose de la mère d'un enfant qui n'avait plus de père. Toutes les femmes qui étaient avec nous avaient trouvé des nourrissons, excepté moi. « Je ne veux pas, dis-je à mon mari, retourner sans nourrisson auprès de mes amies ; je vais aller chercher cet orphelin. — Tu as raison, répondit mon mari, peut-être Allah nous bénira-t-il si tu y vas. » J'allai donc et je revins avec l'orphelin à notre caravane. Je lui donnai le sein et il but jusqu'à ce qu'il eût assez ; alors j'allaitai mon propre enfant, qui put également se rassasier ; ensuite ils s'endormirent tous deux, et pour la première fois depuis longtemps, nous eûmes une nuit tranquille. Mon mari alla ensuite près de notre chamelle et il trouva que ses pis étaient pleins de lait. Le lendemain matin, mon mari me dit : « Assurément, tu as trouvé un enfant béni. » Dès notre retour, nos troupeaux donnèrent toujours beaucoup de lait, tandis que ceux de nos voisins n'en avaient pas. Après deux ans, je sevrai l'enfant. » A part les invraisemblances inhérentes à tous les récits sacrés ou fabuleux, cette légende nous apprend que, vers le VIᵉ siècle, les nourrices existaient en Arabie et que la durée de l'allaitement était de deux ans.

---

(1) Que penser de la conscience de cette nourrice qui n'a pas de lait pour son propre enfant et qui cherche un nourrisson ? Il est vrai que si elle avait eu du lait en abondance le miracle qui survint ne se serait pas produit, et alors l'enfance de Mahomet aurait été dépourvue de merveilleux, ce qui eût été bien vulgaire pour un fondateur de religion.

Mot d'Amrou. — Othman, enchanté de l'augmentation de l'impôt, dit au général mahométan, conquérant de l'Egypte : « — Abd-Allah a bien su traire encore la mamelle après toi. — Cela est vrai, répond Amrou, mais aussi il a affamé les petits. » C'est l'histoire de la poule aux œufs d'or.

Aventure de Jean-Baptiste Lulli. — Nous avons raconté (1), d'après le Dr Garnier, comment le compositeur Lulli, fort épris d'une jeune Vénitienne, s'était éloigné d'elle avec la plus grande répugnance, lorsqu'elle lui eut montré son sein rongé par un cancer ulcéreux. Le Dr Garnier aura été victime soit d'une méprise, soit du sans-gêne d'un démarqueur d'anecdotes, car la même aventure est attribuée au célèbre alchimiste et théologien Raymond Lulle (xiiie siècle). Voici comment le fait est rapporté par Brantôme (2) : « Estant en cette charge, il devint amoureux d'une belle dame de Majorque. Il la servit longuement et fort bien ; et luy demandant toujours ce bon point de jouissance, elle après l'en avoir refusé tant qu'elle put, luy donna un jour assignation où il ne manqua ny elle aussi, et comparut plus belle que jamais et mieux en point. Ainsi qu'il pensoit entrer en paradis, elle luy vint à descouvrir son sein et sa poitrine toute couverte d'une douzaine d'emplastres, et les arrachant l'un après l'autre, et de dépit les jetant par terre, luy monstra un effroyable cancer, et les larmes aux yeux, luy remonstra ses misères et son mal, luy disant s'il y avoit tant de quoy en elle qu'il en dust estre espris ; et sur ce luy en fist un si pitoyable discours, que luy, tout vaincu de pitié du mal de cette belle dame, la laissa ; et l'ayant recommandée à Dieu pour sa santé, se défit de sa charge et se rendit hermite. » Cette héroïne était la señora Ambrosia de Castello, belle Génoise, établie à Majorque avec son mari. D'après Dechambre, Lulle passa sa vie à chercher le remède du cancer, en souvenir de sa passion pour la señora, et aussi la pierre philosophale, la marotte de l'époque (3).

(1) *Anecd. hist.*, p. 72.

(2) *Vies des dames galantes* ; Discours II, p. 135.

(3) La même histoire est racontée dans la *Vie et le martyre de Raymond Lulle*, par l'abbé Perroquet (in-12, 1667, p. 5) ; dans l'*Histoire véritable de Raymond Lulle*, par le R. P. Jean-Marie de Vernon, édition de 1667, et enfin par Louis Figuier : *Vie des savants illustres du moyen âge*. Détails communiqués à la *Chronique médicale*, par le Dr Plugetta, chirurgien des hôpitaux de Marseille, et par le Dr Martel, chirurgien de l'Hôtel-Dieu de Saint-Malo.

Le tambour de Jean Ziska. — Sur la foi de la légende, généralement admise, nous avons raconté (1) que l'un des plus grands capitaines du moyen âge, Jean Ziska, général des Hussites, voulut qu'après sa mort, on fabriquât un tambour de sa peau, pour continuer à chasser les ennemis devant lui. Un côté de ce tambour macabre aurait été confectionné avec la peau du dos, et l'autre, qui reçoit les chocs des baguettes, avec la peau des seins. Or, un lecteur de la *Chronique médicale*, un érudit, nous fait observer que les bénédictins, si consciencieux en leurs recherches historiques, ont affirmé dès la fin du siècle dernier, dans l'*Art de vérifier les dates*, que ce n'était là qu' « un conte » (2) et l'illustre historien de la Bohême, M. Palacki, a achevé de crever ce légendaire tambour, qui avait fait tant de bruit (3).

Le goût de Michel-Ange pour la sculpture, attribué au lait qu'il a sucé. — Le 6 mars 1475, le père de Michel-Ange écrivait sur ses tablettes : « Je note que ce jourd'hui, il m'est né un enfant mâle. Je lui ai donné le nom de Michelagnano. Il est né le lundi matin, entre cinq et six heures, moi étant Podestat de Caprèse, et il est né à Caprèse. Ses parrains ont été ceux qui sont nommés ci-dessus, et il a été baptisé le 8 dans l'église San Giovanni di Caprèse. » Il confia son fils à une nourrice de Settignano, fille et femme d'un tailleur de pierre ; ses premiers jouets furent les outils de l'artisan qui décidèrent de la vocation de l'artiste.

Les partisans de la transmission des qualités morales par le lait de la nourrice, ne manqueront pas d'attribuer à cette particularité accidentelle la vocation du puissant génie qui, avec le peintre d'Urbin, rayonne sur l'Art moderne.

Sollicitude de Diane de Poitiers. — On sait que la maîtresse de Henri II, au lieu d'être, comme à l'ordinaire, un instrument de discorde, servait au contraire de trait d'union entre Catherine de Médicis — docile et résignée, par crainte de divorce ou du cou-

(1) *Annot. hist.*, p. 58.
(2) Voir la *Chronique historique des rois de Bohême*, t. VIII, p. 53.
(3) *Interm. des Chercheurs et des Curieux*, 1870, p. 141-142 ; *Figaro* du 22 juillet 1882 ; *Magasin pittoresque*, 1843, p. 132 ; *Nouvelle Biographie Didot*, t. XLVI, col. 1005 ; etc.

vent — et le roi ; elle était l'arbitre suprême dans les contesta-
tions conjugales et ses décisions étaient sans appel. En souvenir
de sa patronne païenne, Diane Lucifera, la favorite, ne se contentait pas d'assister la reine pendant ses couches ; elle entoure
ses enfants de la sollicitude la plus étroite, préside au choix de
leurs nourrices, elle juge de la qualité de leur lait et les remplace
dès qu'elles deviennent insuffisantes. Dans les *Lettres inédites de
Diane de Poitiers* à M. de Humyères, gouverneur des enfants du
roi, et publiées par M. Georges Guiffry, nous relevons des détails
intéressants sur son rôle de « seconde mère » :

> Fontainebleau, 12 février 1547-1548.

> Je vous envoye ung présent pour la nourrisse de Monsieur (1) et ung
autre pour la nourrisse de Madame (2), je vous prie de le leur bailler et
quant ad ce que dicies de la nourrisse retenue, il me semble que la
devez renvoier en luy donnant quelque présent ; et apres si le Roy luy
veult faire quelque bien se sera à sa discrétion.

Cette nourrice *retenue* était peut-être une nourrice arrêtée par
M. de Humyères pour Mme Claude, née le 12 novembre 1547, alors
que Catherine de Médicis avait déjà fait son choix.

La favorite écrit d'Anet, le 29 août 1549 :

> ... La nourrice est toujours icy et s'en vouloit retourner vous trouver,
ne fust que je luy ay dict qu'elle actande encores ung petit, et l'entre-
tiens tant que je puys. Je vous prye me mander quant il sera temps
qu'elle y aille, affin que vous l'envoye.

Non seulement « la seconde reine » choisissait les nourrices, mais
« elle les prenait à l'engrais pour les dégrossir et les élever à la
hauteur de leur mission. »

Autre lettre envoyée d'Oiron, près Poitiers, à Mme de Humyères,
le 20 mai 1551 :

> ... Le Roy et la Rayne vous escripvent à Bloys touchant la sancté de
de Monsr d'Orléans et aussi pour veyr si la nourrice a si bon laict qu'il
fault, car ici on dict qu'il n'est bon et que cella luy donne des emotions,
parquoy il me semble que feriés bien d'y adviser, et, si elle n'est

----

(1) François II, né le 19 janvier 1544.

(2) Elisabeth, née le 13 avril, 1546. Elle fut sevrée à vingt-deux mois, « à cause
de la maladie de la nourrisse, écrit Henri II, à laquelle, oultre cela avoit perdu
le jetzu ; néanlmoins, elle ne lessoit de faire bien bonne chère ».

bonne, luy en bailler une aultre ; et croy que si son laict est asþuré,
despuys que je la viz, se a esté par faulte de ce qu'elle n'a pas vescu
comme elle avoit acoustume faire ; il me semble que si luy faisiés
boyre du sitre ou de la byere, que cella la refrechiroit fort, et suys
d'advis que le faisies ainsi, je croy que les médecins serons de ceste
oppinion.

Ce n'est pas d'aujourd'hui que les « Dames de France » marchent sur les brisées des médecins.

Le roi s'intéresse au débat et écrit de la même résidence :

... Si d'avanture il advenoit que la santé de mon filz d'Orléans empa-
rast, je trouve vostre advis et celluy des médecins bon, qui est de luy
changer de nourrice ; si vous en avez trouvé une telle qu'il est requis,
et surtout fault bien regarder qu'elle ayt nourry plus d'ung enfant et
que son laict soit bon et asseuré.

Henry II a raison de se méfier d'un premier lait, qui n'est pas,
comme le premier mouvement, le meilleur. La reine s'en mêle, à
son tour, et répond, de Fontevrault, à Mme de Humyères, qui lui
écrit que la nourrice de son fils était « honneste et bien condi-
cionnée » :

... Mais nous n'avons pas tant affaire de sa suffisance et de ses vertus
comme nous avons qu'elle soit bonne nourrice, ce que l'on voit bien
qui n'est poinct, car mon dict filz continue trop a ce trouver mal ; par
quoy je vous prye que je n'en oye plus parler et qu'elle luy soit changée,
car pour sa prudence et sagesse son laict n'en est pas meilleur, on le
voit par expérience ; je ne veulx pas, a faulte d'y pourvoir d'heure, qu'il
en vienne inconvénient.

C'est un congé en règle. Mais les ordres de la reine et du roi
n'ayant point été exécutés assez promptement, Catherine écrivit de
nouveau pour exprimer son mécontement : « Je m'esboys comment on n'a suyvy ce que j'ay mandé ». Enfin le duc d'Orléans,
grâce à ce changement de nourrice, finit par se rétablir.

Comme toujours, Diane a le dernier mot et en profite pour admo-
nester la gouvernante, à Blois : « Il me semble, lui écrit-elle de Le
Vergier (entre La Flèche et Angers), qu'on lui debvoit avoir plus-
toust ousté celle qu'il avoit, voyant que son laict ne luy estoit bon. »

Une reine de la main gauche, nourrice. — Henriette de
Balzac d'Entraigues accoucha en même temps que la reine : l'une,

de Henri de Bourbon ; l'autre, de Louis XIII. Sans attendre les homélies de Jean-Jacques sur les devoirs maternels, la « reinette » allaita son fils adultérin.

La reine Margot était « un modèle de libertinage de corps et d'âme », au dire de son panégyriste Brantôme, dont elle était l'idéal, et cependant, par ses félicitations, elle encourageait les dames de la cour à remplir leurs devoirs de mère et, à Mons, comblait de prévenances la comtesse de Lalain, Marguerite de Ligne, chez qui elle fut reçue, en 1577, et qui allaitait son enfant devant tout le monde : « Elle avoit donc ce bel enfant au maillot qu'elle nourrissoit de son lait, et comme nous étions à table, à la fin du dîner, elle, parée et toute couverte de pierreries et de broderies, une robille à l'espagnole de toile d'or, des bandes de broderie de cannetille d'or et d'argent, un pourpoint de toile d'or à gros boutons de diamants (habit approprié à l'office de nourrier), on lui apporta à la table son cher fils, emmaillotté aussi richement qu'estoit vestue sa nourrice, pour lui donner à taister. Elle le met entre nous deux sur la table, et librement se déboutonne, baillant son tétin à son petit. Ce qui eust été tenu à incivilité à quelqu'autre ; mais elle le faisoit avec tant de grâce et de naïveté, comme toutes ses actions en étoient accompagnées, qu'elle en reçut autant de louanges que la compagnie de plaisir. » La reine de Navarre lui exprima le regret de ne point l'avoir pour compatriote (1).

Napoléon Ier aura la même sollicitude pour Mme de Montalivet : en 1806, il la nomma dame du palais de l'Impératrice ; celle dont il avait convoité la main et qui lui avait préféré son cousin, accepta, mais, à la condition qu'elle aurait le loisir de soigner son mari, en cas de maladie, et d'allaiter la progéniture que l'avenir lui réservait. L'Empereur, habitué à poser des conditions, non à en recevoir, ne fit aucune objection (2).

Nourrices de Henri IV. — Le grand-père de Henry de Bourbon, futur Henri IV, voulant que « ce lion enfanté par une brebis » fût élevé « sans délicatesse et superfluités », le mit en nourrice à Bilhères, près Pau.

---

(1) *Mémoires de Marguerite de Valois* et Imbert de Saint-Amand, *les Femmes de la Cour des derniers Valois.*

(2) F. Masson, *loc. cit.*

On avait d'abord choisi une paysanne qui ne plaisait point à Vieilleville ; il la trouvait « trop âgée, maigre et mélancolique » et voulut qu'on donnât au nouveau-né « une jeune nourrice des champs » ; on devra « la traicter de grosses viandes, à sa mode rustique, surtout deffendre sa chambre au médecin et à l'appotiquaire ». Ces sages conseils furent suivis à la lettre et eurent plein succès. « On fit oster, ajoute-t-il dans ses *Mémoires*, de dessus le berceau de l'enfant les clefs, poils et daix, dedans lesquels il estoit comme estouffé, on lui rendit le jour et le soleil à souhait et à toutes heures, avec une nourrice de l'âge de vingt et deux ans, et fort saine : si bien que l'on congneust en moins de huict jours l'amendement de l'enfant. »

Le Béarnais arrivé au trône, sa nourrice demanda pour récompense l'autorisation de faire peindre sur la porte de sa cabane les armes de France, avec cette inscription béarnaise : « *Saube-garde dou rey* » Sauvegarde du roi (1).

Nourrice digne de son nourrisson. — D'après Michelet, il semblerait que la nourrice de Charles IX n'a pas été étrangère à la première guerre de religion : « Un jour que de Guise, l'âme de la Saint-Barthélemy, demandait, pour se couvrir, une autorisation de pourfendre les huguenots, la reine-mère, qui n'était pas dupe, se moqua et dit, comme la nourrice du roi entrait : « Nourrice que vous semble ! — Mais, Madame, puisque les huguenots ne veulent se contenter jamais, il faut les mettre à la raison ! »

Un argument de plus en faveur de ceux qui admettent l'influence du lait sur le moral de l'enfant : cette nourrice était protestante (2) et donnait des conseils de renégate ; perfidie et cruauté étaient aussi les défauts dominants de son noble nourrisson.

Louis XIII et les seins. — Louis XIII, au rebours de ses suc-

---

(1) M⁽ˡˡᵉ⁾ Vauvilliers, *Hist. de Jeanne d'Albret*.

(2) On fut plus difficile pour le choix de la nourrice du Dauphin, en 1729, et la question religieuse y joua un rôle important. La nourrice préférée, Mᵐᵉ Dufour, qui était catholique, faillit échouer parce que des lettres anonymes, adressées à Dodart, médecin du roi, par une servante des Dufour, accusaient de catholisme le mari de la nourrice choisie pour le rejeton royal ; comme si la religion d'un père nourricier pouvait exercer une influence quelconque sur le lait de sa femme.
Voir l'échange de lettres qui eut lieu à ce sujet entre Dodart et Hérault, préfet de police de l'époque, reproduites par P. d'Estrée dans la *Méd. anec., litt. et litter.*

cesseurs, Louis XIV et Louis XV surtout, prisait peu les charmes féminins et, en particulier, les seins : qu'on se rappelle la gorgée de vin lancée sur la gorge d'une dame de qualité et les pincettes introduites dans le corsage de Mme de Hautefort (1).

Dès son bas-âge, cependant, il promettait beaucoup : le *Journal* de Héroard raconte qu' « en tétant, il gratte sa « guillery », droite et dure comme du bois. Il se plaisoit ordinairement fort à la manier et à y jouer du bout des doigts ». A peine âgé de deux ans, toujours d'après le même historiographe, « il met la main dans le sein de Mme de Verneuil, la maîtresse de son père, puis baise le bout de son doigt ». Un autre jour, la marquise lui présenta sa main, puis son bout de sein à baiser? « L'enfant refusa fièrement l'un et l'autre, mais sa gouvernante lui en ayant donné l'ordre, force lui fut bien de s'exécuter. »

A cinq ans, il tombe amoureux de la nourrice de la petite Madame ; il la baise « à la bouche, aux tétons, avec transport, disant : — Je vous baiseroi toujours ! » Une autre fois, il se fait mettre au lit de sa nourrice et se jouant avec ses seins : « Bonjour, ma garce, baise-moi ! — Monsieur, lui demanda sa nourrice, pourquoi m'appelez-vous ainsi? — Parce que vous êtes couchée avec moi ».

Plus tard, observe le Dr Cabanès, à qui nous empruntons nos renseignements, ces goûts devaient changer ; les espérances ne répondirent pas aux promesses de l'enfance. Blot, raconte l'érudit auteur du *Cabinet secret de l'Histoire*, le chansonnier de la Fronde, a laissé, sous le titre de *Rêveries*, un recueil dans lequel la répulsion de Louis XIII pour les seins est caractérisée en ces termes : « On savoit, disait-il entre autres choses, que le roi Louis XIII regardoit les tétons comme damnation et leur faisoit même des avanies, ce qui faisoit que le P. Joseph et Vincent de Paul ne tarissoient pas en invectives sur cette partie, l'ornement des belles. »

Origine du bégaiement de Louis XIII. — Le vice de prononciation dont Louis XIII, le bègue béguinant, était affligé, a été attribué à la maladresse de Guillemeau qui lui coupa « à trois fois » le filet ; la nourrice s'étant aperçue qu'il avait de la difficulté à

(1) *Anecd. hist.*, p. 63.

prendre le sein. Or, cette petite anomalie ne change en rien la
succion ni la prononciation et, de nos jours, on ne touche plus au
filet ; n'accusons donc ni l'opération ni l'opérateur. Peut-être
n'existait-il qu'un embarras de parole, dû à une conformation
spéciale de la langue ; « si longue et si épaisse, que quand elle
étoit sortie de sa bouche, ayant peine à la retirer, il étoit obligé
de la repousser avec le doigt ». Est-ce bien là le filet si résistant
qui obligera le chirurgien à s'y reprendre à trois reprises ?

**Comment le chevalier Séguier gagna la faveur d'Anne
d'Autriche.** — Saint-Simon, dans ses *Mémoires*, rapporte un
véritable crime de lèse-galanterie, dont fut victime Anne d'Autriche. On supposait qu'elle avait pu cacher dans son corsage des
papiers compromettants : « ... Lors de ce grand vacarme, qui fit
tant de bruit dans le monde du commerce et des intelligences de
la Reine avec l'Espagne, où la Reine, par l'ordre du Roi, fut
fouillée jusque dans son sein, au Val-de-Grâce, par le chancelier
Séguier, celui-ci, par sa politique conduite en cette occasion,
s'assura pour toujours de la faveur de la Reine, sans se commettre
avec le Roi ni avec le cardinal de Richelieu. »

Des historiens assurent, en effet, d'après René Kerviler, que
Pierre Séguier, en homme avisé, avait fait secrètement prévenir la
reine des fouilles qu'il serait obligé de pratiquer sur elle. Anne
d'Autriche ne pouvait manquer de lui en savoir gré.

Les nourrices de Louis XIV. — On sait que ce souverain
partagea, avec d'autres personnages célèbres, l'avantage ou plutôt l'inconvénient, de naître avec des dents. Les enfants atteints
de cette anomalie sont portés à mordre le sein de leur nourrice,
qu'il faut remplacer à cause des gerçures et abcès consécutifs.
C'est ce qui arriva pour le premier de nos « enfants du miracle »,
ou simplement de Buckingham, d'après les mauvaises langues.

De même Don Carlos, fils de Philippe II, vint au monde avec
des dents, et les morsures qu'il faisait à sa nourrice lui valurent
de fréquentes corrections, jusqu'à l'âge de trois ans (1).

Quant au fils d'Anne d'Autriche, destiné à faire tout *Grand*, le

___

(1) Gachard, *Don Carlos et Philippe II*, cité par le Dr Cabanès, *loc. cit.*

remplacement des « remplaçantes » fut attribué, par le courtisan Dionis, au grand appétit du futur roi Soleil. (V. notre *Corps humain*.)

C'est toujours à notre savant confrère que nous empruntons les détails relatifs aux nourrices de ce prince. « La première fut Elisabeth Ancel, femme d'un procureur du roi au bureau des finances d'Orléans ; elle n'allaita le jeune prince que trois mois ; Perrette ou Pierrette Dufour remplaça Elisabeth. A la suite de morsures répétées, il lui survint des « duretés dans les mamelles » qui l'obligèrent à suspendre ses fonctions pendant quelques jours. La guérison fut prompte, et la reine, superstitieuse, y vit un miracle : après avoir recommandé à sainte Anne, sa patronne, les seins de la nourrice, elle fit toucher une relique envoyée par le grand maître de Malte ». Ces meurtrissures du petit glouton ne donnent-elles pas raison aux étymologistes qui font dériver *mamelle* du mot grec *massô*, pétrir, mordre.

La veuve Scarron aux ordres des nourrices de la favorite. — En 1667, Mme de Maintenon devient gouvernante des enfants du roi ; mais dans la crainte de perdre cette considération dont elle était si jalouse, elle remplissait sa charge en secret et se plaignait des tracas qu'elle lui occasionnait : « Cette sorte d'honneur singulier m'a donné des peines et des soins infinis. Les nourrices ne mettoient la main à rien, de peur que leur lait ne se gâtât. J'allois de l'une à l'autre, à pied, déguisée, portant sous mon bras du linge, de la viande, et je passois quelquefois les nuits chez un de ces enfans, malade dans une petite maison hors de Paris. Je rentrois chez moi par une petite porte de derrière et j'allois le soir aux hôtels d'Albret et de Richelieu. Afin qu'on ne crût pas que j'avois un secret à garder, de peur qu'on ne le pénétrât, je me faisois soigner pour m'empêcher de rougir (1). »

Lait empoisonné. — Les *Mémoires de Madame* disent formellement que la duchesse de Fontanges est morte empoisonnée et qu'elle a, elle-même, accusé de sa mort la Montespan. Un laquais, que celle-ci avait gagné, l'aurait fait périr avec du lait.

Ainsi le lait, qui jouit de la réputation d'être, par excellence, un

---

(1) *Madame de Maintenon peinte par elle-même.*

contrepoison, aurait servi de véhicule à une substance toxique. Mais sur cet empoisonnement, et sur celui dont Madame elle-même aurait été victime, il n'existe que des conjectures. La « belle et la bête » duchesse de Fontanges semble plutôt avoir succombé à une affection de l'utérus ou de ses annexes, hypothèse que justifie le mot cruel de M** de Sévigné : « Elle expira blessée au service du roi. » Quant à Marie-Thérèse, morte deux ans après, il n'y a pas d'erreur : elle fut bel et bien « hémétiquée » par Fagon, *secundum artem.*

M* des Œillets et le régime lacté** — La mort de cette comédienne, de l'Hôtel de Bourgogne, survenue après une assez longue maladie, le 25 octobre 1670, fut annoncée à M. de Mérille, premier valet de chambre de Monsieur, par l'acteur Raimond Poisson, dans une lettre où les médecins de l'actrice sont fort malmenés : « Monsieur, j'ai, sur la foi des médecins, été prêt de vous régaler à Chambort de la convalescence de Mademoiselle des Œillets ; et puisque vous en êtes de retour, je vous dirai seulement qu'elle eût été bien aise de satisfaire à la passion qu'elle avoit de vous voir encore.

> Mais malheureusement elle vient de mourir.
> Baralis et Brayer alloient la secourir...
> Ils tenoient le coup sûr, leurs remèdes, leurs veilles,
> Et ce qu'ils en disoient, promettoient des merveilles ;
> Ce que depuis trois jours ils avoient projetté,
>   Nous assuroit de sa santé :
>   Tous deux, en la trouvant sans fièvre,
> Dirent qu'elle prendroit huit jours le lait de chèvre,
> Et que celui de vache après l'alloit guérir ;
> Surtout qu'il ne falloit lui donner que mi-tiède ;
> Je pense que c'étoit un excellent remède,
> Mais malheureusement elle vient de mourir.

« Voilà, Monsieur, comme la mort trompe les gens et comme elle se rit des ordonnances et des pronostics de ces fameux médecins ! » *Errare medicum est.*

Horreur du lait de vache. — La marquise de Créquy, parmi les mille et une « contasseries » de ses *Souvenirs,* signale une manie de M** la comtesse de Blot de Chauvigny, dame d'atours de la duchesse de Chartres, qui faisait l'admiration du Palais-Royal, sous la Régence. Cette adorable petite maîtresse observait une diététique éthérée des plus ridicules; c'était ce que l'on appelait alors une *mijaurée* et, plus tard, une *minaudière*, descendantes des *précieuses ridicules* du siècle précédent.

Mme la comtesse ne voulait boire que du lait de brebis « qui sert pour alimenter les agneaux ». Elle avait horreur du lait de vache « avec lequel on nourrit les veaux, des êtres sans grâce et sans esprit ». Elle ne pouvait souffrir l'idée d'avoir « une sorte d'intimité nutritive avec une vache ». Fi donc! D'une conversation qu'elle eut avec la maréchale de Luxembourg, nous épinglons cette perle : « Je disais l'autre jour à M. de Buffon : « Puisqu'il faut du lait dans la nature, pourquoi les colombes ne nous en fournissent-elles pas? — C'était parler comme un ange, observe son interlocutrice. Oserai-je vous demander ce que M. de Buffon vous a répondu ? — Il a pris je ne sais pourquoi la chose en plaisanterie, il m'a conseillé de ne boire que du lait d'amandes. »

Le harem de Pierre le Grand. — Autre racontar de la marquise potinière. Lors de la visite du czar Pierre Ier, à Paris, la plupart des suivantes de la czarine allaitaient des poupons : « Lorsqu'on avait l'air d'y prendre garde, elles vous disaient à l'envi l'une de l'autre, avec un air de fierté jubilatoire : « — C'est Sa Majesté l'Empereur qui m'a fait l'honneur de me faire cet enfant-là. »

Le charpentier couronné et vicieux, qui usa sa vie par les deux bouts, était, en effet, à la hauteur de sa réputation et pouvait se prétendre, non sans raison, le vrai père de ses sujets.

Opinion de J.-J. Rousseau sur les seins. — A vingt ans, le « citoyen de Genève » était fort sensible à la beauté des seins : « Je ne crains rien tant dans le monde, disent ses *Confessions*, qu'une jolie personne en déshabillé; je la redouterois cent fois moins parée. Mademoiselle de Menthon, chez qui j'allois l'après-midi, l'étoit toujours, elle me faisoit une impression tout aussi douce, mais différente... Elle avoit au sein la cicatrice d'une brûlure d'eau bouillante, qu'un fichu de chenille ne cachoit pas extrêmement. Cette marque attiroit quelquefois de ce côté mon attention, qui bientôt n'étoit plus pour la cicatrice. »

Plus loin, il déshabille sa protectrice, Madame d'Epinay : « Elle était fort maigre ; de la gorge comme sur ma main et d'autres causes inutiles à dire. Ce défaut eût suffi pour me glacer : jamais mon cœur ni mes sens n'ont su voir une femme dans quelqu'un qui n'eût pas de téton. » La pauvre n'avait pas la ressource de Mme de Courval (Mme de Versel, de ses *Mémoires*), sa rivale dans le cœur de Francueil, qui, dit-elle malicieusement, « fait des révérences en religieuse, pour montrer sa belle gorge ». Et pourtant George Sand parle d'un portrait de Mme d'Epinay, qu'elle a eu en sa possession, où malgré sa laideur et sa maigreur elle était représentée en *Naïade*, « c'est-à-dire avec aussi peu de costume que possible ». Est-ce faiblesse de constitution mammaire, incapacité notoire ou toute autre cause qui obligea la bienfaitrice du misanthrope aigri à mettre en nourrice ses trois enfants, dont un illégitime ? Il est vrai que l' « ours » de l'Ermitage, n'avait pas encore parlé aux mères.

Bientôt l'insuffisance mammaire de Mme d'Epinay sera d'autant plus frappante que, pour paraître nourrir ses enfants, il sera de mode d'étaler une luxuriante ampleur de poitrine. Diderot nous a laissé de Mlle d'Ette, maîtresse du chevalier de Valory (1760), un crayon peu flatté : « Son visage est comme une jatte de lait sur laquelle on a jeté des feuilles de roses, et des tétons à servir de coussins au menton, les fesses à l'avenant ; du moins je le présume. » Notre philosophe nous semble oublier ici son conseil, donné à ceux qui écrivent sur les femmes, de tremper leur plume dans les couleurs de l'arc-en-ciel et de saupoudrer leur papier de la poussière des ailes du papillon ! Ainsi, dans la seconde moitié du XVIIIe siècle, nous en sommes revenus à l'opulence pectorale, aux « amplitudes désolantes » de la cour de Charles II ; tel était le ton, la *fashion*.

Nous avons parlé ailleurs (1) du « téton borgne » de la Zulietta, dont Rousseau fut si péniblement impressionné à Venise ; cette difformité n'a pourtant rien de repoussant. Combien de femmes perdent un mamelon, à la suite de crevasses profondes, et n'en sont pas moins fort appétissantes !

Découpons encore dans les *Confessions* une anecdote qui se

(1) Carlez, p. 3.

rattache aux seins. Il s'agit d'un tour que Mme de Menthon, mère
de la jeune fille dont il est question plus haut, joua à la « maman »
de Jean-Jacques Rousseau, Mme de Warens : « Mme de Menthon dit un jour à un des gentilshommes du voisinage, en visite
chez Mme de Warens, que celle-ci n'étoit qu'une précieuse,
qu'elle n'avoit point de goût, qu'elle se mettoit mal, qu'elle couvroit sa gorge comme une bourgeoise. Quant à ce dernier article,
lui dit le visiteur, qui étoit un plaisant, elle a ses raisons, et je sais
qu'elle a un gros vilain rat empreint sur le sein, mais si ressemblant qu'on diroit qu'il court. Madame de Menthon résolut de tirer
parti de cette découverte ; et un jour que maman étoit au jeu avec
l'ingrat favori de la dame, celle-ci prit son temps pour passer derrière sa rivale, puis renversant à demi sa chaise, elle découvrit
adroitement son mouchoir : mais, au lieu du gros rat, le monsieur
ne vit qu'un objet fort différent, qu'il n'étoit pas plus aisé d'oublier que de voir, et cela ne fit pas le compte de la dame. »

Ce gentilhomme campagnard s'était payé la tête de son interlocutrice ; Mme de Warens avait, en effet, les seins très beaux, et
Jean-Jacques n'a pas manqué de relever ce détail dans le portrait
qu'il a tracé de sa protectrice : « Elle avoit un air caressant et
tendre, un regard très doux, un sourire angélique, des cheveux
cendrés d'une beauté peu commune et auxquels elle donnoit un
tour négligé qui la rendoit très piquante. Il était impossible de voir
une plus belle tête, *un plus beau sein*, de plus belles mains et de
plus beaux bras. » Ce croquis de Rousseau est d'accord avec un
portrait de Mme de Warens, par Largillière, qui est au musée de
Boston ; « maman » y est représentée les bras nus, vêtue d'une
robe bleue, bordée d'une bande de soie feuille morte, décolletée en
pointe et laissant voir, sous quelques bouillons de dentelle, une
poitrine éblouissante de blancheur.

Conséquences funestes de la lactomanie. — La marquise
de Créquy, dans ses *Souvenirs*, critique sévèrement la manière
de nourrir les enfants, à l'époque de Rousseau, et n'hésite pas à qua-
lifier la *lactomanie* « d'inconcevable folie de ce temps-là » :
« D'abord on commençait par les allaiter soi-même ; on n'avait que
du mauvais lait à leur donner, et même on n'en avait pas du tout ;
mais c'était égal ; — à la Jean-Jacques ! Vous pensez bien que

tous les enfans de ce temps-là n'étaient pas assez résolument cons-
titués pour résister à une nourriture insuffisante ou de qualité
chétive ; il en mourait les deux tiers à la mamelle, et le surplus n'en
échappait que pour aller mourir d'étisie, après dix-huit ou vingt
années de souffrance continuelle et de consomption. Mesdames de
Rieux, d'Estaing, de Lusignan et de Gouffier s'étaient opiniâtrées
à nourrir leurs poupons, attendu que le lait et la sollicitude d'une
mère ne sauraient être remplacés par le lait et les soins d'une mercenaire, etc. Ce qu'il en est arrivé, c'est que les héritiers sont allés
ad patres, ainsi qu'on aurait dû le pressentir avec de pareilles
nourrices. La *sollicitude maternelle* de ces Dames ne s'étant exer-
cée que sur les garçons, il ne leur est resté que des filles, et quand
M. de Gouffier rencontrait chez moi Jean-Jacques Rousseau, il ne
manquait pas de me dire : « C'est pourtant grâce à lui que ma
maison va se trouver éteinte, vilain songe creux ! — Mais mon
Dieu, Madame, qu'est-ce que c'est donc que la maison de Gouffier, me demanda-t-il ensuite (Jean-Jacques). Avez-vous jamais
ouï parler de l'amiral de Bonnivet ? — Sans aucun doute. N'avez-
vous rien lu sur les ducs de Roannez ? — Voilà par exemple une
famille dont je ne sais rien du tout. — Eh bien, lisez l'histoire de
France avant de faire des livres sur l'éducation. A la place du
marquis de Gouffier, je vous étranglerais ! »

Naissance de Louis XV. — Plusieurs pronostics attristants
entourèrent le berceau de ce monarque : le courrier, envoyé de
Versailles, pour annoncer sa naissance, fait une chute mortelle ;
l'aumônier ne peut ondoyer l'enfant parce que la mort vient le surprendre ; enfin les premières nourrices succombent à leur tour. En
présence de ces événements malheureux, le roi se reprochait
d'avoir donné à son rejeton le nom de duc de Berry, qui porte
malheur.

Éloquence de la chair. — Bachaumont rapporte dans ses
Mémoires, à la date du 29 janvier 1763, l'histoire plaisante d'une
supplique, présentée à l'audience d'un intendant, par une jeune et
jolie fille qui eut recours à l'argument *ad hominem* et décisif de
Phryné : « Qu'y a-t-il pour votre service, belle enfant, dit Monseigneur en lorgnant la solliciteuse ? — C'est un placet. — Un placet ?

ah ! il n'y a rien que de juste, sans doute : un ange comme vous doit avoir raison. Si vous étiez aussi favorable à ma demande ! » En même temps, ses mains libertines avaient laissé échapper le placet pour des attouchements plus délicieux : « Eh ! mais, Monseigneur, vous n'y songez pas... ; lisez. » Notre Agnès ramasse le placet, et, en se baissant, découvre à l'intendant de nouveaux charmes. Sa grandeur n'y tient point, et, de gré ou de force, il fait exaucer sa requête. Revenu à lui, la cause de la demoiselle est gagnée avant qu'il l'ait sue. Le bel ange s'envole rapidement, et monseigneur parcourt le placet... Quelle surprise ! c'était une plainte contre un chirurgien ignorant ou fripon... Depuis ce temps, Monseigneur a pris la coutume de lire les placets avant de présenter le sien. »

Était-elle bègue de naissance ou de circonstance, cette autre solliciteuse, qui l'œil en coulisse, le corsage ouvert, présente une requête à un haut personnage et le prie instamment de « l'apostiller ? »

Miaulée bourguignonne. — La nourrice qui allaita Mme de Genlis, étant grosse de quatre mois, la gava de mie de pain et de seigle, passée dans un tamis et délayée avec de l'eau rougie, « sans lui donner jamais une seule goutte d'aucun lait ». Cette singulière nourriture, qu'on appelait en Bourgogne, de la *miaulée* (1746), réussit parfaitement à la petite Stéphanie, mais nous ne saurions engager les mères à la substituer au lait de nourrice ni même au lait stérilisé.

Tarif des nourrices anglaises, en 1768 — La déposition de l'accoucheur Hunter, dans le procès en divorce du duc et de la duchesse de Grafton, nous apprend qu'aussitôt après l'accouchement clandestin, il donna à la nourrice une guinée « petite douceur qui se fait toujours » ; ensuite, il lui payait une guinée et demie par mois, soit 38 francs pour élever l'enfant adultérin que la duchesse « gagna » (1) de son amant, milord Ossory.

Sur le marquis de Sade. — Restif de la Bretonne a, entre

-----

(1) La tartuferie britannique veut que l'on dise « gagner », au lieu de « faire » un enfant ; nous ne voyons pas où est le « gain » dans cette affaire.

autres méfaits et sur la foi des papotages des commères de l'époque, attribué au marquis de Sade la tentative de « disséquer une femme toute en vie » et cela dans une salle d'anatomie et en présence de plusieurs personnes ! La victime de cet atroce projet, d'après le récit de l'auteur des *Nuits de Paris* (1), serait parvenue à briser ses liens et à s'enfuir par la fenêtre !

Le personnage, dont le nom a fourni au vocabulaire l'épithète de « sadique », aurait satisfait sur cette malheureuse sa passion effrénée, avec des raffinements imaginés par un sens génésique en délire. Après l'avoir grisée, le tortionnaire l'aurait fait dépouiller de ses vêtements par ses gens, qui l'attachèrent sur une table. Laissé seul, en tête à tête avec la belle, il lui aurait tailladé les bras, le corps et *ouvert les seins avec une lancette*, avant de se livrer sur cette femme à ses débauches habituelles (2).

Il est probable que le fait s'est réduit à une escapade renouvelée de la Régence. Après un souper fin, dans sa maison d'Arcueil, il voulut sans doute exiger quelque complaisance extra-conjugale de son invitée, une fille publique d'ailleurs — Rose Keller — qui prit au sérieux la fumisterie du marquis et se sauva, sans chemise, au poste le plus voisin, pour déposer une plainte, qu'elle retira, du reste, moyennant une indemnité de cent louis. Le marquis n'en fit pas moins six semaines de prison au château de Pierre-Encise, à Lyon, après avoir été condamné à six mois de réclusion ; il mourut en 1814 à Charenton, où le premier Consul l'avait fait enfermer comme fou. En réalité, son crime était d'avoir écrit un pamphlet contre l'immaculée, nous allions dire l'immatriculée, Joséphine de Beauharnais (3).

L'aube et le crépuscule des seins, à la cour de Louis XV — Lors de son dernier voyage à Fontainebleau, les assiduités du roi auprès de sa nièce inquiétèrent la Du Barry qui, jusque-là, affec-

(1) Voir le récit de cette aventure, dans la 19e Nuit.

(2) D'après le procès-verbal, dressé par l'un des commissaires du Châtelet et transcrit par Charles Desmazes, dans le *Châtelet de Paris*, le marquis fut prévenu « d'avoir, à Arcueil, déchiqueté à coups de canif une femme, qu'il avait fait mettre nue et attacher à un arbre, d'avoir versé sur les plaies saignantes de la cire à cacheter brûlante. »

(3) Consulter *Bibliographie et iconographie de tous les ouvrages de Restif de La Bretonne*, par P.-L. Jacob, bibliophile (Paris, Fontaine, 1875, in-8° ; p. 418) et Cabanès, *loc. cit.*

tait de craindre peu les charmes de la jeune vicomtesse. Et cependant ces charmes ne passaient pas imperçus et on les célébra sur l'air d'un couplet de *Julie* :

> Lison dormait dans un bocage
> Un bras par ci, un bras par là.

Voici ce pastiche galant, recueilli par Pidansat de Mairobert :

> Est-il beauté plus accomplie ?
> Hébé, Vénus... oui, la voila.
> Voyez sur sa gorge jolie
> Ce bouton-ci, ce bouton-là ;
> Cette taille fine et légère ;
> Et plus bas, plus bas... halte-là ;
> C'est la cachette du mystère.

Vers son déclin, la gorge de la favorite « désormais trop volumineuse, avoit perdu son élasticité » ; les épigrammatistes s'en gaudissaient, témoin ce couplet féroce à l'adresse des princes qui se disputaient l'honneur de faire leur cour à la comtesse « Du Tonneau » :

> Le seul honneur que ce tripot s'arrache
> C'est le matin de voir, en cotillon,
> La Du Barry, qui rit et sur eux crache,
> En relevant son quintal de tétou,
> Que son Ramor, des nègres le bardache,
> Toutes les nuits prend à profusion.

Ramor fait allusion à Zamor, le négrillon favori de la Du Barry qui la dénonça à son retour d'Angleterre.

Nouvelle Danaé. — La comtesse de Montauban, raconte Mᵐᵉ de Genlis, était très joueuse. Or un certain soir, au Palais-Royal (1770), un joueur, debout derrière elle, voulut prendre par-dessus son épaule une poignée de louis qu'il venait de gagner ; en retirant le bras, il en laissa tomber un certain nombre, dans le corsage de la comtesse, qui se retourna en lui disant : « Eh quoi ! Monsieur, me prenez-vous pour une Danaé ? » Mᵐᵉ de Montauban se leva pour se secouer et faire tomber cette pluie d'or, et le joueur de s'écrier qu'elle faisait *gros centre et gros dos*, pour garder une partie de la somme. La comtesse se remit au pharaon, en disant que l'on donnait vingt-quatre heures pour payer les dettes de jeu, et que son créancier pouvait bien attendre jusqu'au lendemain. En effet, en se déshabillant, elle retrouva quelques louis qui furent ponctuellement restitués à qui de droit.

Louis XV à l'agonie. — On sait que le « Bien-aimé » ou plutôt le « Trop-aimé », atteint une première fois de la variole, en 1728, le fut une seconde fois, en 1774, et qu'il en mourut, dans sa soixante-cinquième année, « malgré les prières publiques, les *Te Deum*, l'exposition de la châsse de Sainte-Geneviève et tout le tralala de la superstition ». Deux ou trois jours avant sa mort, le corps enflé et couvert de pustules horribles et infectes, empoisonné par leur suppuration et miné par une fièvre délirante, le roi manifesta le désir de voir une dernière fois sa maîtresse, Cotillon III. « Le valet de chambre, Laborde, introduisit la Du Barry auprès du monarque. Le moribond, bien que très abattu, eut encore la force de saisir les mains et le *sein* de sa maîtresse, en témoignant le regret de perdre tant de beautés (1). »

Ainsi, à l'article de la mort, le vieux patineur pensait encore à fourrager dans les corsages !

Première grossesse de Marie-Antoinette — Après huit années de mutisme matrimonial, imposé par son phimosis, Louis XVI se décida à se faire couper le *filet* et devint éloquent auprès de sa femme qui, « le printemps aidant (19 mars 1778), commença sa première grossesse. » Elle choisit pour accoucheur Vermond (2), frère du lecteur de la reine. Les professionnels officiels virent cette nomination d'un mauvais œil et ne furent sans doute pas étrangers aux méchants propos qui coururent sur le « lourdaud et ignare » confrère. On lui prêtait des réflexions dans le goût de celle-ci : « La reine, avançant dans sa grossesse, s'était plainte, un jour, à Vermond d'être plus grosse que de raison : « Songez, Madame, aurait répondu le balourd, que vous êtes ventrue ! » Une autre fois, la princesse se trouvait la gorge trop volumineuse : « C'est que, avait-il répliqué, vous êtes naturellement tétonnière (3). »

---

(1) Soulavie, *Mém. hist. et polit. du règne de Louis XVI*, cité par le Dr Cabanès dans le *Cabinet secret de l'histoire* (1re série).

(2) Voir nos *Accouchements à la Cour*.

(3) Dr Cabanès, *loc. cit.*

« Quoi qu'il en soit, au début du troisième mois, le doute n'étant plus permis, le 21 mai, la reine obtint l'élargissement de tous les pères détenus pour n'avoir pas payé les mois de nourrice de leurs enfants : « Si le ciel, dit-elle, me fait la grâce d'accoucher heureusement, je ferai en sorte qu'il n'y ait plus de ces malheureux. » Elle déclara vouloir « vivre en mère, nourrir son enfant et se consacrer à son éducation ». Le roi consent à ce que la reine nourrisse, si elle accouche d'un Dauphin ; mais il hésitera s'il survient une fille » (1). Or ce fut une princesse que le ciel envoya, au grand désappointement du couple royal. Mais bien que, à son second accouchement, la reine eût un fils, Louis XVII, elle oublia sa promesse et passa la main, c'est-à-dire le sein, à une nourrice.

Pudeurs ultimes. — Nous avons déjà parlé (2) de l'incident qui fit ouvrir le corsage de Charlotte Corday devant le Tribunal révolutionnaire, et de la façon dont s'y prit l' « ange de l'assassinat » pour cacher les trésors de beauté qu'un mouvement d'alarme avait mis à nu ; la pudeur de Marie-Antoinette, au moment de son exécution (16 octobre 1793), subit une épreuve analogue. Mme de Genlis raconte qu'au moment où l'exécuteur arracha violemment le mouchoir de toile qui recouvrait le col et la poitrine de la souveraine déchue, « elle en fit un mouvement d'indignation toute royale et qui parut intimider les bourreaux ».

Autre trait pudique qui se rattache à la toilette funèbre de Madame Élisabeth. En lui liant les mains derrière le dos, le bourreau releva une des pointes du devant de son fichu : « Au nom de la pudeur, couvrez-moi le sein ! s'écria la sœur de Louis XVI ! »

La malheureuse Jeanne Gray eut le même mouvement de détresse, d'après le récit transmis au roi de France par M. de Noailles : « Elle délaça sa robe et le bourreau luy vouloit ayder, mais elle luy pria de la laisser faire elle-mesme et se tourna vers une gentille femme qui luy aida ».

Enfin, d'après Stendhal, lorsque sur l'échafaud, l'exécuteur retira le voile de Lucrèce Petroni, mère de Béatrix Cenci, elle souffrit beaucoup de se voir exposée aux regards de la foule, les épaules et la poitrine nues ; mais, sa pudeur fut encore offensée par la posture

(1) Dr Cabanès, loc. cit.
(2) *Anecd. hist.*, p. 85.

qu'il lui fallut prendre sur la planche : elle opposa une si vive résistance aux aides du bourreau qu'elle se blessa profondément la poitrine.

Épisode dans les prisons de la Terreur. — La princesse
de Carency, incarcérée au Luxembourg, simula une grossesse pour
reculer l'exécution de son arrêt de mort ; elle essaya plusieurs fois
de s'empoisonner, en faisant infuser des centimes et des épingles
dans du vinaigre, ce qui lui donnait des coliques affreuses, sans
autre résultat. « Ensuite, écrit la marquise de Créquy, on accourait
pour nous requérir de livrer notre pitance de lait, pour en faire
boire à Mme de Carency qui venait encore de s'empoisonner.
Comme le lait était notre principale nourriture, on finit par se
révolter, en lui faisant dire que, la prochaine fois, on la laisserait
aux prises avec le vert-de-gris et la colique ; ce qui lui fit passer
la manie du suicide au moyen de l'oxide de cuivre. »

La nourrice de Balzac. — C'est à Tours, que le hasard fit
naître, le 1er prairial de l'an VII (20 mai 1799), celui qui devait
illustrer le nom de Balzac. « Ainsi que l'indiquent les lettres N. P. E.
(Nourri Par Étrangère), inscrites en marge sur les registres de
l'état civil, le nouveau-né, fut confié aux soins d'une nourrice, qui
le garda jusqu'à l'âge de quatre ans. Mme de Surville nous apprend
pourquoi la mère de Balzac se choisit une « remplaçante » : elle
avait perdu son premier enfant en voulant l'allaiter (1). »

Testament contre le décolletage. — Un ministre du comté
d'York, mort en 1804, légua tout son bien à sa fille unique, à condition qu'elle ne se marierait pas sans le consentement des deux
exécuteurs testamentaires. Il ajoutait que si sa fille Anna persistait
à choquer la décence de son sexe, en portant des vêtements qui
découvraient le cou et les bras, il la déshériterait au profit d'une
nièce ; car « dans une femme, l'indécence de l'habillement est une
marque certaine de la dépravation de l'âme (2). »

Grossesse de Marie-Louise. — « Vers le milieu du sixième

(1) Renseignements extraits de l'étude consacrée au génial auteur de la Comédie humaine, par le Dr Cabanès, dans la Chronique médicale.
(2) Les personnages singuliers.

mois de sa grossesse, le 2 décembre 1810, jour anniversaire de la bataille d'Austerlitz et de la cérémonie du couronnement, l'Impératrice dota, sur sa cassette particulière, douze jeunes filles qui se marièrent le même jour, tandis que l'Empereur créait la *Société Maternelle*, dont il nomma Marie-Louise présidente : « Cette institution a pour but de venir au secours des mères de famille pauvres, ayant plusieurs enfants. On leur donnait des soins gratuits pendant leurs couches. Il leur était délivré, en outre, de quoi se procurer du vin, du bouillon et une layette. Enfin, lorsqu'elles avaient plusieurs enfants, elles étaient payées, si elles nourrissaient le dernier, comme l'aurait été une nourrice étrangère (1). »

Incident de voyage. — En passant à Pesaro, patrie de Rossini, Lucien Bonaparte n'avait pas l'intention de s'arrêter, mais son épouse se sentit prise de douleurs vives et craignait d'accoucher ; il loua donc, séance tenante, une auberge entière et fit venir, des environs, plus de soixante jeunes femmes pour choisir une bonne nourrice. « La plupart de ces paysannes, raconte Kotzebue, fournirent la preuve que les mœurs de la campagne ne sont pas encore corrompues, même en Italie. Lucien ne voulait pas arrêter une nourrice sans une visite préalable du médecin, et ces paysannes avaient tant de pudeur qu'elles ne voulurent pas se soumettre à cette visite. L'une d'elles, qui lui convenait mieux que les autres, voulut outre cela ne pas quitter son mari, quoiqu'on lui offrit deux *scudi*, par jour, (environ trois écus d'Allemagne) et deux habillemens, par mois. » Heureusement, Lucien n'eut pas besoin de nourrice, sa femme se rétablit et il la conduisit en bonne santé jusqu'à Milan.

La Censure à Vienne — En Autriche, la vieille Anastasie est aussi bégueule et bébête qu'en France (2). Nous avons vu à

---

(1) Dr Cabanès, *loc. cit*.

(2) À la cour extra-pudibonde de François II, l'éducation de l'archiduchesse Marie-Louise se fit avec des raffinements qui frisent l'obscénité ; il n'y avait au palais et dans ses dépendances que des serines sans serin, des chattes ou des chiennes sans chat ni chien, des poules sans coq et des chevaux hongres ou des juments, pour ne pas effaroucher la pudeur d'une princesse, chez qui Napoléon ne verra bientôt qu'un « ventre » : il se rappelait ses ascendantes qui avaient eu entre 13 et 26 enfants ! et il l'épousa en considération de leur merveilleuse fécondité.

Vienne, exposée dans les galeries du musée de l'Hôtel de Ville, sous le n° 787, une gravure (fig. 41) à laquelle les rigoureux censeurs de 1830 refusèrent le permis de publier (1), en raison de

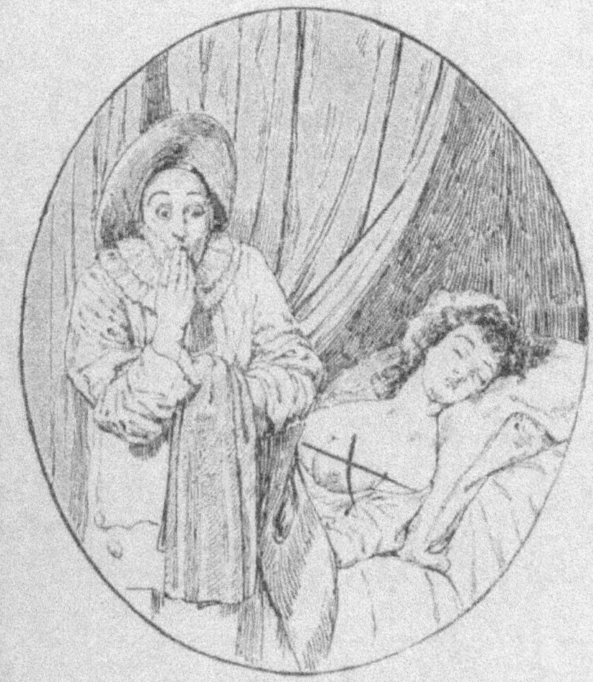

Fig. 41.

son indécence! Or il s'agit de la reproduction bien anodine de la délicieuse composition de Sicardi : *Oh! Che boccone! Oh! quel bon morceau* (2)! Elle représente Pierrot fortement impressionné à la vue du sein de la coquette et rusée Colombine, qui dort d'un œil et regarde, de l'autre, l'effet qu'elle produit.

Le rond de cuir autrichien, préposé à la sauvegarde des bonnes mœurs, digne précurseur de notre fameuse Ligue contre la

(1) *Censurir das Bild aus dem Jahre* (image censurée extraite de l'Année).
(2) *Curiosités artistiques*, fig. 101, p. 137.

licence des rues : « Ah ! cachez ce sein que je ne saurais voir ! » a labouré la mamelle gauche de la friponne d'une grande croix à l'encre, stigmate d'obscénité. Cet hiéroglyphe administratif signifiait que l'autorisation ne sera accordée qu'à la condition de recouvrir le sein, c'est-à-dire de faire disparaître le sel de la composition.

Avant la proclamation de la liberté de la presse, le 20 mars 1848, la rigide censure Viennoise défendait d'appeler les actrices *Madame* ou *Mademoiselle* et saisissait les gravures de modes qui n'avaient pas un corsage suffisamment hypocrite (1). Nos « Pères la Pudeur » n'en sont pas encore là, heureusement, bien que, descendant en droite ligne des Sosthène de la Rochefoucauld et des Falloux, qui faisaient vêtir les statues, l'un, de feuilles de vignes (2), l'autre, de caleçons ; simagrées flétries par Hégésippe Moreau :

> Devant des galbes et des nus,
> Tartuffe qui s'indigne,
> Dans nos jardins coiffe Vénus
> D'une feuille de vigne.

Justice sommaire en Égypte. — Une femme fellah vient se plaindre à Abbas Pacha, en 1849, d'un soldat qui lui avait pris pour un centime de lait caillé sans le payer. Abbas interroge le soldat, il nie : « Qu'on lui ouvre l'estomac, s'écrie le féroce justicier ». L'ouverture est faite à l'instant même ; le corps du délit apparaît.

Et si par aventure il ne s'y était pas trouvé ? Eh bien, Abbas Pacha aurait fait pendre la laitière, sans autre forme de procès ; quant au soldat, il n'en aurait pas moins succombé.

Certains auteurs attribuent ce méfait à Méhémet-Bey-Defterdar, gendre de Méhémet Ali, qui, pour la cruauté, n'avait rien à envier à son beau-père.

Avant de quitter l'Orient, signalons la prédilection marquée du sultan actuel, Abdul-Hamid, pour le lait. Celui qu'il boit provient de magnifiques vaches qu'il fait exclusivement nourrir de poires et de pommes d'Asie Mineure (3).

---

(1) Victor Tissot, *Vienne et la vie viennoise*.

(2) Leur apparition fut saluée dans la presse indépendante par des plaisanteries, dont la finesse masquait quelque peu la grossièreté ; telle, cette réflexion d'enfant terrible, devant un antique, muni de sa feuille de route : « C'est pas une feuille de vigne, maman, mais de figuier... j'aperçois la figue ! »

(3) *Abdul-Hamid chez lui*, Georges Dorys.

Baratte improvisée. — Le Dr G. Crouigneau (1) raconte que, pendant un voyage en Espagne, Alexandre Dumas ne trouva pas d'autre moyen de se procurer du beurre vraiment frais, que d'attacher une bouteille à moitié pleine de lait au cou de sa mule : « En arrivant à chaque étape, il cassait la bouteille et se complaisait dans la dégustation d'un beurre qui lui semblait d'autant meilleur qu'il était le résultat de sa propre industrie ».

Nous avons parcouru en vain les deux volumes, de *Paris à Cadix*, pour y découvrir ce procédé, « qui fait plus d'honneur à l'imagination féconde du grand romancier qu'à la douceur du pas de sa bête ».

La nourrice du prince impérial. — Mme Carette, dans ses *Souvenirs intimes de la Cour des Tuileries*, nous fournira de précieux renseignements sur la nourrice du rejeton impérial. La comtesse Ducos, femme de l'ancien ministre de la Marine, proposa d'abord d'abandonner à une mercenaire les deux jumeaux qu'elle nourrissait, pour consacrer ses seins au jeune Prince. L'Impératrice refusa « cette offre de dévouement ». Est-ce bien le fait d'une mère *dévouée* de céder les droits de ses enfants à un étranger ? Une paysanne fut choisie, mais, par précaution, une seconde nourrice habitait les Tuileries avec son enfant. La présence de cette concurrente n'était pas inutile : « quand la nourrice en titre montrait quelque velléité d'humeur, » on lui disait simplement : « Si vous êtes fatiguée, nounou, on va faire descendre l'autre ! » Cela dissipait les nuages comme par enchantement.

Le Prince éprouva le plus vif chagrin du départ de sa nourrice ; il avait conservé en souvenir d'elle un foulard de soie, sur lequel il s'endormait chaque soir, et un morceau de velours d'un de ses corsages qu'il tenait à la main toute la nuit.

L'un des fils de cette nourrice fut pris parmi les communards en 1871. Envoyé à Nouméa, il s'adressa à l'Impératrice pour obtenir quelques adoucissements, et l'on dit alors que la Commune « était pleine de gens attachés à l'Empire. »

(1) *Promenades d'un médecin à travers l'Exposition de 1889.* L'auteur de cet opuscule a fait de nombreux emprunts à notre *Histoire des Accouchements chez tous les peuples*, sans nous citer une seule fois ; nous ne suivrons pas son exemple. *Sans rancune.*

Elle aimait trop le bal... — Des mêmes *Souvenirs*, nous tirons cette autre anecdote. Le Prince Impérial gagna la rougeole à un bal costumé des Tuileries, en dansant avec la très jolie Mlle Robin. La pauvre jeune fille souffrait depuis quelques jours, mais se gardait bien de se plaindre, pour ne pas être privée de ce bal. La toilette terminée, la mère aperçut des rougeurs sur la poitrine de sa fille ; Mlle Robin n'y voulut pas attacher d'importance, vint au bal et dansa toute la nuit. « Mais en rentrant, une fièvre ardente la prit. La rougeole était rentrée et rien ne put la sauver. »

Moralité : dans une fièvre éruptive, éviter de *sortir*, crainte que l'éruption ne *rentre*, dirait Calino.

Nourrice d'Alphonse XIII. — Avant la naissance de ce souverain (17 mai 1886), on procéda au choix d'une nourrice royale ou *aya*. Parmi les vingt-trois robustes plébéiennes qui se disputèrent l'honneur de nourrir un prince, on choisit une grande et belle fille des Asturies, la sénora Raymunda. Un dicton espagnol affirme que les *pasiegas* de Santander sont les meilleures nourrices d'Espagne ; Raymunda lui doit sans doute d'avoir été préférée à ses concurrentes ; ajoutons qu'elle avait déjà fait ses preuves en donnant le sein à l'un des petits cousins du roi, fils aîné de l'infante Mercédès. Pendant la durée de sa charge, elle porta le costume de sa province : « Jupe rayée aux plis minces, bordée d'un galon d'or, corsage de velours noir également bordé d'or, chaînettes d'argent et foulard de soie aux couleurs voyantes coquettement posé sur la brune chevelure (1). »

Cadeau macabre. — M. Camille Flammarion a raconté, dans *Le Figaro* (2), par suite de quelle circonstance il hérita de la peau des épaules d'une de ses admiratrices, une jeune comtesse d'origine étrangère, qu'il avait remarquée dans une soirée. « Elle était romanesque et nerveuse ; la phtisie la guettait et devait l'emporter bientôt.

... Un jour, elle dit à l'astronome : *Je vous donnerai, plus tard, une chose que vous ne pourrez pas ne pas accepter sans me faire offense*. M. Flammarion avait fini par oublier la promesse mystérieuse,

(1) Austin de Croze, *la Cour d'Espagne*.
(2) Dr Cabanès, *Chronique médicale*.

lorsqu'un soir arrive chez lui, à son adresse, un paquet apporté par un commissionnaire. Le paquet était accompagné d'une lettre encadrée de deuil ; il contenait une peau blanche, épaisse et « dégageant, a affirmé M. Flammarion, comme une sorte de fluide-électrique ». La lettre émanait du médecin de la comtesse de X... et était ainsi conçue :

Cher maître,

J'accomplis ici le vœu d'une morte qui vous a étrangement aimé. Elle m'a fait jurer de vous faire parvenir, le lendemain de sa mort, la peau des belles épaules que vous avez si fort admirées, « le soir des adieux », a-t-elle dit, et son désir est que vous fassiez relier, dans cette peau, le premier exemplaire du premier ouvrage de vous qui sera publié après sa mort.

Je vous transmets, cher maître, cette relique, comme j'ai juré de le faire, et je vous prie d'agréer, etc.

Docteur V...

La peau fut envoyée à un tanneur, puis à un relieur, qui en recouvrit un exemplaire de *Terre et Ciel*, en cours de publication à ce moment. De telles aubaines n'échoient qu'aux astronomes... et aux ténors.

Il est bien certain que M. Flammarion, en contemplant le royal et magnifique décolletage de l'astre qu'il avait eu sous les yeux, n'avait pas plus admiré les épaules que les hémisphères antérieurs ; mais la pauvre malade, amaigrie par la maladie, ne voulut pas sans doute lui léguer des seins naguère étincelants, qui n'étaient plus que l'ombre d'eux-mêmes, et préféra emporter dans la tombe ces tristes débris.

Charge d'atelier. — Un élève de Bonnat, chamarré d'ordres exotiques, avait préparé une toile sur laquelle était peint un torse féminin à nu. Il en était fort satisfait ; mais, aussitôt parti, les camarades prennent la toile, ajoutent au col de la beauté la cravate du cordon de commandeur de la Baleine ambulante et attachent au bout de l'un de ses seins la croix de la Tulipe des îles Océaniennes. Le lendemain, à l'arrivée du maître, le rapin constellé tire la toile de sa retraite et la montre avec empressement, dans l'attente de félicitations méritées ; mais il resta médusé à la vue de la cruelle fumisterie dont il avait été la victime. Devant sa mine déconfite, Bonnat éclate de rire au milieu du silence glacial de l'atelier, qui travaillait avec une ardeur inaccoutumée (1).

Un support original. — Les Hottentotes, on le sait, sont pourvues d'avantages postérieurs si volumineux, qu'on peut, la femme se tenant debout, y étendre une nappe avec tout l'appareil d'un petit déjeuner du matin : la tasse de café au lait, la soucoupe au beurre, le petit pain. Mieux encore fait « la belle » Rachel, une plantureuse personne de vingt-deux ans (juillet 1900) : elle promène ses 370 livres — réjouissance comprise — dans les fêtes foraines, où elle invite un spectateur — généralement un compère un peu fluet — à monter bravement sur une planchette, supportée par ses robustes appas.

Nous avons assisté à l'une de ces ascensions « en ballons », et nous reproduisons ci-contre l'affiche de « la belle Rachel » dans l'exercice de ses fonctions (fig. 42). Un usage des seins que nous avons oublié de mentionner en temps et lieu.

Conséquences d'une fracture de clavicule. — Une de nos plus pétulantes et émoustillantes actrices fut victime d'un accident dans un manège de « porte-veines ». Il en résulta une fracture de clavicule, suivie de déformation prononcée qui, depuis, empêcha la divette de se décolleter en scène. Ses photographies la représentent cependant avec des corsages bâillant jusqu'au nombril et, à la scène, son décolletage paraît aussi naturel que celui de ses camarades ; mais regardez de plus près : les charmes de l'actrice ne s'aperçoivent qu'à travers le tissu quasi transparent d'un maillot couleur chair. La pauvre ne peut plus montrer ses seins qu'emmaillottés. Elle ignorait certainement l'observation suivante, rapportée par le Journal *la Santé*, dans une intéressante étude sur « l'action morale » : « On ne saurait croire combien la vanité féminine est capable d'engendrer de courage, lorsque, par la douleur, la femme espère consolider ses appâts compromis, ou restaurer sa beauté chancelante. Mayor (de Lausanne) cite le fait d'une jeune femme qui eut le courage de maintenir, nuit et jour, pendant trois semaines, avec ses doigts, les deux fragments

(1) Claude Vento, *Les peintres de la femme*.

couplés d'une fracture claviculaire, afin de pouvoir, dans la suite,
se décolleter sans offrir de déformation osseuse d'aucune sorte. Le

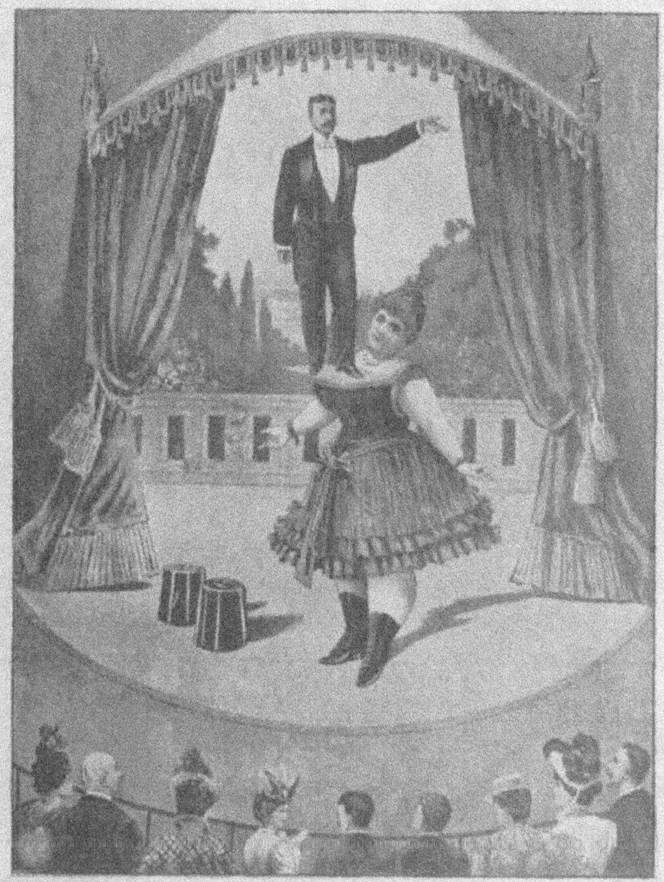

Fig. 42.

chirurgien avait dit à cette dame qu'il n'existait aucun appareil
capable d'obvier sûrement à la défectuosité du *cal* ; il lui avait
conseillé de maintenir ou de *faire maintenir* à l'aide des doigts

les deux fragments, et elle ne s'était fiée qu'à elle-même en cette occurrence ! »

Si notre sémillante actrice avait connu ce trait de patience, inspiré par la coquetterie, elle ne s'en fût pas rapportée aveuglément à l'habileté d'un chirurgien ; mais il est probable que la mobilité habituelle du sujet — véritable mouvement perpétuel — eût rendu ce mode de traitement inapplicable en l'espèce.

Comme tout en France, au dire de Beaumarchais, finit par des chansons, l'accident en question et ses suites ont donné lieu à une complainte — qui n'a rien de rosse — et se chantonne, dans les coulisses, sur l'air des *Petits Pavés*, de Paul Delmet :

I

> D'une actrice (1) écoutez l'histoire
> Et plaignez son malheureux sort ;
> Elle fut victime d'un porc
> A Neuilly, quand c'était la Foire :
> Le cochon — en bois pas en chair — (bis.)
> Lui met les quatre fers en l'air.

II

> Ce spectacle était de la fête,
> Le « clou » capital et nouveau.
> Quel régal ! Quel vivant tableau !
> A griser, à perdre la tête.
> L'œil jubilait, émerveillé
> D'un si piquant « instantané »,

III

> On la relève, non sans peine :
> Une fracture était son mal,
> Depuis lors, le vil animal
> Est, pour elle, un « porte-déveine » :
> Il reste un calus biscornu (bis.)
> Qui nuit à ses effets de nu.

(1) Nous remplaçons le nom de la théâtreuse par une autre ; l'héroïne de la culbute ne nous ayant pas autorisé à le transmettre à la postérité, pas plus que son portrait ; par courtoisie, nous avons promis au « messager » de la divette de reconnaître que sa protégée n'a jamais eu de rosse... même pas dans son nom.

IV

Bone au niveau des clavicules,
Son beau plastique est déformé ;
La diva ne peut plus montrer,
Que sous maillot, ses monticules.
Ah ! plaignez son malheureux sort (bis.
Mieux eût valu cent fois la mort.

Trait de pudibonderie saugrenue (1). — Un sculpteur de talent, M. Mulot, offrit au Directeur de l'Exposition de 1900, M. Picard, le prêt de deux statues qui représentaient des femmes nues. On les casa d'abord à la section des beaux-arts, puis on fut d'avis qu'elles feraient merveille de chaque côté de l'escalier par lequel on accédait à la salle des fêtes. Malheureusement, une femme vint à passer par là, la femme d'un ministre, elle eut une crise de pudeur particulièrement douloureuse à la vue de ces nudités, et demanda à son mari, au nom de la vertu française, de faire cacher dans quelque coin ces seins qu'elle ne saurait voir.

Il paraît que ces seins-là étaient beaucoup plus indécents que les seins des autres femmes de pierre qui s'exhibent sur nos places publiques, éternellement souriantes et luxuriantes sous l'œil des ministres éphémères.

L'austère et débonnaire ministre chargea un entrepreneur, M. Grousselle, d'enlever les statues, ce qui mécontenta fort M. Mulot. Celui-ci réclama dix mille francs de dommages-intérêts à M. Grousselle, mais la première chambre le débouta de sa plainte. Ce jugement, inattaquable au point de vue juridique, n'a pas satisfait les esprits indépendants. Ils ont trouvé que M. Mulot était victime d'un accès de vertu déplacé dans une Kermesse, où la nudité, à peu près complète, de la femme se montrait à chaque coin d'avenue, non seulement dans l'intérieur des boutiques à plaisir, des bateaux de fleurs, mais même sur les tréteaux des différentes parades.

N'était-ce pas à regretter la disparition de M. Félix Ravaisson qui, pendant son passage au Louvre, s'était contenté d'habiller les nudités marmoréennes avec des postiches bizarres.

(1) D'après le récit du *Gil Blas.*

Bataille de dames. — Le 25 janvier 1900, à une heure assez avancée de la nuit, une discussion violente s'élevait au restaurant « Tabarin », entre deux amies de fête, Louise X et Renée Y ; l'objet de la querelle : un jockey que les deux noctambules venaient de rencontrer et qu'elles se disputaient, le couteau à la main. Louise X, qui s'était mexicanisée, en prenant un nom de guerre ronflant, à double particule, plongea sa navaja, à plusieurs reprises, dans les chairs de la poitrine de sa rivale. Poursuivie pour coups et blessures, la Mexicaine de contrebande comparut devant la onzième chambre correctionnelle, où elle se présenta avec quelques éraflures au visage, qu'elle s'était, paraît-il, faites elle-même, pour expliquer aux juges et excuser sa férocité. Bien mieux, elle aurait poussé le courage jusqu'à se mordre le sein ; mais, le président, par crainte sans doute de se laisser suggestionner, comme les héliastes devant le sein phrynéen, ne l'autorisa pas à fournir la preuve de cette blessure. Le tribunal condamna la piquante et mordante Mexicaine à six mois de prison.

Le corset de la reine de Serbie. — En août 1900, le roi Alexandre, de Serbie, avait épousé, malgré le *qu'en dira-t-on* et tous les obstacles, M*** Draga Maschin, fille d'un président de district et dame d'honneur de la reine Nathalie. A l'étranger, pour justifier la décision du roi, on parlait tout bas de la naissance prochaine d'un héritier de la couronne et les mauvaises langues disaient même qu'il n'attendrait pas pour venir au monde les neuf mois réglementaires. Un corset tout spécial avait été fabriqué par l'habile M*** Cadolle, pour protéger la précieuse grossesse et n'en gêner en rien le développement ; la figure 43 reproduit ce « curateur au ventre » (1). Il fut alors reconnu que, contrairement aux prévisions du docteur Caulet, qui, en septembre 1900, déclarait constater « l'existence des *signes* d'une grossesse de trois à quatre semaines », la reine n'était nullement enceinte et qu'on s'était trouvé seulement en présence d'un état maladif, provenant du régime sédentaire prescrit par les médecins, et de nature à tromper tout le monde. Ce fut, pour le roi comme pour la reine, une cruelle désillusion ; mais, le public, peu initié aux secrets de l'art médical,

(1) Nous en avons pris la copie sur le modèle exposé dans les vitrines de l'Exposition et construit « sur la recommandation de ses docteurs ».

apprit avec quelque étonnement qu'il pouvait exister une grossesse nerveuse, une grossesse par suggestion.

Ajoutons quelques détails complémentaires. Aussitôt la déclaration signée par le Dr Caulet, la nouvelle se répandit dans les principales villes serbes et des comités s'organisèrent pour offrir à la reine, « bénie entre toutes les femmes », un berceau. Seize berceaux furent ainsi envoyés à Belgrade, dont un en argent ciselé, offert par la ville de Nisch : Gavroche dirait que c'est une *nisch* qu'on fit à la reine. Ces berceaux attendent et attendront probablement longtemps, sous l'orme de Konak, le Messie serbe, car le temps des miracles est passé et l'ange Gabriel n' « obombre » plus les vierges ni même les demi-vierges.

Par une coïncidence des plus curieuses, l'année suivante, le cas de la reine Draga s'observa chez l'impératrice Alexandra : l'accouchement qui devait donner un héritier au trône de la Russie, n'a pas eu lieu ; il s'agissait d'une illusion, présentant toutes les apparences et les symptômes de la grossesse ; c'est d'ailleurs la seule sympathie entre ces deux souveraines. Ces grossesses illusoires ont existé de tout temps chez les sou-

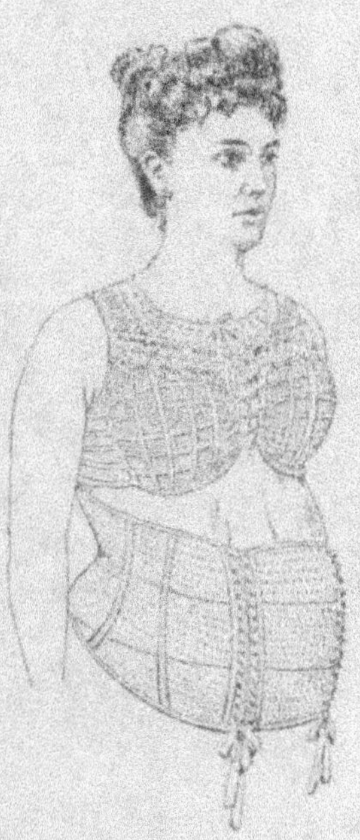

Fig. 43

veraines, témoin Marie Tudor qui, se croyant sur le point de donner un héritier à la couronne d'Angleterre, annonce officiellement sa grossesse, provoque des réjouissances publiques et finalement accouche « du vent » : *parturiunt montes !*

Remplaçante royale. — La campagne de Brieux, en faveur de l'allaitement maternel, ne nous semble pas avoir fait des prosélytes dans les cours d'Europe ; que l'on en juge par ce qui vient de se passer en Russie et en Italie, où les souveraines en gésine ont fait choix de « remplaçantes » pour le rejeton attendu.

En Italie, c'est M. Guido Bacelli, ancien ministre de l'Instruction publique, qui, au cours d'une villégiature en Toscane, dénicha l'oiseau rare — *rara avis* — destinée à la suppléance de la reine Hélène ; ce personnage historique a nom Madeleine Cuiti. Voici, d'après l'*Illustration*, les émoluments et les avantages attachés à sa charge : un fixe de 130 francs par mois ; 10 000 francs à la première dent de son nourrisson, autant à son premier mot et à son premier pas ; après avoir achevé sa nourriture, une gratification de 20 000 francs et, sa vie durant, une rente mensuelle de 100 francs. Que d'envieuses elle a dû faire ! Ainsi la fortune de cette prolétaire aura tenu uniquement au galbe et au prestige de ses mamelles, qui, dans ce cas surtout, méritent bien le nom d' « avantages ».

Un journal français rédigé, vraisemblablement, par des reporters fantaisistes, annonçait que la princesse Venosa était, avant l'événement, partie pour Albano, à la recherche du merle blanc, accompagnée de tout un cortège d'experts : un médecin, un chirurgien et un photographe ; il n'y manque que l'astrologue pour en faire une caravane d'opérette. Le photographe était, paraît-il, chargé d'examiner minutieusement, par le moyen des rayons X (!), l'état de l'ossature des jeunes femmes d'Albano, qui aspiraient à l'honneur de nourrir de leur lait l'enfant royal ; nous ne voyons pas bien le transport de la dynamo nécessaire à la production des rayons Rœntgen. Le même journal, en veine d'actualités, ajoute que le choix du grotesque aréopage s'est fixé sur une brune et forte femme qu'on a emmenée, séance tenante, à Rome, après lui avoir fait signer l'engagement de ne voir son mari ni aucun membre de la famille pendant deux ans. Pourquoi ne pas lui appliquer, durant ces deux ans de réclusion, une ceinture de chasteté ? Il n'en manque pas et certes des plus sérieuses au musée de l'Arsenal de Venise, sous l'étiquette : *ostacolo*, l'obstacle.

Au Quirinal, on s'attendait à un prince, mais, amère déception, ce fut une princesse, Yolande-Marguerite, qui arriva, toujours comme à Pétersbourg ; on en fut quitte pour remplacer dans la layette le bleu par le rose.

Recette pour avoir un dauphin — Malgré son ardent désir

d'avoir un garçon, Nicolas II vient de recevoir du ciel une troisième fille. Mais un brave curé de Pologne — apôtre, en théorie,
du *Crescite et Multiplicamini* — a depuis indiqué, à l'empereur
de toutes les Russies, le moyen infaillible de combler ses vœux et
ceux de son peuple, dans la lettre suivante :

> Si Votre Majesté veut être assurée d'un héritier impérial, Elle devrait
> faire nourrir son dernier enfant au sein droit. Je suis prêt à fournir,
> verbalement ou par écrit toutes preuves de mon assertion.
>
> KATTEN, *Pasteur à Ogariza*.

La recette est facile à suivre, même en voyage ; voilà le tsar
avisé.

Amour filial excessif. — Aux assises, en août 1901, on jugeait Mme G., qui avait tué son mari par jalousie et manifestait,
pour son fils, une tendresse sans bornes. Des témoins avaient
remarqué entre la mère et son fils des privautés frisant l'inceste :
« Il lui défaisait son corsage, assure l'un d'eux, et Mme G. ripostait,
comme pour l'excuser : « Je suis sa mère, il en a le droit ». En
l'espèce, comme on dit au Palais, l'âge auquel il est interdit à un
enfant de prendre le sein de sa mère n'a jamais été fixé.

Le régime lacté à la buvette de la Chambre. — D'après le
Cri de Paris, de nombreuses légendes, généralement assez désobligeantes, courent au sujet de la buvette de la Chambre des
députés, qui passe pour être fréquentée par nos « honorables »
avec plus d'assiduité que la salle des séances. La vérité est que,
pris en masse, en bloc, dirait Clémenceau, nos législateurs sont
beaucoup plus sobres qu'on ne se l'imagine. Ce qui se consomme
le plus, sur le marbre du grand bar législatif, ce sont les eaux
minérales et le lait, un lait de tout premier ordre et qui vient
en ligne directe, sans intermédiaires aquatiques, d'Isigny, en
Normandie. Il s'en absorbe de soixante à quatre-vingts litres par
jour.

Une nourrice sèche... de cœur. — Le 4 mars 1901, la neuvième chambre correctionnelle a gratifié d'un an de prison une
nourrice d'un nouveau genre. Elle portait tout simplement aux

Enfants-Assistés l'enfant dont elle s'était chargée et n'en continuait pas moins à toucher les mois de nourrice. Elle eût sans doute donné de l'extension à son honnête et fructueuse industrie, sans l'importune intervention de la justice. Pour cette escroquerie, doublée d'un détournement d'enfant, le tribunal a eu la faiblesse d'accorder à la coupable, peu intéressante cependant, le bénéfice de la loi de sursis. Il eût été préférable d'appliquer une pénalité moins forte et d'obliger la condamnée à la subir ; son délit étant de ceux qui ne méritent pas d'indulgence. Il nous semble, comme à M. Harduin, du *Matin*, que les tribunaux abusent quelque peu de cette loi tutélaire.

Supercherie d'une nourrice. — Une jeune fille de dix-sept ans venait à Paris, en mars 1904, pour se placer comme nourrice. La directrice du bureau où elle se présenta convint avec elle, pour la caser plus avantageusement, de falsifier le certificat délivré par le maire de son pays, et mentionna vingt-sept ans au lieu de dix-sept. En outre, elle déclarait que la postulante était à sa seconde « nourriture ». Il n'y a qu'une nourrice qui consente à se laisser donner dix ans de plus que son âge !

La fraude fut bientôt découverte par les maîtres de la jeune nourrice, qui avait eu l'imprudence de laisser traîner une lettre où elle racontait ses exploits à sa famille. Plainte fut portée au parquet, d'où poursuite devant le tribunal de la onzième chambre, présidée par M. Monier, sous l'inculpation d'usage de faux certificat : la directrice du bureau et sa complice furent condamnées à quinze jours de prison ; mais on accorda à la nourrice le bénéfice de la loi Bérenger. On lui rendit son âge véritable, pour invoquer en sa faveur l'inexpérience et l'irresponsabilité relative de la jeunesse (*Echo de Paris*).

La nourrice de Maupassant. — Le nouveau gardien du square Solférino, à Rouen, a été le frère de lait de Guy de Maupassant, durant quatre ou cinq jours ; une lettre de Mme Laure de Maupassant, adressée à M. Robert Pinchon, l'ami de son fils, explique dans quelle circonstance et proteste contre l'affirmation de certains journaux, qui faisaient de ce gardien autre chose qu'un frère de lait momentané ; voici cette lettre :

J'ai lu avec stupéfaction, dans plusieurs journaux de Paris, que Guy de Maupassant possédait un frère de lait, lequel était, à l'heure présente, gardien du square Solférino.

Or, j'ai été la nourrice de mon fils Guy et je ne permettrai à personne d'usurper ce titre. Je ne suppose pas, en effet, qu'une femme étrangère puisse s'arroger un pareil droit, pour avoir, pendant quatre ou cinq jours à peine, allaité mon enfant. Je me trouvais à Fécamp, chez ma mère, lorsque je fus atteinte d'une indisposition assez légère. C'est alors qu'une femme Cavelier, fille d'un fermier voisin, fut appelée pour me venir en aide; c'est là tout, et la semaine n'était pas écoulée que je reprenais possession entière de mon cher nourrisson, qui ne fut sevré qu'à l'âge de vingt mois... (1).

Cette nourrice était, en effet, non pas une « remplaçante » véritable, mais une « suppléante » intérimaire.

Mourir en beauté! — Ce cri de la fameuse Hedda Gabler, l'héroïne d'Ibsen, a trouvé un commentaire imprévu dans l'attitude d'Angela Nikolitch, fusillée tout récemment à Belgrade (2). Cette jeune femme avait empoisonné son mari, pour vivre avec son amant; ce crime passionnel, que, sous notre latitude, un jury débonnaire eût acquitté haut la main, valut, en Serbie, à l'amoureuse, la peine capitale.

Elle se tint là tête haute devant le peloton d'exécution et cria d'une voix claire : « Visez bien à la poitrine, mes enfants! Je ne veux pas être défigurée! »

Cette élégance dans la mort s'observe encore dans le suicide des femmes : les désespérées accordent leur préférence au poison; si elles ont recours aux armes blanches ou à feu, c'est à la poitrine qu'elles visent; elles meurent avec la satisfaction de n'être pas dévisagées.

Une grève de nourrices (3). — Le 20 février 1903, l'avenue du Pirée, à Athènes, vit défiler une cinquantaine de nourrices de l'établissement des Enfants-Trouvés, qui allaient se plaindre, au président du Conseil, de n'avoir pas touché leurs gages depuis le mois de novembre et menaçaient de se mettre en grève. La dé-

(1) Dr Minime, *La Médecine anecdotique, littéraire, historique.*

(2) Voir *Figaro* du 1er janv. 1902.

(3) D'après le récit du *Petit Journal.*

marche des grévistes fut couronnée de succès et elles reprirent leur travail, c'est-à-dire leurs nourrissons. Que ne forment-elles un « scindicat » ?

II. — FAITS CÉLÉBRÉS PAR LES BEAUX-ARTS

1° Faits relatifs aux seins. — Nombreux sont les sujets légendaires qui autorisent les artistes à exhiber des bustes féminins « ondoyants et divers » ; nous ne pourrons rappeler que les principaux. La légende merveilleuse des amours de Méléagre et Atalante devait tenter le pinceau épicurien de Rubens. Cette fille du roi de Scyros, célèbre par sa beauté et son agilité, a été dotée par le maître flamand d'une paire d'appas plantureux, qui seraient à leur place sur le torse d'une maritorne de son pays et non sur celui d'une jeunesse adonnée aux sports ; un tel emmagasinement de tissu adipeux dans les seins et ailleurs l'eût fortement gênée.

De toutes les *Mort de Didon*, après l'abandon d'Enée, c'est encore la composition de Rubens qui est la plus suggestive, par les splendeurs d'une gorge opulente : la princesse carthaginoise, assise sur son bûcher, s'enfonce l'épée de son cruel amant entre les seins.

Un autre récit légendaire dont les peintres ont quelque peu abusé (Augustin Carrache, Dominiquin, E. Gennari, Teniers, Poussin, F. Boucher, etc.) est *Renaud dans les jardins d'Armide*, la séduisante héroïne de la *Jérusalem délivrée*, du Tasse, qui fascine par ses charmes le beau Renaud ; ce nouvel Achille est retenu par sa passion loin de l'armée des croisés. L'*Armide* de F. Boucher, au Louvre, porte une chemisette transparente qui ne couvre que son abdomen ; dans la composition de E. Gennari (Naples), Renaud empêche sa bien-aimée de détériorer son sein droit qu'elle veut percer d'une flèche.

La légende des *Sabines*, enlevées au milieu d'une fête par les compagnons de Romulus, fut célébrée surtout par Rubens, Cosimo Rosselli, Poussin et Louis David (1) (Louvre). Ces toiles sont de

(1) Contrairement au récit de Tite-Live, David a peint Romulus et Tatius à pied et non à cheval.

vastes études de demi-nu; dans la sienne, David a représenté sa
femme au premier rang (fig. 44). La composition du maître d'Anvers offre aussi une particularité curieuse : Hersilie, comme dans
le tableau du peintre français, se précipite entre les combat-
tants, mais ici, elle obtient la paix en montrant les enfants de
ses compagnes et sa propre grossesse.

Une des femmes les plus célèbres de l'antiquité, Sapho, victime
d'Éros qu'elle avait si souvent chanté sur sa lyre, a plus d'une

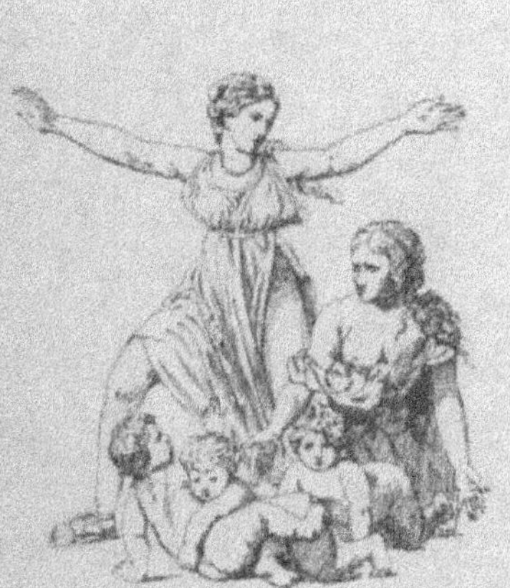
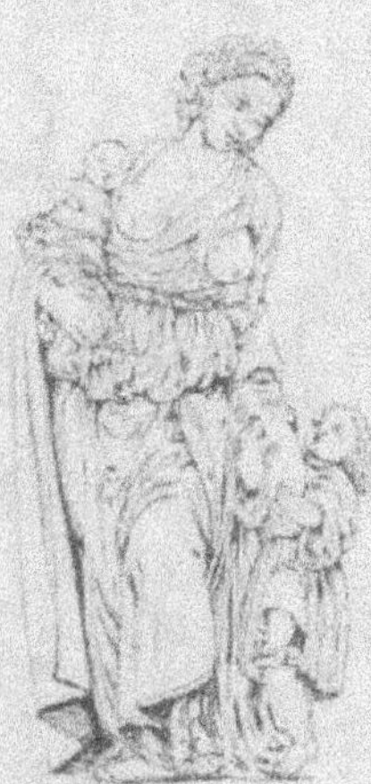

Fig. 44.   Fig. 44 bis.

fois inspiré les artistes et en particulier P. de Laval (Salon de 1837);
la voluptueuse Lesbienne, étendue sur un lit de repos, est plongée
dans l'une de ses extases poétiques et amoureuses (fig. 45).

Le suicide de Lucrèce, qui ne voulut pas survivre à son déshonneur, après avoir subi les derniers outrages d'un fils de Tarquin le Superbe, est un sujet fort en faveur dans les beaux-arts;
il n'est pas une seule galerie artistique importante qui n'en possède
plusieurs spécimens. Le plus souvent, la dame romaine est seule,
le corsage entr'ouvert — Albert Dürer (Munich), Quentin Matsys
(Budapest) (fig. 46), Varotari, dit le Padouan (Dresde), Bassano
(Venise), Mola (Dresde), Andréa del Sarto (Florence), G. Palma
(Vienne), Sirani Elisabetta (Rome), etc. — et s'enfonce, entre les

seins à découvert, un long stylet, qui ne l'empêche pas de rester
debout. La *Lucrèce* de Lucas Cranach (Vienne) est entièrement
nue ; son corps est assez beau pour être montré en entier, mais
une semblable attitude étonne chez une dame qui tenait la pudeur
en si haute estime. Guido Cagnacci (Académie de San Luca,
Rome) a représenté Lucrèce aux prises avec Tarquin (fig. 47) ;
Taine donne de ce chef-d'œuvre une description détaillée, dans

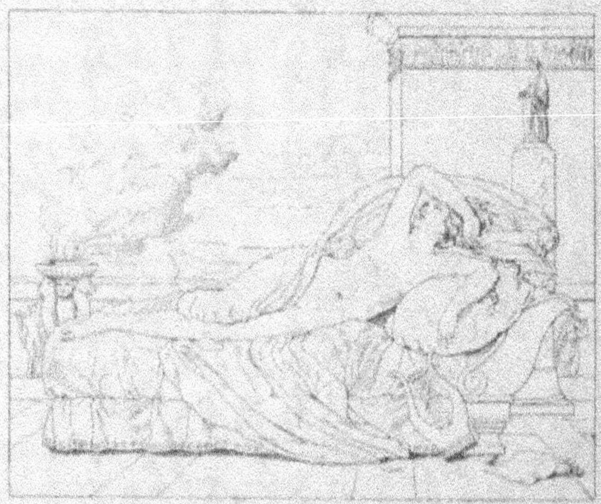

Fig. 47.

son *Voyage en Italie*. L'héroïne se défend mollement et a plutôt
l'air de badiner. Son visage n'exprime pas la terreur, loin de là ;
Lucrèce semble surtout préoccupée de faire valoir le galbe de son
torse admirable, que le criminel peut invoquer comme circonstance atténuante. Le Tarquin de la *Lucrèce surprise*, de Cam-
biasi (Vienne), est vêtu d'un dolman de hussard ! Ces anachro-
nismes, nous le savons, sont fréquents en peinture. Pour terminer
notre liste, citons encore le *Tarquin* de Luca Gordiano (Dresde)
et la *Lucrèce*, du Titien (Vienne), se poignardant devant Collatin ;
le chef de l'école vénitienne a traité le même sujet dramatique
dans une autre toile qu'il se dédie : *Sibi Titianus f. fecit*.

Les artistes ne pouvant rencontrer, chez le même modèle, toute la perfection esthétique, choisissent dans plusieurs sujets des détails irréprochables. Ainsi Zeuxis, pour l'exécution de son *Hélène courtisane*, fit poser nues les cinq plus belles filles d'Agrigente ; il s'attachait à l'imitation de la nature, bien que Quintilien lui adresse le reproche — plus tard mieux appliqué à Michel-Ange

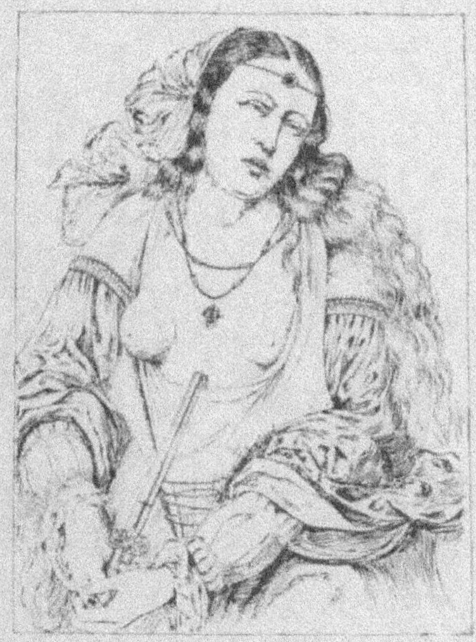

Fig. 46.

— « de prêter quelquefois aux membres des contours trop robustes, même dans les figures de femme ». Joachim Sandrart, de l'école allemande, et Vincent, de l'école française (Louvre), ont montré le peintre grec opérant sa sélection, dans son atelier, mais Sandrart lui fait peindre « une figure de Junon », d'après cinq modèles, tandis que, suivant Vincent, le peintre grec choisissait parmi « les plus belles filles de Crotone » ; tous deux se trompent d'ailleurs, l'un sur le nom de la déesse, l'autre sur celui du pays.

Apelle s'éprenait facilement de ses modèles : il est vrai que sa renommée attirait dans son atelier les beautés les plus merveil-

leuses de son temps, qui aspiraient à être immortalisées par le pinceau du plus illustre des peintres grecs. C'est ainsi qu'Alexandre
lui conduisit Campaspe ou, suivant d'autres, Panidote, pour reproduire son portrait, qui fut placé par Auguste dans le temple de
César. L'artiste était si troublé en présence de son modèle,
qu'Alexandre s'en aperçut et renonça à sa passion; il en fit présent à Apelle. Cet exemple d'abnégation, comme l'épisode analogue

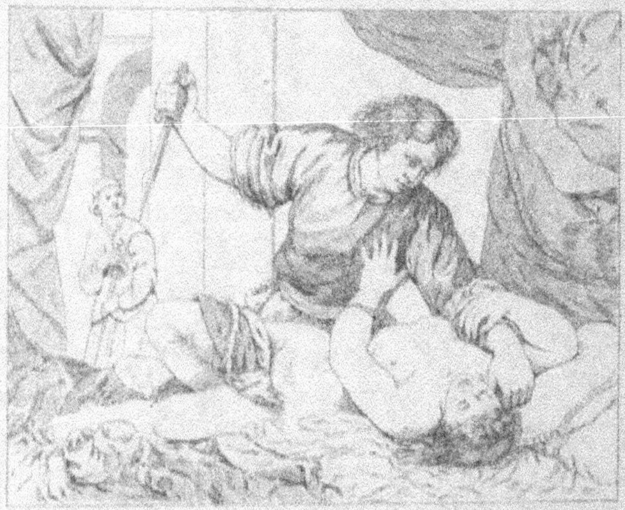

Fig. 47.

de Stratonice, fut souvent reproduit par les peintres et les sculpteurs, surtout à l'époque de la Renaissance : Jodocus van Wingle
a représenté *Apelle peignant Campaspe en Vénus* (Vienne) ;
Falconet en fit le motif d'un bas-relief exposé au Salon de 1765,
Alexandre cédant Campaspe à Apelle ; David, dans l'exil de 1816
à 1824, a exécuté *Apelle peignant Campaspe devant Alexandre* ;
enfin Girodet a traité le même sujet et son œuvre a été gravée par
Bein.

L'ordre chronologique nous conduit au *Triomphe de César*, par
Mantegna (Vienne) ; détachons-en le groupe d'une captive gau-

loise, les seins au vent et portant un nouveau-né (fig. 44 *bis*). On sait
que la tunique de nos ancêtres découvrait les bras, les épaules et
la poitrine, soutenue par une large ceinture.

La *Mort de Cléopâtre*, comme celle de Lucrèce, a souvent tenté
le pinceau et le ciseau des artistes (1) ; la plupart font piquer l'un
des seins de la reine par la vipère cornue (Guido Reni, Netscher,
François Barbieri, Angelo Allori dit Bronzino, Alexandre Varo-

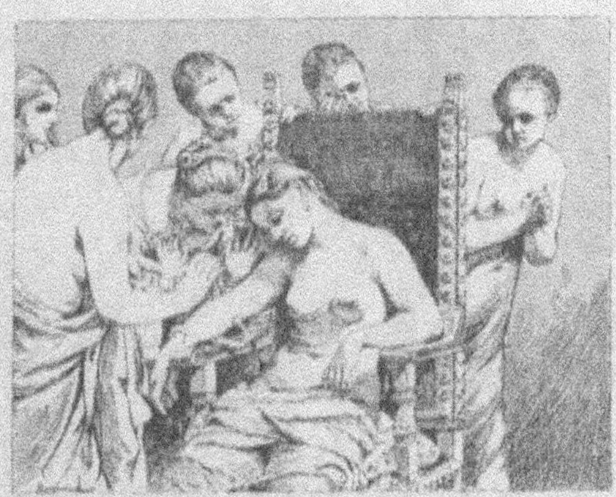

Fig. 49.

tari dit le Padouan, Hans Makart (Vienne), etc.); d'autres, comme
G. Cagnacci (Vienne), attachent le reptile historique au bras droit
(fig. 49). L'ensemble de cette composition est des plus bizarres ;
on dirait un atelier de blanchisseuses ayant toutes le même air de
famille, qui, gênées par la chaleur, ont jeté bas chemises et cami-
soles : la reine d'Égypte — trop jeune — pas plus que les dames
de la cour, n'a le physique de l'emploi ; le peintre semble n'avoir
eu d'autre but que d'exposer un certain nombre de torses potelés et
fort appétissants d'adolescentes ; son œuvre passe néanmoins pour
une page d'élite. Alexandre Cabanel a quitté les sentiers battus et
nous a montré une Cléopâtre, toujours les seins nus, mais essayant
les poisons qu'elle se destinait sur des prisonniers, condamnés à

(1) *Curios. art.*, fig. 76.

mort; effrayée au spectacle de leurs horribles convulsions, elle
préféra l'aspic.

D'Eugène Delacroix, le chef de l'école romantique, nous avons
au Palais-Bourbon les *Juifs captifs à Babylone*; groupe familial,
où l'épouse, appuyée sur l'épaule de son mari, met à la disposition
de son bambin distrait des réservoirs lactifères énormes (fig. 50).

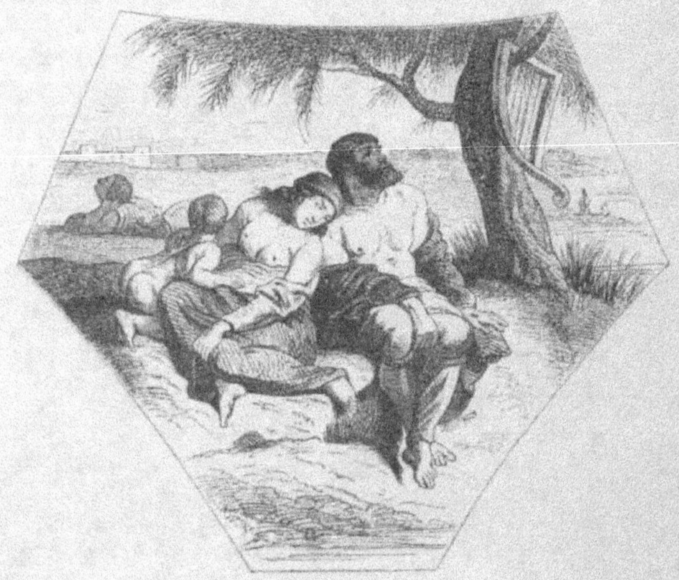

Fig. 50. — Tirée du *Magasin Pittoresque*.

Les *Marchés d'esclaves*, qui se prêtent à la mise en valeur des
rotondités féminines, ont été pris sur nature ou reconstitués par
les pinceaux de Gérôme et de Victor Giraud; l'un a trouvé son
entrepôt de chair humaine en Turquie et l'autre le place dans l'ancienne Rome. Les chalands, amateurs des seins, n'ont que l'embarras du choix; il est permis de mettre l'article en mains :
« Regardez et touchez, s. v. p. » L'*Esclave à vendre*, de G. Boulanger, appartient à la même série.

M. Lefebvre exposa, en 1891, un tableau, actuellement au musée

d'Amiens, qui rappelait un acte de dévouement accompli par lady
Godiva, femme de Léoffric, comte de Coventry, sous le règne
d'Édouard le Confesseur (xi⁰ siècle). Voici l'anecdote de cette blonde
fille d'Albion, « timide comme un agneau, douce comme une
colombe » : Un jour que les habitants de Coventry sollicitaient
du comte Léoffric la remise d'un impôt qui, depuis longtemps, les
plongeait dans la plus profonde misère, elle intercéda pour eux :
« De par Dieu ! s'écria le duc guerrier, je
ne remettrai point cet impôt, que vous
n'alliez promener à cheval, nue comme
l'enfant qui vient de naître, d'un bout à
l'autre de la ville ! » Il pensait mettre une
condition impossible. Lady Godiva l'accepte : « Je ferai ce que vous dites, répli-
qua-t-elle, pour sauver ces pauvres gens ».
Léoffric, très marri de son imprudence,
ordonna qu'au jour de l'épreuve, on ne mit
pas le pied dans la rue, qu'aucun œil ne
s'abaissât ; tous devaient rester dedans,
portes closes et fenêtres barrées, et quiconque hasarderait un regard indiscret
serait mis à mort (1). L'héroïne se mit
donc en selle et parcourut la ville, sans
autre vêtement que son opulente chevelure.
Un malheureux boulanger ayant contre-
venu aux ordres du comte, en ouvrant ses persiennes et ses yeux au
passage de la jeune femme, fut impitoyablement « tranché » le jour
même.

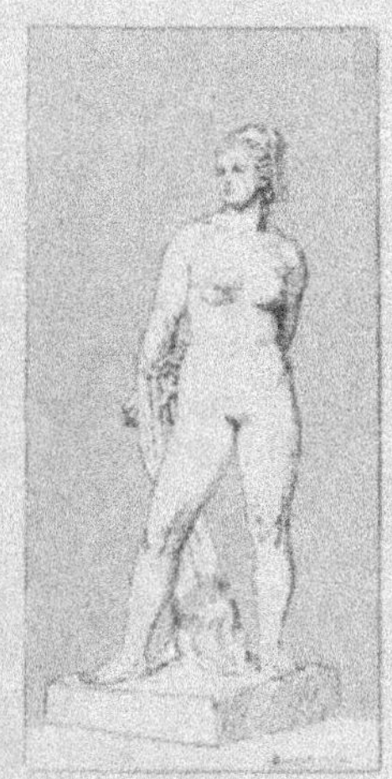

Fig. 31.

Une fête anniversaire fut instituée pour perpétuer le souvenir de
l'événement. Chaque année, la statue de Godiva, non pas nue,
cette fois, mais vêtue de riches habits, était portée en triomphe et
ne manquait pas de passer devant la porte du pauvre diable de
mitron ; « la tête du téméraire était figurée à la fenêtre même où
sa fatale curiosité l'avait attiré ». Curieux rapprochement, qui
n'est peut-être pas étranger au choix de ce sujet : Jules Lefebvre
est fils d'un boulanger, qui était établi près la cathédrale d'Amiens,

(1) Gr. Dict. Univ. du XIX⁰ siècle.

où il est né. Behnes William, sculpteur anglais, mort en 1861, a laissé un groupe de Lady Godiva, d'une heureuse conception et d'une touche exquise.

V. Falconis, au Salon de 1902, a exposé une magnifique *Princesse Clémence* (fig. 51), dont le geste — nudité à part — se rapproche de celui de Henri IV, quittant, non sa chemise, mais sa religion pour Paris « qui vaut bien une messe ! (1) ». Notre statuaire s'est inspiré du poème de Frédéric Mistral, intitulé *Calendau*, le pendant de *Mireille*. Au chant XI, le poète provençal raconte les sujets peints sur les assiettes du château des Baux, tous tirés de l'histoire de Provence. La princesse Clémence, fille du comte de Provence, Charles le Boiteux, est demandée en mariage, au nom de Charles de Valois, à condition de se montrer nue aux envoyés du roi de France : « Ce n'est pas, s'écria-t-elle, pour une chemisette que je perdrai la belle couronne aux fleurs de lys ! » Son mari, frère du roi de France, devait régner en Italie : elle fut donc l'aïeule de la reine Jeanne de Naples.

D'après la *Vie au temps des Trouvères*, d'Antony Méray, même attitude — pour une cause différente — chez la belle Arlette de Falaise ; mais quand le duc Robert de Normandie est introduit auprès d'elle, au lieu de retirer sa chemise, elle la déchire du haut en bas. A l'étonnement de Robert, la gracieuse jouvencelle répond, spirituellement, qu'il n'est pas convenable qu'elle mette à la hauteur de sa bouche ce qui a touché ses pieds (2). La chemise, à cette époque, passait pour un objet de luxe qu'on retirait la nuit ; elle était rare dans les armoires au linge : Marie d'Anjou, épouse de Charles VII, possédait seule, de son temps, deux chemises de toile : la déchirer, comme le fit Arlette, était donc un réel sacrifice.

Le tableau anecdotique de E. Devéria, gravé par Pierre Adam (fig. 52), montrant *Jeanne d'Arc dans sa prison*, prête à une double interprétation. S'agit-il de la nuit du 26 mai 1431, où ses geôliers lui enlèvent ses vêtements de femme pour la contraindre,

---

(1) La dévotion du Vert-Galant fut des plus complaisantes : non seulement nous le verrons figurer parmi les « pénitents », mais il acceptera le titre de chanoine de Saint-Jean de Latran. La statue du joyeux Béarnais figure encore dans cette église ; son visage de circonstance est méconnaissable et « il a l'air tout mélancolique de se voir en un tel lieu ».

(2) De leur union devait naître Guillaume le Bâtard.

à son réveil, de revêtir les habits d'homme, que son juge, l'évêque Cauchon, lui interdit sur l'autorité des canons de l'Église? On l'accusera alors d'être « rencheue », afin d'attirer sur la pauvre recluse les rigueurs de son implacable tribunal. Ou bien, le peintre

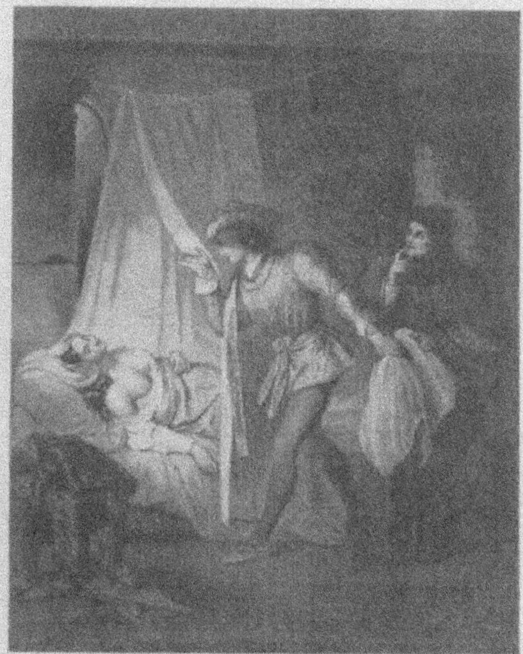

Fig. 52.

a-t-il voulu rappeler l'infamie d'un « grand lord d'Angleterre », le comte de Stafford, dit-on, qui entra dans le cachot de Jeanne, pendant son sommeil, et tenta de lui faire violence? Les Anglais croyaient que si Jeanne perdait sa virginité, elle perdrait en même temps son « heur », c'est-à-dire son charme, sa fortune; et, poussés par ce sentiment, ses gardiens l'avaient, à plusieurs reprises, menacée de lui faire subir le dernier outrage. C'est pour arriver plus facilement à leurs fins qu'ils engageaient Jeanne à quitter ses habits d'homme, qu'elle s'obstinait à garder, comme étant plus propres à défendre sa pudeur et aussi comme signe de sa mission guerrière non terminée : chasser l'Anglais de France. Quelques inexactitudes sont à relever dans cette composition : l'étalage complet des seins, qui jure avec la pudeur de la villageoise de Domrémy ; d'autre part, sa chevelure était taillée en rond, à la manière des hommes, et fut rasée vers le 25 mai : l'artiste a cru devoir augmenter les charmes de son héroïne en lui rendant une opulence de cheveux qu'elle ne possédait pas.

Lors de son passage à Avignon, François Ier eut la curiosité de faire ouvrir le tombeau de Laure — l'amante immaculée de Pétrarque — dans l'église des Cordeliers ; on y trouva, au milieu des ossements, de huit dents et des cheveux, une médaille en bronze offrant le profil d'une femme qui, de ses deux mains, se cache pudiquement les seins ; certains prétendent qu'elle se les déchire. La première interprétation nous semble plus vraisemblable en raison de la chasteté de l'amante immatérielle de Pétrarque.

Parmi les nombreuses compositions qu'inspira la *Henriade*, la plus importante est la peinture d'Eisen (fig. 53 ; « l'artiste, disent les Goncourt, dans ce tableau, atteint la grâce d'un petit Boucher historique ». Le héros vient d'abandonner son camp pour courir aux pieds de son adorée :

> D'Estrée était son nom ; la main de la nature
> De ses aimables dons la combla sans mesure.

Le peintre a suivi fidèlement le récit du chant IX et montre

> Au fond de ces jardins, au bord d'une onde claire,
> Sous un myrte amoureux, asile du mystère,
> D'Estrée à son amant prodiguant ses appas.

Mais voici le raseur Mornay, qui

> . . . . toujours sévère et toujours inflexible
> Entraîne cependant son maître trop sensible.

Une caricature de James Gillray, *Occupations de ci-devant*, montre Mme Tallien et Joséphine dansant nues devant Barras, pendant l'hiver de 1797 ; voici la traduction de la légende qui accompagne cette gravure satirique et satyrique. *En fait : Barras (pendant qu'il était au pouvoir), étant fatigué de Joséphine,* *promit une promotion à Bonaparte, à la condition que ce dernier l'en débarrasserait ; Barras avait, comme d'habitude, bu copieusement et placé Bonaparte derrière un paravent, pendant qu'il s'amusait lui-même avec ces deux dames. Mme Tallien est une superbe femme, grande et élégante ; Joséphine est plus petite et mince, avec de vilaines dents (quelque chose comme des « clous de girofle ») ; il est inutile d'ajouter que Bonaparte accepta la promotion et la femme ; maintenant... impératrice de France !*

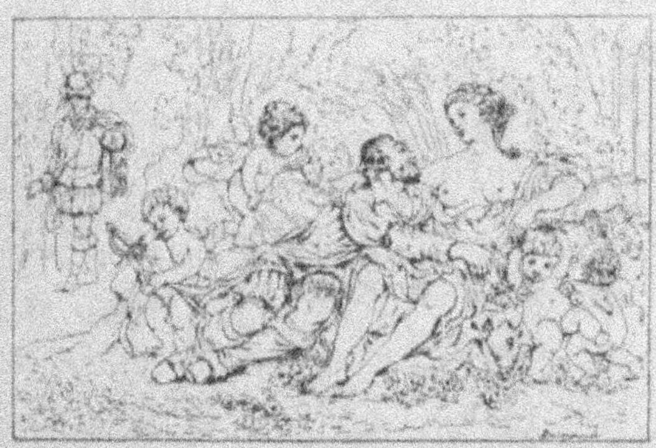

Fig. 33.

Un tableau de Jean C. Tardieu (Galeries de Versailles) rappelle l'entrevue de la reine de Prusse et de Napoléon, à Tilsitt ; la poitrine de la souveraine est toute nue ; il est vrai que nous sommes le 6 juillet de l'année 1807.

Au même musée, une toile de Mme Auzou représente Marie-Louise distribuant ses bijoux à ses frères et sœurs, avant son départ pour la France ; et bien que l'incident se passe en mars 1810, le décolletage de la future impératrice ne peut être plus complet.

La *Vélocipédomanie* date de loin : une caricature anglaise de 1817, reproduite par le *Décolleté et le Retroussé*, de John Grand Carteret, offre, dans un coin, le groupe sympathique d'un moniteur du manége qui maintient fortement... la poitrine d'une de ses élèves (fig. 34) : « C'est bien, pas trop vite, doucement, Madame ; penchez-vous vers moi, Madame ! C'est cela ! Je n'ai pas de meil-

leure élève que vous. Encore quelques leçons, et vous pourrez
lutter avec le baron lui-même. — Je ne comprends pas comment
sont faits ceux qui ne prennent pas de leçons avec vous, votre
méthode est si agréable que je passerais la journée entière à che-
vaucher avec vous. »

Un gracieux et vigoureux crayon d'André Gill (fig. 55) nous
trace le buste de la République de 1870, en son printemps, pressant ses « puissantes mamelles » et se disant avec satisfaction :
« Ça pousse ! » Allusion à sa vaillante constitution, qui lui promet

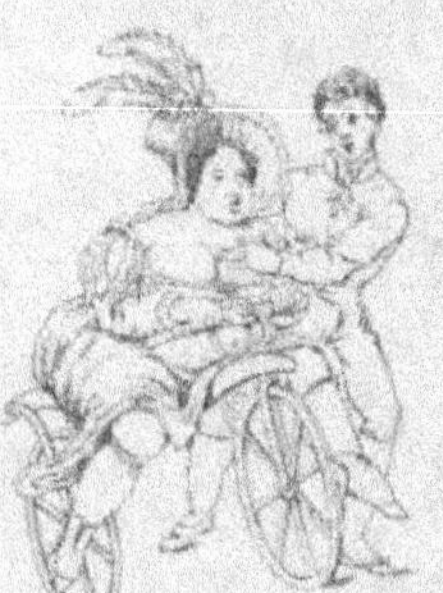

de longs jours ; de fait, c'est jusqu'à
présent, depuis Louis XV, le gouvernement qui a eu la vie la plus longue.

A cette aimable figure politique, opposons, en repoussoir, une vieille et horrible
pétroleuse avinée, de Faustin, dont les
mamelles pendantes et flasques pourraient
servir d'enseigne à une marchande d'abats.

L'*Auscultation*, découverte par Laënnec,
a inspiré de multiples fantaisies dans une
note badine, qui contraste avec le caractère
sérieux de la méthode exploratrice : les
artistes ont négligé son utilité pour n'en-

Fig. 55

visager que ses agréments. Gustave Poetzich et Jean Morax,
en 1891, ont décoré les murs de la salle de garde de l'hôpital
Laënnec de fresques égrillardes : l'une symbolise l'*Auscultation*
(fig. 56) et une autre la *Percussion* (fig. 57), sous les traits de
l'interne, Jean Binot, percutant ou plutôt « pelotant » une timide
hospitalisée.

Une spirituelle vignette de Draner surprend un jeune médecin
dans l'exercice de ses fonctions, l'oreille appliquée sur la poitrine
engageante de la jolie cliente, et leur prête ce dialogue : « Il me
semblait, docteur, que c'était dans le dos qu'on écoutait. — Pour
les poitrines faibles, oui... mais pour vous, ce n'est pas le cas ».

Le *Rire*, sous le crayon piquant d'Abel Faivre, présente un
vieux confrère, qui certes ne pense pas à la bagatelle, — le pauvre
n'a plus de roide que les articulations —, il ausculte avec attention
une malade, dépourvue d'attraits sinon de trayons, et sa conviction
s'affirme dans cette repartie peu galante : « Pourquoi levez-vous

les bras? — Docteur, pour que mes seins ne tombent pas. — Eh ! Madame, soyez sans crainte, on a balayé ce matin ». Une autre drôlerie du même caricaturiste, parue dans le *Journal*, fait voir

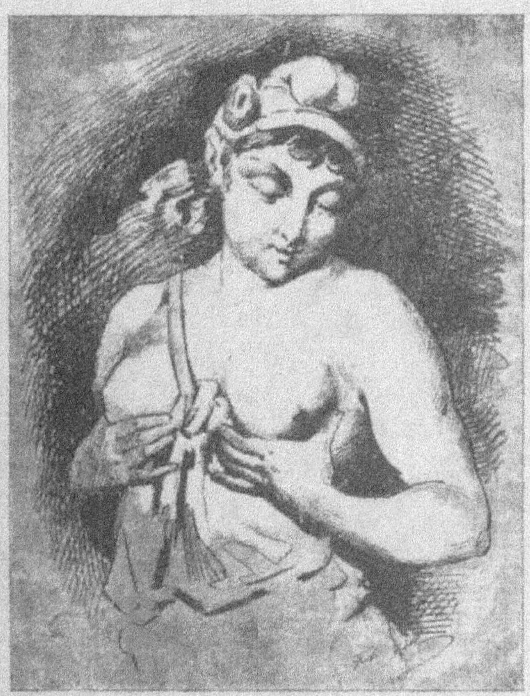

Fig. 32.

une jeune femme, au torse nu, auscultée et palpée par un vieux polisson qui, la joue et la main au contact de cette chair fraîche, jubile et rit sous cape : « Oui, docteur, je me sens un point dans le dos. — Que vous êtes enfant !!... C'est le mien. »

Albert Guillaume qui, dans ses dessins et légendes satiriques du *Matin*, peint, avec tant de vérité, l'attitude et l'expression comiques de ses personnages, fait figurer en tête des *Don Juans modernes*, émules du marquis de Priola, un médecin consciencieux qui, pour éclairer son diagnostic, joint la palpation à l'auscultation (fig. 58).

De Gil Baer, du *Supplément* (fig. 56 *bis*) : un praticien sérieux écrit son ordonnance, après auscultation d'une malade imaginaire, aux seins hypertrophiés : « Docteur, dites-moi la vérité, toute la vérité… je suis poitrinaire ? — Mais non, mais non, vous avez la poitrine

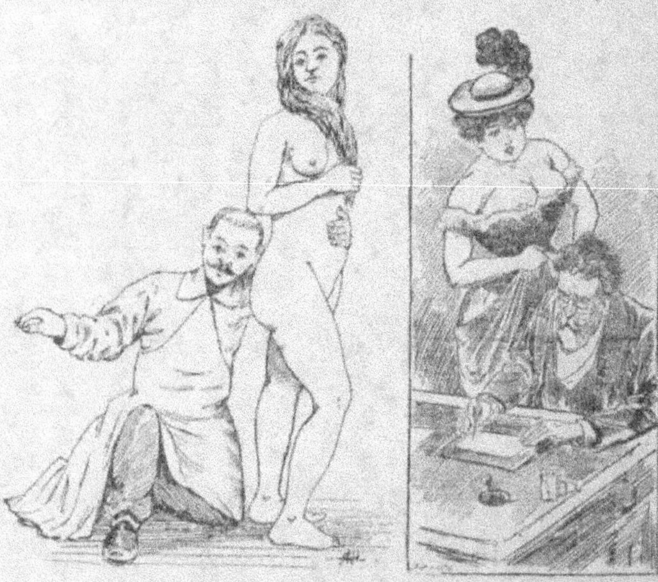

Fig. 56.   Fig. 56 bis.

chargée, voilà tout ». Le même artiste fait allusion à l'arrêté préfectoral de 1899, interdisant le jeu de ballon aux Tuileries. Un gardien, scandalisé de l'audace d'un jeune homme qui presse à pleines mains le corsage de sa camarade, observe : « Hé ! jeune homme ! Savez-vous donc pas que dans les jardins publics c'est défendu de jouer avec des ballons ? Si je reprends madame à vous prêter les siens, je les lui confisquerai ! ». Plus tard, l'interdiction de l'entrée des ballons du *Louvre* dans le Métropolitain donnera lieu à de plaisantes critiques : par exemple, un employé zélé refuse de perforer le ticket d'une grosse mère, sous prétexte qu'elle cache les ballons interdits dans son corsage.

Au moment où fleurissaient les innombrables ligues patriotiques, antisimiques (de *simius*, singe), etc., une estampe coloriée de L. Métivet esquisse, d'un côté, un groupe de conspirateurs avec chapeaux mous à la Morès ; de l'autre, un Lovelace qui enlace une évaporée ; la main gauche posée sur les seins et la droite sur la

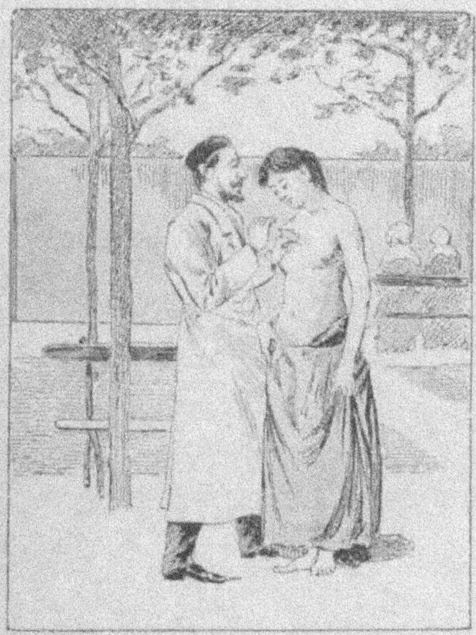

Fig. 37. — Tirée du *Correspondant médical*.

croupe. Légende : « Le grand complot et la petite qu'on p'lote ».

Les rayons X, permettant d'indiscrètes investigations aux gabelous, sans découvrir les femmes, ont inspiré à Gil Baer une suite de six dessins sur l'erreur d'un préposé de la douane, qui s'excuse d'avoir pris, avec son appareil, les charmes d'une dame bien en forme, pour des oranges ou des pommes.

A propos de la distribution des récompenses aux exposants de 1900, un dessin de tête du *Courrier français*, dû au crayon vaporeux et watteaureux de Willette, nous conduit à « la Section des cuirs et velours ». Le président de la République défile devant un bataillon de jolies filles d'Ève, dans le costume de leur mère, et fixe au mamelon gauche, saillant, de chacune d'elles, la Croix de la Légion d'Esterhazy. En légende : « Elles aussi ? Et pourquoi pas ? elles ont exposé la peau ».

Il a été déjà question de ce personnage sadique (*Anecd. hist.*,

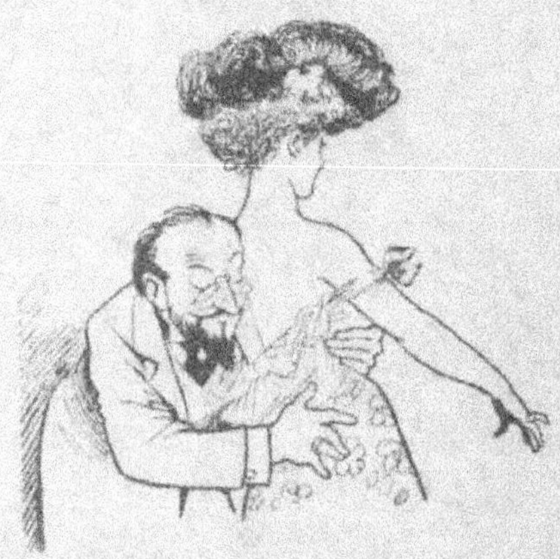

Fig. 38.

p. 91), qui se plaisait à enfoncer des épingles dans les pelotes mammaires de jeunes martyres de bonne volonté et suffisamment rémunérées pour supporter, en silence, ce supplice renouvelé de celui des esclaves romaines (1). A placer en regard du Forain reproduit, le dessin de Pollak, paru dans le *Messager français*, avec cette légende explicative : « Changement de pelote » (fig. 60).

En l'honneur de Mlle Chauvin, le Conseil de l'Ordre autorisa les femmes licenciées en droit à porter la robe... d'avocat. Cette révolution de Palais provoqua l'éclosion d'une foule de quolibets dans

(2) « Dans le coffret qui renferme la toilette d'une dame romaine, au milieu des colliers, des bracelets, de scarabés, se trouvaient des épingles à piquer le sein des esclaves ». E. About, *Rome contemporaine*. Barnum, en 1891, montrait, à Paris, un homme qui avait la spécialité de se fixer aux seins des centaines d'aiguilles. C'était un genre de caresses fort prisé du maréchal de Rays, le terrible *Barbe-bleue*.

les revues de fin d'année et de plaisanteries en dessin ; celui que nous reproduisons (fig. 61) prévoit un incident d'audience de nouveau genre : une avocate vient d'obtenir une suspension de séance

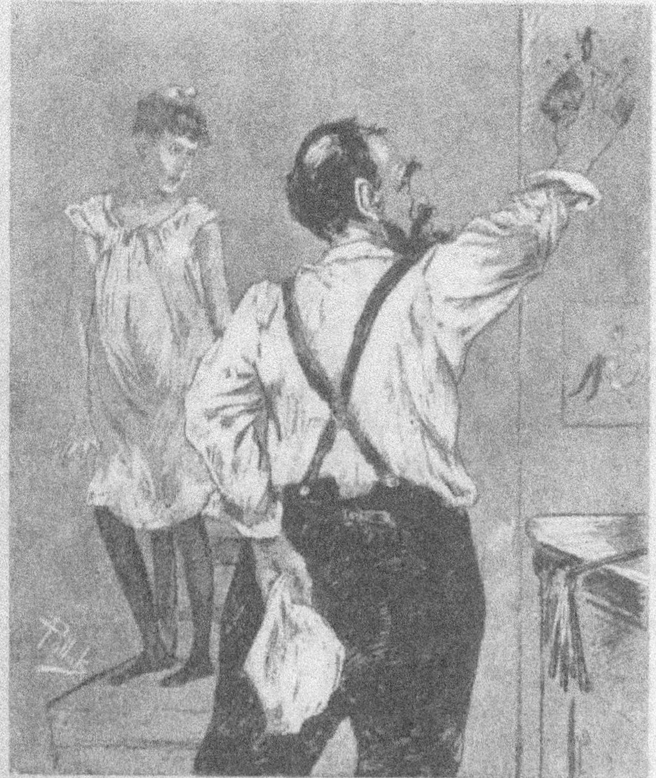

Fig. 61.

pour fermer la bouche de son moutard turbulent qui couvrait la voix de sa mère. Comme quoi les devoirs maternels et professionnels sont assez difficiles à concilier. Les diverses phases de cet incident font l'objet d'une série de douze cartes postales illustrées.

Les expériences scabreuses que fit M. Santos-Dumont avec son aérostat *dirigeable* (?), lui ont valu le prix de 100.000 francs décerné par l'Aéro-Club, mais elles n'ont pu échapper à la raillerie des révuistes et des dessinateurs. La fantaisie de G. Meunier est une des meilleures (fig. 62 : une femme légère, candidate au concours ouvert par l'Aéro-Club, expose son torse, dépouillé

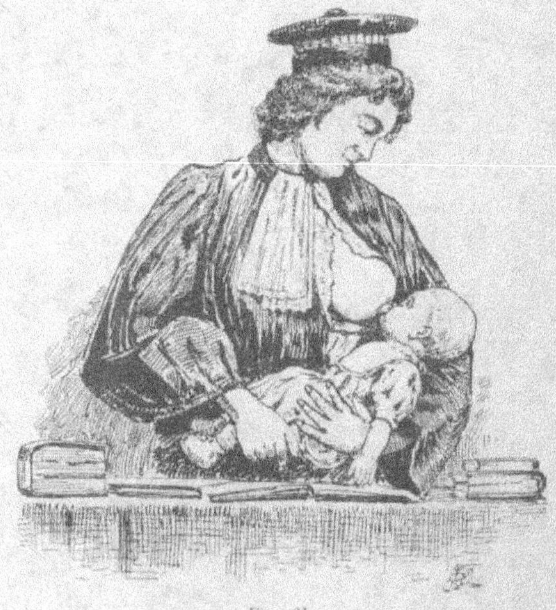

Fig. 61.

d'artifices, au président de ce cercle — vicieux — qui la reçoit à mains ouvertes : « Qu'est-ce que c'est? » — Mais, monsieur, deux petits ballons dirigeables qui voudraient bien gagner le prix de 100.000 francs. » Dirigeables? plutôt dirigeants.

2° Faits relatifs à l'allaitement. — Les guides, à Rome, montrent, sans rire, dans le flanc du mont Palatin, l'antre Lupercal, où la louve allaita Romulus et Rémus! Ils assurent avec le même aplomb que, naguères, on voyait encore, à l'entrée de la

caverne, le figuier ruminal (1) qui abrita les fondateurs de Rome.
C'est ainsi que les deux frères sont représentés dans le Muséum
de Florence, sur le revers d'une cornaline ovalaire (2), à l'effigie
de Caïus et Lucius César, pour indiquer l'espoir que l'on avait de
voir durer éternellement l'empire et la paix. Cette légende a séduit
plusieurs fois le pinceau de Rubens, dont l'imagination féconde a
su varier, avec bonheur, un sujet assez pauvre. Nous avons déjà

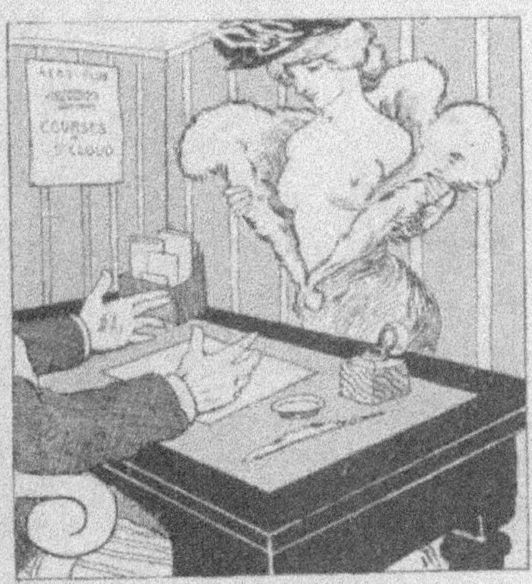

Fig. 62. — Tirée du *Rire* (3).

reproduit l'une de ses compositions magistrales (4) ; les similaires,
non moins intéressantes, sont à Rome, galeries du Capitole. L'une
d'elles montre la louve en train de lécher ses deux nourrissons
adoptifs, à l'arrivée de Faustulus, accompagné de deux personnages ; dans une autre, un oiseau tient en son bec des cerises
qu'il apporte aux jumeaux ; la tête du berger est couverte d'un

(1) De *Rumia*, *Rumina*, déesse sous la protection de laquelle étaient placés
les enfants à la mamelle.

(2) Voir un autre camée antique, fig. 364 de notre *Histoire des accouchements*.

(3) F. Juven, directeur, 9 nov. 1901.

(4) *Icones.*, p. 191. La louve est sans doute de Sneyders, qui a peint presque
tous les animaux des tableaux du maître.

chapeau de paille, au lieu du capuchon fixé à la tunique des pas-
teurs, costume que les moines adoptèrent par la suite.

Signalons encore l'œuvre de Pierre de Cortone : Faustulus
apporte Romulus à sa femme Acca Laurentia, assise à la porte de
sa cabane, tandis qu'au loin on aperçoit Rémus, allaité par la
louve ; *Romulus* et *Rémus*, de Jean Barbiani (Florence) ; la *Louve*,
d'un fin marbre rouge d'Egypte, une des curiosités de la Villa
Borghèse, et celle du Musée du Capitole (fig. 63), de l'an de
Rome 458 : l'animal, sur lequel nous n'avons pu découvrir le coup

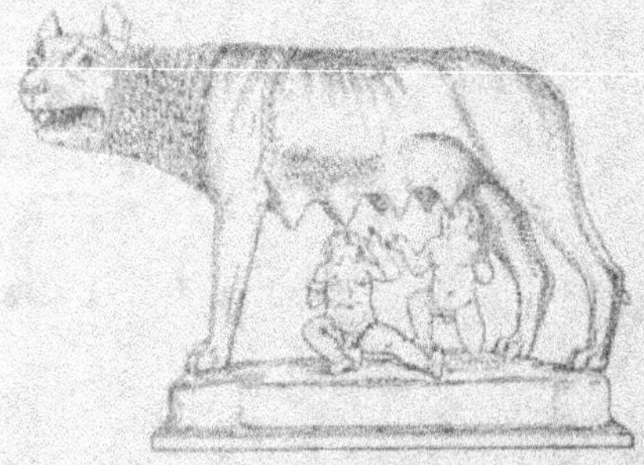

Fig. 63.

de foudre dont parle Cicéron (1), est un travail étrusque ; mais les
deux bambins ont été ajoutés plus tard ; enfin, à Sienne, la colonne
de granit de la *Piazza del Campo*, porte la louve romaine allaitant Rémus et Romulus : ce sont les armes de la ville qui se dit
fondée par les fils de Rémus ; ainsi s'explique encore la fontaine
formée de loups jetant l'eau par la gueule.

Une médaille (fig. 64), frappée en l'honneur d'un condottière de
Pérouse, Nicolas Piccinino, *Vice-comes Marchio Capitaneus-Max-
AC-M.ERS-AER* (alter) (2) et de Braccio de Montone porte, à

(1) *Or. 3-19 Contre Cat.* Voici comment le plus éloquent des orateurs romains
exploite ce « prodige » — accompli l'année de son consulat — contre Catilina,
l'an 63 : « Vous vous rappelez, sous le consulat de Cotta et de Torquatus, les
nombreux objets qui, dans le Capitole, furent frappés de la foudre ; des statues
de dieux et de personnages antiques furent renversées ; l'airain des tables des
lois fut fondu ; la foudre toucha même le fondateur de cette ville : Romulus,
qu'une statue d'or représentait, dans le Capitole, tout enfant et buvant le lait
aux mamelles d'une louve... »

(2) Vicomte Marquis, grand capitaine et un autre Mars.

l'avers, la louve des armes de Pérouse, sous la forme d'une chimère nourrissant les deux fondateurs de Rome. Cette médaille est l'œuvre de Pisani. Une autre médaille italienne, frappée en l'honneur de deux célèbres condottieri, offre, sur le revers, le même griffon fantastique allaitant deux enfants ; allusion à la double illustration que ces deux personnages avaient fait rejaillir sur leur ville natale.

Amiens, si loin de l'Italie, possédait une porte aux *Jumeaux*,

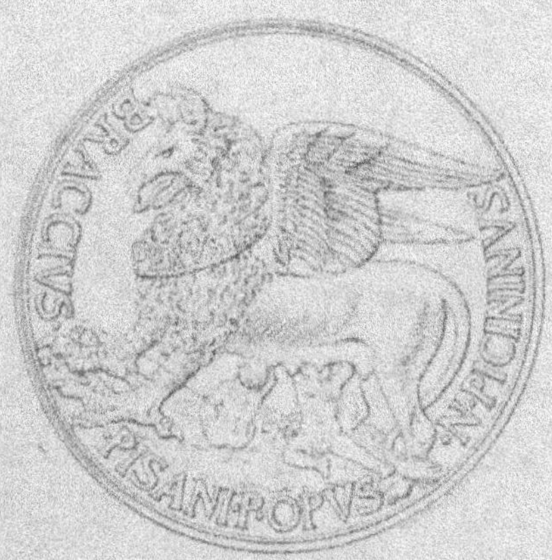

Fig. 64.

ainsi nommée à cause des figures qui l'ornaient, représentant les fondateurs de Rome. Elle donnait sur la grande route de Lyon à Boulogne, qu'Agrippa, gendre et favori d'Auguste, avait fait tracer dans les Gaules (1). Enfin, à Paris, au revers de la porte d'entrée de l'Hôtel de Hollande, rue Vieille-du-Temple, 47, où fut établie l'ambassade hollandaise sous Louis XIV, et où demeura Beaumarchais, on peut voir un bas-relief décoratif, par Regnaudin, rappelant la légende latine.

Peu de sujets ont été reproduits aussi souvent par la peinture, la sculpture ou la gravure, que la *Charité romaine* ou la *Piété filiale*, célébrant le trait légendaire de Péra ou Péro (2), qui

(1) *Amiens monumental*, Dufour frères.

(2) Hugin, dans sa *Fable* CCLIV, intitulée : *Quæ piissime fecerunt*, l'appelle Xantippe : *Xantippe Myconi patri inclusa carcere, lacte suo alimentum cibo præstitit.*

nourrit, de sa mamelle, son père, Cimon, condamné à mourir de faim (1). On lui donne encore le titre de *Charité chrétienne*. A la liste de ces œuvres déjà longue (2), ajoutons une nouvelle série : Hans Sebald Beham, né à Nuremberg, ouvre la marche, dans la première moitié du xvi° siècle. Wanderverff, peintre hollandais, représente la femme debout, tenant son enfant, tant bien que mal, qui, faute de mieux, suce son pouce — le suppléant du mamelon — ; Dikinson a exécuté, d'après ce tableau, une gravure en

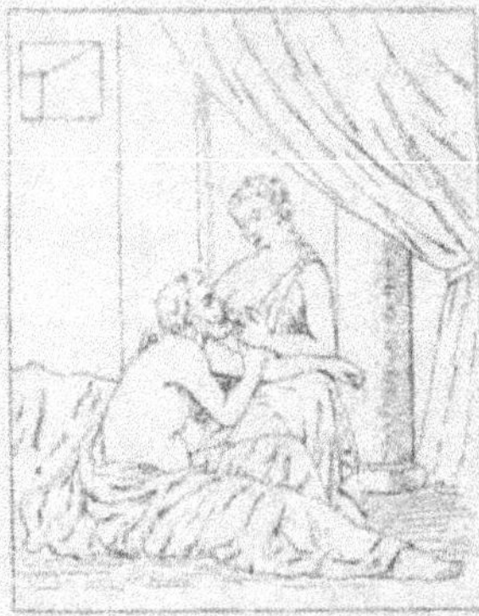

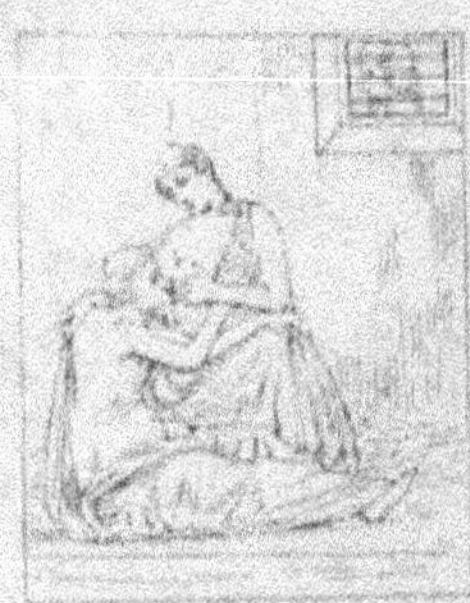

Fig. 65. — D'après la gravure   Fig. 65 *bis*.
        de P. Amendola.

manière noire très appréciée. Même occupation de l'enfant dans le groupe en marbre de Quellin de Oude, au Musée d'Anvers ; à Naples, Musée Filangieri, dans un groupe en porcelaine, l'enfant joue au premier plan, avec un chien, tandis que la mère remplit sa fonction de nourrice paternelle. Le Musée de la même ville pos-

(1) Les artistes ont altéré le récit de Valère-Maxime (liv. V, ch. IV, 7), en substituant le père à la mère.

Kotzebue, qui a visité le cachot « d'un vieillard condamné à mourir de faim », où l'on voyait les traces d'une ancienne peinture, rappelant ce trait de dévouement filial, avoue qu' « on ne sait plus le nom de cette excellente femme ». Ce cachot, dit-il, est situé sous le maître-autel de l'église Saint-Nicolas *in Carcere*, élevée sur une prison construite par Appius Claudius. « Les consuls C. Quintius et Attilius — Acilius d'après Pline — bâtirent sur cette même place un temple consacré à l'*Amour filial*, devant lequel on éleva une colonne, que l'on nomma la *Colonne de lait* (*Columna lactaria*), et au bas de laquelle on exposa, dans la suite, les enfants trouvés ». Voir cette colonne, fig. 363 de notre *Hist. des Accouchements*.

(2) *Anecd.*, p. 55 et *Curios.*, p. 57, 152 à 161.

sède un tableau sur le même sujet (fig. 65). L'enfant de la Péra,
de Carlo Cignani (Vienne) (fig. 66), regarde dans le vide et semble
aussi se désintéresser de la scène. Dans maintes compositions, les
artistes ont tranché la difficulté que soulève la présence de l'enfant
en le laissant à la maison (fig. 67, 68).

Au Musée du Havre, figure un Cimon, en plâtre, d'Hippolyte
Moulin, élève de Barye ; la notice locale n'hésite pas à choisir,

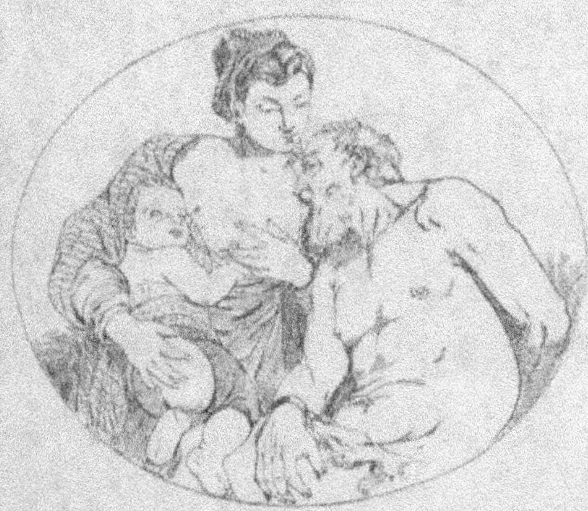

Fig. 66.

comme héros de l'aventure légendaire, parmi les nombreux
Cimons de l'antiquité, le généralissime des troupes athéniennes,
le fils de Miltiade ; aucun document historique précis n'indique
l'exactitude de cette attribution.

Le même motif est gravé au revers d'une médaille frappée pour
célébrer la charité du pape Clément X, en l'an 3, de son règne.
Une femme, symbole de la piété filiale, présente son sein à un vieillard, enchaîné dans une prison et assis sur une pierre, on lit :
L.-H. 1672, signature du graveur Hameranus, avec cette inscription : VIVIFICAT ET BEATIFICAT (Il vivifie et sanctifie). Un
frontispice du XVIᵉ siècle (fig. 69) reproduit, dans les médaillons
inférieurs, les deux versions sur ce trait de piété filiale ; d'un côté,
c'est la mère emprisonnée qui est allaitée, et de l'autre, le père. La

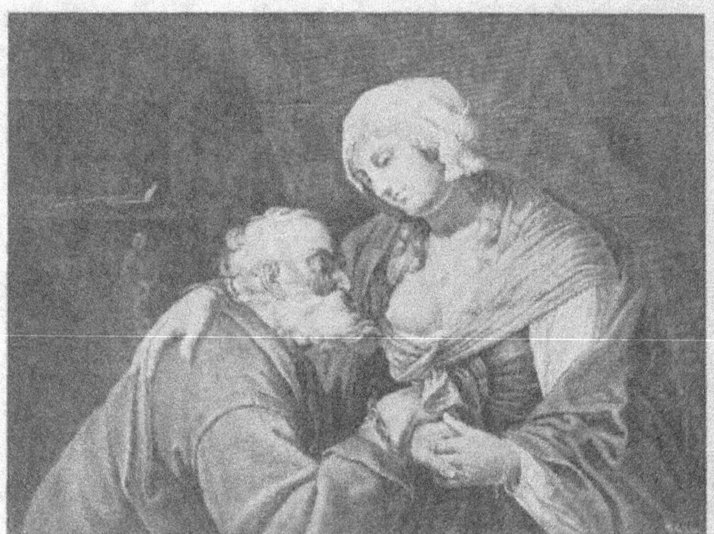

Fig. 67. — D'après le Dominiquin.

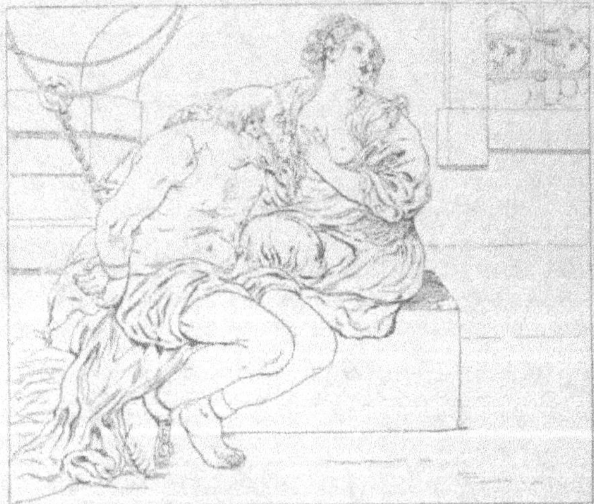

Fig. 68. — D'après Rubens (Amsterdam).

Revue de l'Art, qui a donné un fac-similé de ce frontispice, ne
sait à quels faits il se rapporte : « La troisième scène, dans le bas

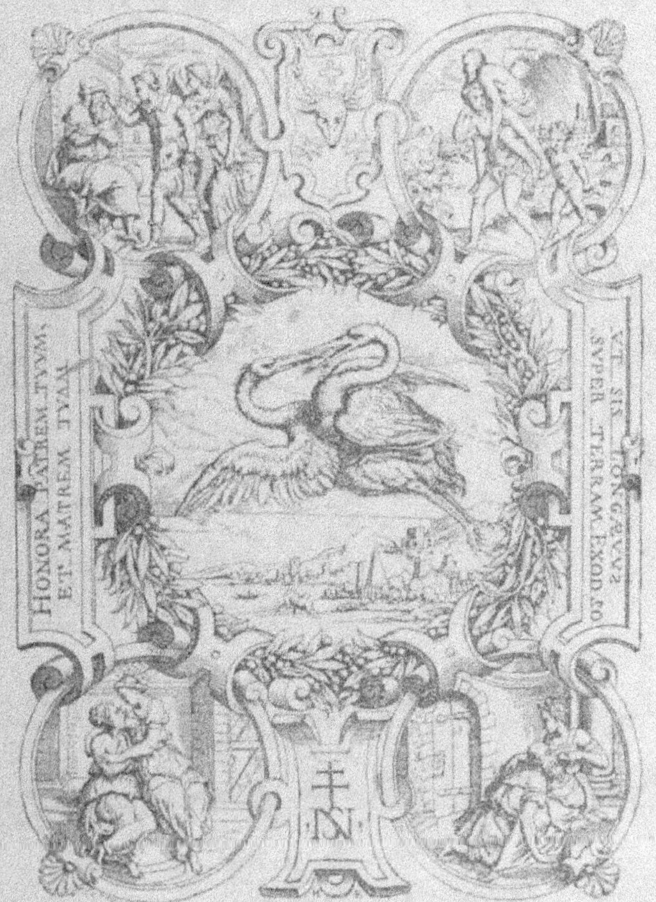

Fig. 61. — Composition illustrant le titre de *Caroli Molinæi franciæ et germaniæ
celeberrimi jurisconsulti* (1612).

et à droite, dit le rédacteur de l'article, doit représenter Boëce en
prison ; mais la quatrième échappe à notre érudition ». Souvent,

en effet, on a peint « le prince de l'éloquence » dans sa prison ; mais il se contente de bénir ses enfants, à travers les barreaux de son cachot, avant de subir son supplice.

Jules Simon et Louis Blanc semblent aussi ignorer et le nom et

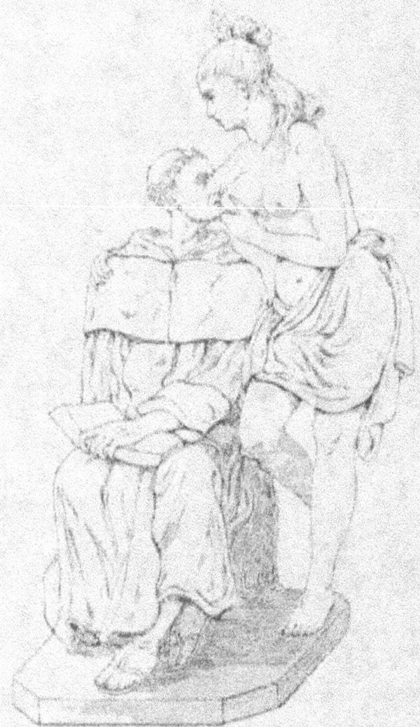

Fig. 71.

la nationalité de cette héroïne romaine. Le premier raconte (1) que Louis Blanc, arrêté à Gand, en 1848, est conduit à la prison politique de l'*Amigo*, dans le cabinet du bourgmestre, où il remarque une gravure suspendue au mur : « C'est l'histoire de cette femme, écrit le philosophe, qui nourrit de son lait son père, condamné à mourir de faim. Il se rappelle, en effet, que la légende place cette sinistre aventure dans la ville de Gand. On mourait de faim ici ! »

Mentionnons encore, sans espoir de donner une liste complète : Gérard Van Honthorst (Munich), qui fait tenir, à la femme, une chandelle de la main gauche et son sein de la droite ; le Dominiquin (fig. 67) ; Gherardo delle Notti (Munich) ; Guido Reni (Gênes) ; P.-P. Rubens (fig. 68) ; Charles Loth (Gênes) ; Dominique Piola, palais Spinola, (Gênes) ; Migliori Francesco (Dresde) ; Lebel (Angers) ; Dominique Feti (Angers) ; Alexis Jegorieff, exposition de

____

(1) *Premières années*, p. 415.

Rome, fin du XVIII⁰ siècle. Notons enfin une peinture à peu près
fruste de la maison de Marcus Lucretius Frotonis, reproduite par
Gusman dans les *Dernières fouilles découvertes à Pompéi*
(fig. 65 *bis*), elle a dû servir de modèle au tableau du Musée de
Naples (fig. 65) ; et après cette longue nomenclature, nous pouvons
nous écrier avec Don Ruy Gomez de Silva : « J'en passe et des
meilleurs ! ».

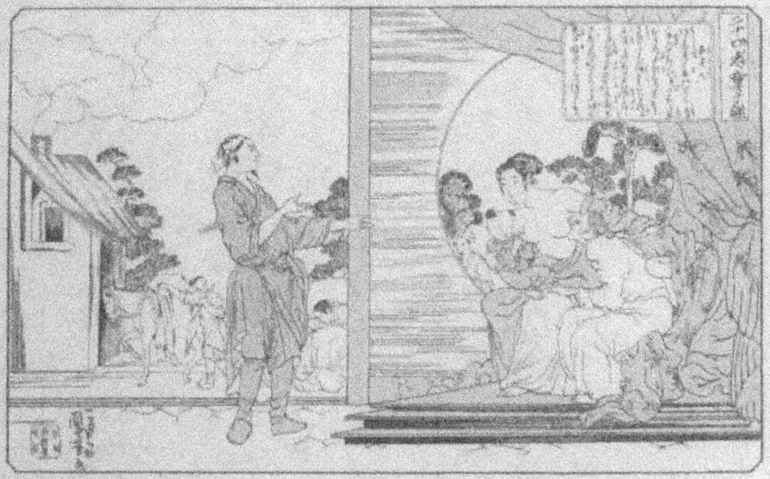

Fig. 72.

Des scènes analogues ont été traitées par les artistes : rappelons cette « dame Anconitaine » à qui, en 1774, au siège d'Ancone,
par Barberousse, offre son lait à un soldat mourant de faim (1) ;
l'épisode d'une Américaine (fig. 37) et le trait de dévouement de
cette jeune indienne, qui sauva la vie défaillante de don Barthé-
lemi de Las Casas, évêque de Chiapa, en lui donnant le sein.
Nous connaissons le tableau consacré par Hersent à ce fait historique (2) ; le sculpteur Blanco s'en est aussi inspiré dans un
groupe en terre cuite du plus gracieux effet (fig. 71). Donnons enfin
le fac-similé de la gravure japonaise, en couleur, de Kuniyoshi

(1) Page 52.
(2) *Anecd. hist.*, p. 66, fig. 33.

(fig. 72), l'une des 24 planches de la suite de l'histoire de Mme Tow « allaitant sa belle-mère qui ne peut plus manger ni viande ni légumes ; elle partage son lait avec son bébé », dit l'inscription placée dans un coin de la composition.

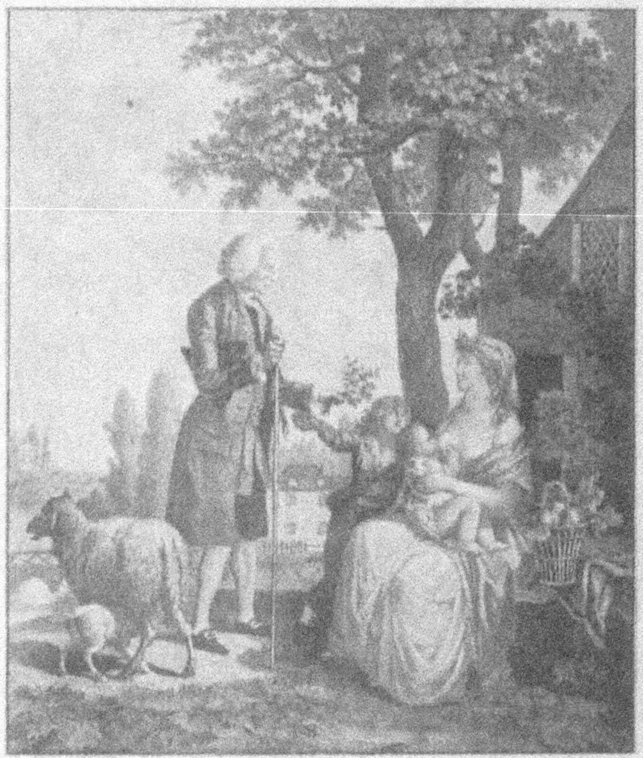

Fig. 73.

Une gravure d'Augustin Le Grand (fig. 73) eut un succès immense, durant l'épidémie de *lactomanie* qui sévit, en France, au XVIIIe siècle : c'était l'époque de J.-J. Rousseau. Le philosophe de Genève offre une rose à la mère qui accomplit sa mission. Au bas de l'estampe, on lit cette légende : « Jean-Jacques Rous-

seau ou l'homme de la Nature. Il rendit les mères à leurs devoirs
et les enfants au bonheur. » Touchants exemples qui seront bientôt oubliés. Le motif principal du tombeau de Jean-Jacques à Ermenonville (fig. 74), représente une *Charité*, avec un enfant à la
mamelle, et les mères reconnaissantes venant offrir des présents à
une *Diane d'Éphèse* ou une *Nature* multimammée ; le sacré et
le profane réunis sous les auspices de « l'homme de la Nature ». De

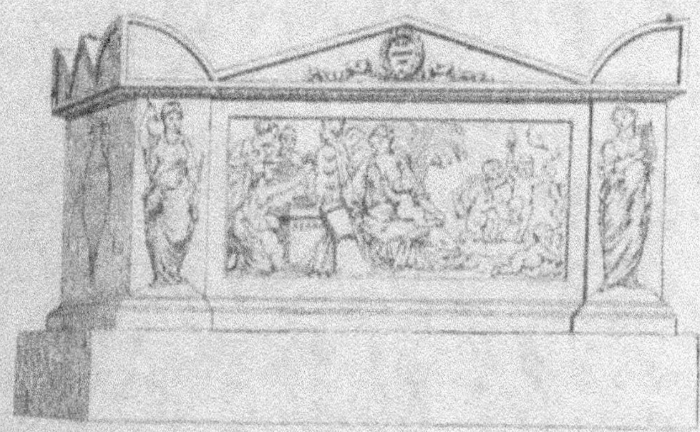

Fig. 74.

même à Sparte, les nourrices portaient leurs enfants au temple de
Diane Corythallis. L'*Amusement de l'enfance* (fig. 75) appartient
encore au groupe des estampes inspirées par la campagne en
faveur de l'allaitement maternel.

Bien avant la propagande de Rousseau, Picart, dès 1717, préco-
nisa, par l'image, l'allaitement maternel : il composa un tableau
sensationnel, dont la gravure, due à Duflos, fut répandue à pro-
fusion. Les tirages successifs de cette excellente « leçon de
choses » offrent des variantes dans le dessin et les quatrains expli-
catifs (fig. 76). L'une de ces planches est accompagnée de cette
versification mirlitonnesque, à la portée des âmes sensibles et
naïves :

Si vous voulez que l'on vous aime
Et qu'on vous estime en tous temps ;
Mères, prenez un soin extrême
D'élever et nourrir vous-mêmes vos enfans.

La *Nourrice qui ramène l'enfant*, de Bénard, appartient à la
même école sentimentale et nourricière. La gravure de ce tableau,

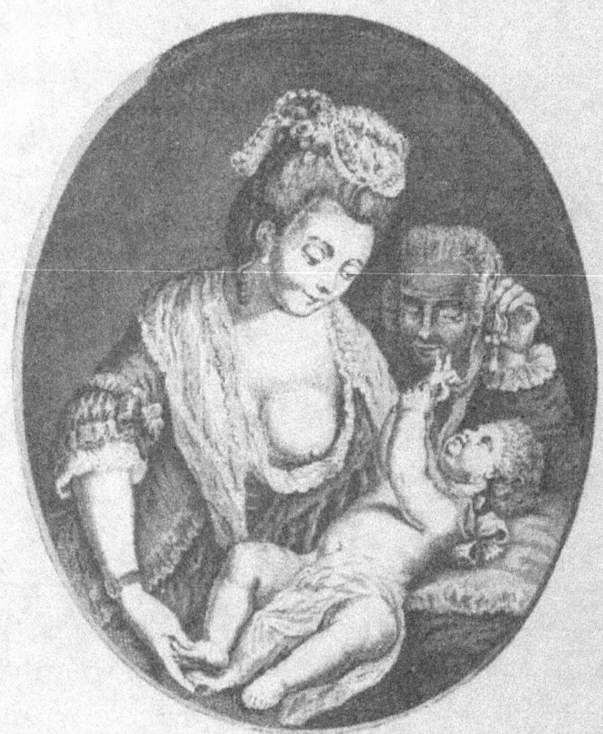

Fig. 75. — Dédiée à la marquise de Marinville.
Moles *del.*, Louvet *sculp.*

par Duflos, est agrémentée de l'apostrophe versifiée, de rigueur,
aux mauvaises mères :

De votre indifférence, Eglé, voilà le fruit :
Plus docile que vous au cri de la Nature,
C'est pour suivre ses lois et venger son injure
Que cet enfant vous fuit.

Sans effort, sans biscuit, il vole à sa nourrice.
Si l'habitude enfin vous le ramène, un jour,
Ne rougirez-vous pas d'avoir, par artifice,
    Ce qu'elle a par Amour.

Il n'est que trop naturel de rencontrer dans le bataillon des apôtres de l'allaitement, le créateur de la peinture morale en

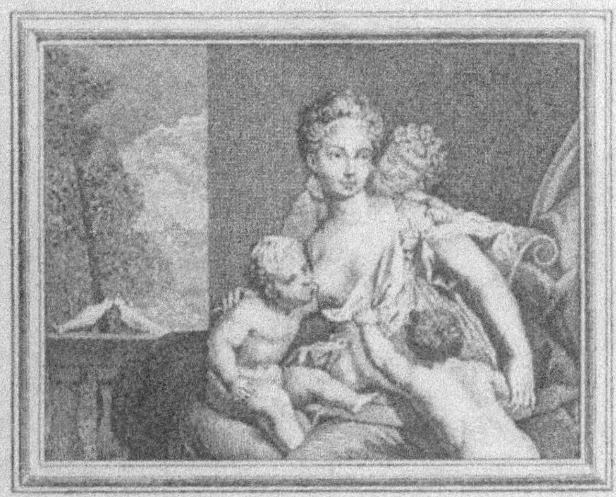

Fig. 76.

France, J.-B. Greuze, avec la *Privation sensible ou le Départ de la barcelonnette* et le *Retour de nourrice*, aimables leçons de choses qui rappellent à leurs devoirs les femmes oublieuses; n'est-ce pas Diderot qui a dit de lui : « il prêche la population ? »

Liezenmayer a raconté sur la toile un épisode qui met à jour l'âme charitable de Marie-Thérèse d'Autriche, émule de sainte Elisabeth de Hongrie. L'artiste représente la reine au moment où, dans une promenade, elle se dispose à donner le sein à l'enfant d'une pauvre malade. Le véritable bienfaiteur, en la circonstance, est le fils de la souveraine qui cède son tour au petit miséreux (fig. 77). Ce tableau, qui figurait à l'Exposition de Paris de 1867, est retourné au Musée de Vienne.

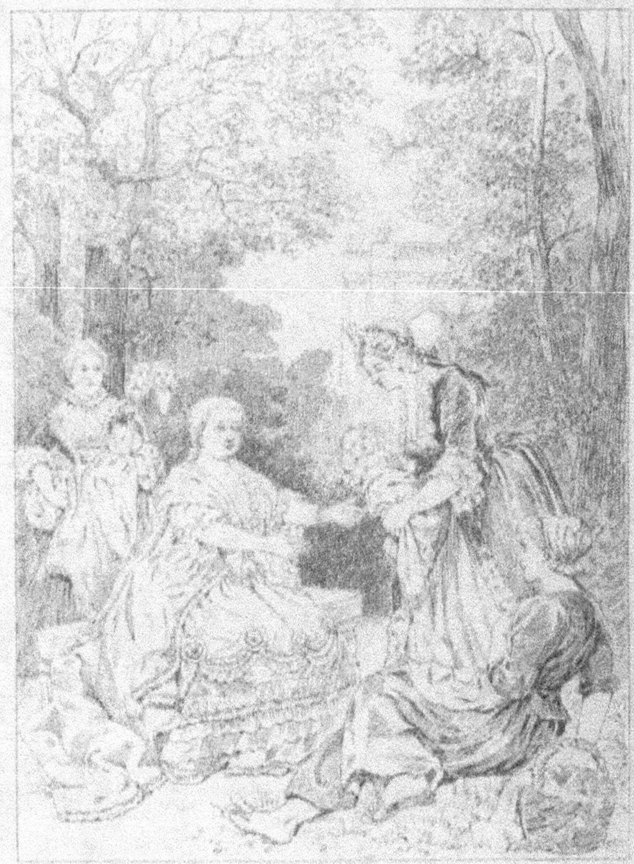

Fig. 77.

Une certaine mode, en Angleterre, a été ridiculisée par la plume et le crayon ; mais elle a, comme toujours, résisté aux attaques les plus violentes. Dans une caricature (fig. 78), dont nos *Curiosités* (1).

(1) Page 187.

n'ont donné qu'un croquis — The fashionable mamma or the

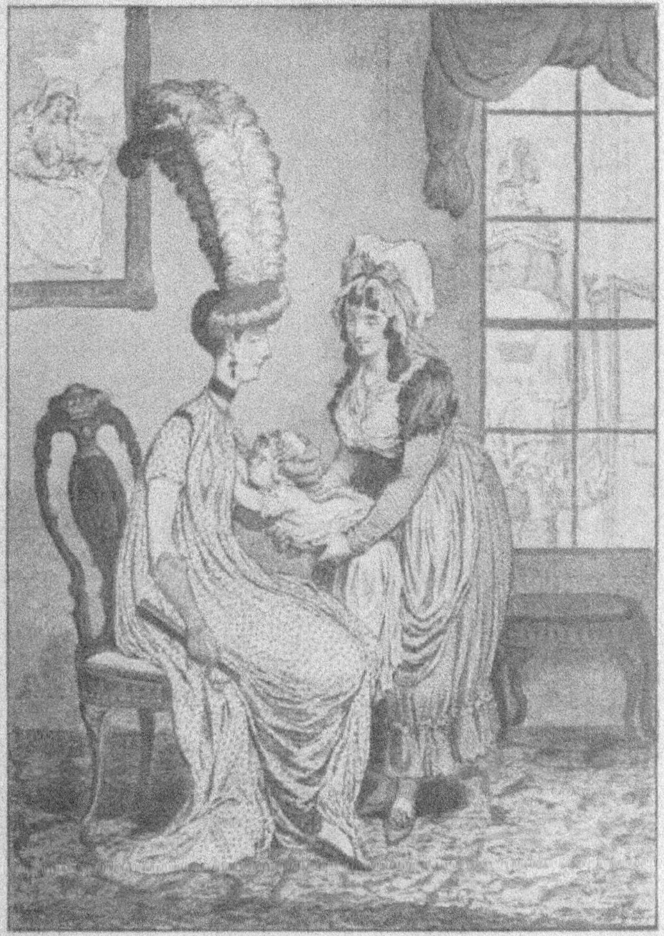

Fig. 78.

convenience of modern dress (la maman fashionable ou les avantages de la robe moderne) (1796) — Gillray raille la grande dame

qui, avant de sortir, se résigne à offrir la mamelle à son enfant,
mais, sans daigner le prendre des mains de la gouvernante, comme
une nourrice royale ; et,
pour n'avoir pas à se
dégraffer, elle porte la
robe fendue au niveau
des seins, à la façon
des madones moyena-
geuses : c'est plus expé-
ditif et moins *schoking*.
A travers la fenêtre, on
aperçoit le cocher sur
son siège, attendant im-
patiemment que Madame
ait terminé sa corvée.
Par contraste, l'artiste
a accroché au mur un
tableau représentant le
véritable amour mater-
nel — *Maternal Love* —
où la mère, tout à son
devoir, tient son enfant
sur ses genoux et dé-
couvre entièrement sa
poitrine.

Eugène Delacroix, en
1824, exécuta son *Mas-
sacre de Scio*, comme
une protestation géné-
reuse et vibrante contre
les exactions des Turcs,
qui opprimaient et en-
sanglantaient la Grèce.
Nous ne tirerons de

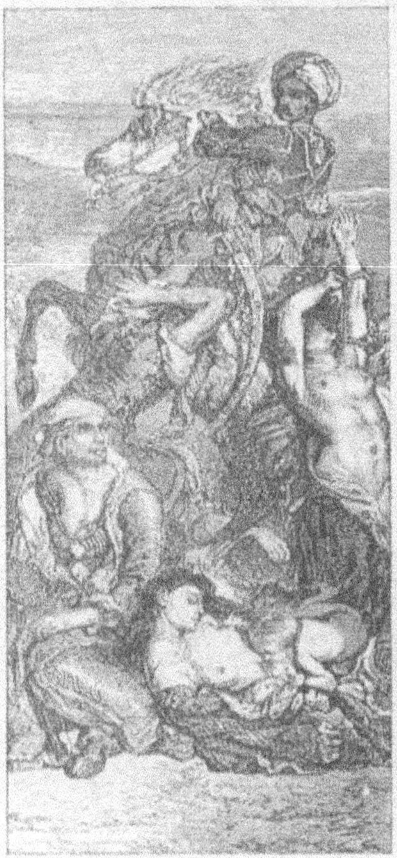

Fig. 79.

cette horrible et admirable page d'histoire que le groupe d'une
mère, frappée à mort, tandis qu'elle allaitait son enfant (fig. 79).
En arrière de ce cadavre, un Sciote traîne à la queue de sa
monture une jeune grecque nue. « Elle se tord et se renverse en

proie aux convulsions de la pudeur torturée, dit un écrivain qui
excelle aux descriptions héroïques, Paul de Saint-Victor; son torse
virginal a la pureté du marbre incarné ; le désespoir lui imprime
les mouvements de la volupté. Belle comme une Niobide mourante,
touchante comme une martyre chrétienne, elle prend, au milieu
de ces scènes d'horreur, la divinité d'une allégorie. C'est la Grèce
dépouillée et violée se débattant contre l'oppresseur. »

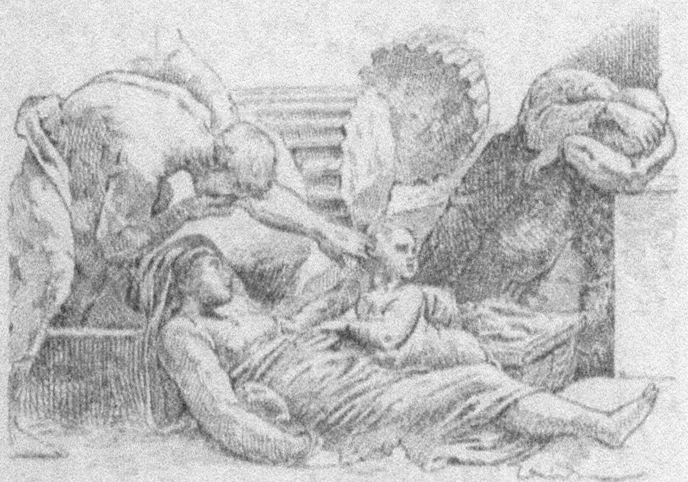

Fig. 80. — Emprunté au *Correspondant médical.*

Une mère mourante, de Philippe de Champaigne (Musée de
Vienne), porte une blessure mortelle au niveau du sein droit : elle
n'a plus la force de soutenir son enfant suspendu à son sein. Nous
pouvons rapprocher de ces scènes tragiques celle que rappelle
Pline à propos d'un peintre thébain, Aristidès : « Il a représenté,
lors de la prise d'une ville, un enfant qui rampe vers le sein de
sa mère, mourante d'une blessure, et il laisse voir que la mère
sent et craint que son enfant, à la place du lait tari, ne suce du
sang ».

A côté de la guerre, un fléau non moins terrible, la peste, nous
fournira d'autres documents. Dans une composition de Raphaël
(fig. 80), un fossoyeur écarte l'enfant vivant du cadavre de sa

mère et il se bouche le nez du mieux possible pour éviter les émanations :

Sur le téton de sa mère expirante,
Tout endormi, j'ai pris le nouveau-né.

Récolte à l'hospice de la maternité.

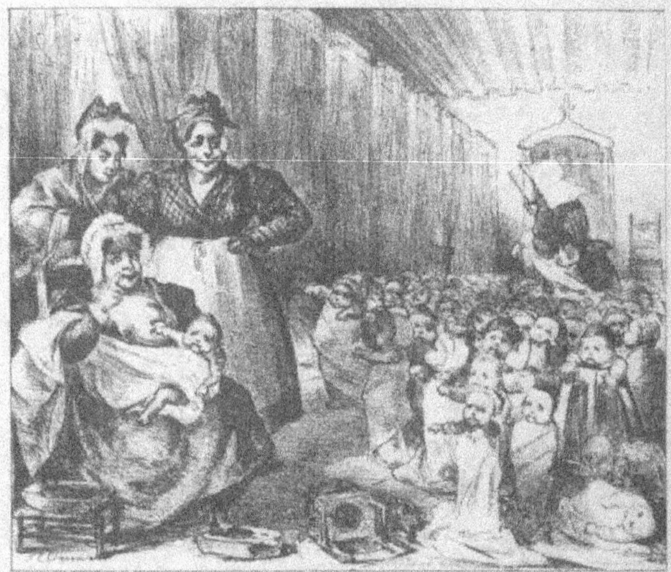

Fig. 81.

L'un des curieux hauts reliefs, en cire, de Zumbo Goëtan, conservés au Musée de Florence, expose un charnier rempli de victimes de la peste : le fossoyeur, le nez et la bouche couverts d'un bandeau, jette un cadavre d'homme sur ceux d'une mère et de son enfant, encore cramponné à son sein (1). Dans sa *Peste d'Asdod* (National Gallery, Londres), Nicolas Poussin étend au premier plan une femme morte, avec son enfant sur la poitrine ; c'est un épisode de la *Peste des Philistins*, du Musée du Louvre. Ce qui

(1) D' Félix Regnault, *La peste dans l'Art*, in *Correspondant médical*.

charma surtout le président De Brosses, à Marseille, devant le bas-
relief de Pierre Puget, représentant la *Peste de Milan*, ce fut la
figure d'une femme moribonde, dont la gorge, qui a été belle, est
abattue par la maladie ; « on dirait que les chairs vont plier sous
le doigt ». Enfin, dans la chapelle Saint-Charles, de l'église Saint-
Jacques d'Anvers, un enfant des *Pestiférés de Milan*, par Jacques
Jordaens, est pendu au sein de sa mère expirante.

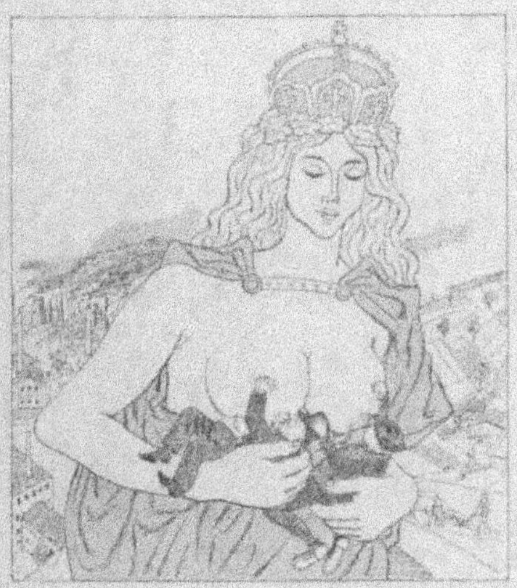

Fig. 82.

Nous avons reproduit le dessin de Léo Dehaisne (fig. 14),
illustrant le menu du 231ᵉ dîner de la Société du « Bon Bock » ;
le billet d'invitation pour le 153ᵉ banquet (5 février 1889) est
illustré par le *Premier Bock* d'Eugène Carrière.

Le peintre du Réel et de la Poésie.

reproduction de son tableau symbolique : *Maternité*. Lucien Car-
doze y a joint une pièce de vers appropriée.

Une lithographie de Chaponnière (fig. 81) porte en légende :
Récolte à l'hospice de la maternité. C'est sans doute une allusion
à un fait politique, mais lequel ? Les marmots jurent qu'ils « ne

téteront plus jusqu'à la dissolution des Chambres ». S'agit-il de la dissolution qui eut lieu en avril 1831, sous le ministère Casimir Périer ? Les collégiens, émancipés à ce moment, se mêlaient aux manifestations politiques et, par ironie, le dessinateur force la note et montre une révolte des enfants au maillot. Cette conjecture est

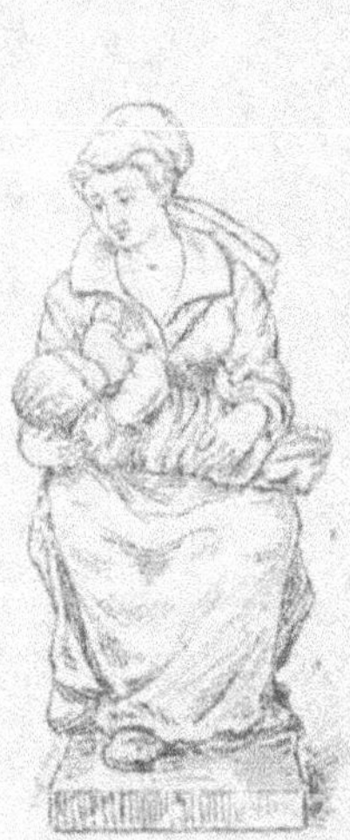

Fig. 83. — Musée de Cluny.

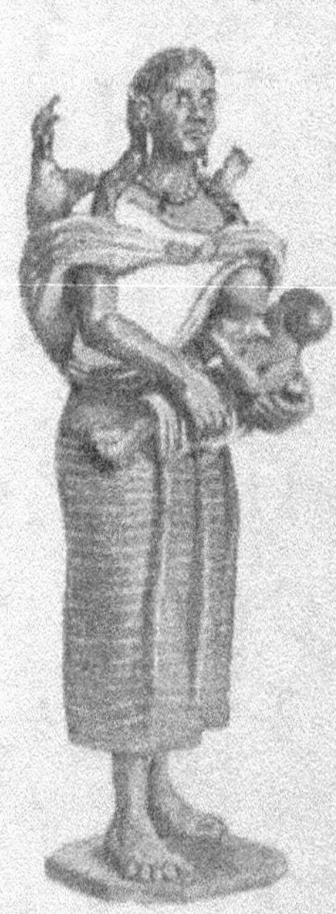

Fig. 84. — D'après la photographie communiquée par M. Paul Duval.

la seule qui nous paraisse plausible, mais nous la donnons pour ce qu'elle vaut.

Le périodique illustré allemand, *Simplicissimus*, a publié une caricature satirique « *le Commerce et la Culture* » (fig. 82), qui faisait allusion à la crise économique de l'Allemagne, en 1901, lors de la lutte entre les industriels, libre-échangistes, et les Agrairiens, protectionnistes ; l'Allemagne, en bonne mère, nourrit les frères ennemis à ses mamelles, en disant : « Ne vous disputez pas, j'ai assez de lait pour les deux ».

Les nourrices termineront cette revue iconographique d'histoire et de mœurs. La statuette en terre cuite émaillée de Palissy (fig. 83), « exquise par le sentiment et touchante par la naïveté du rendu (1) », est une restitution du costume de la gent nourricière au XVI⁰ siècle.

Dans les galeries de Versailles, un tableau anonyme, des Beaubrun peut-être, qui eurent la spécialité de portraicturer Louis XIV

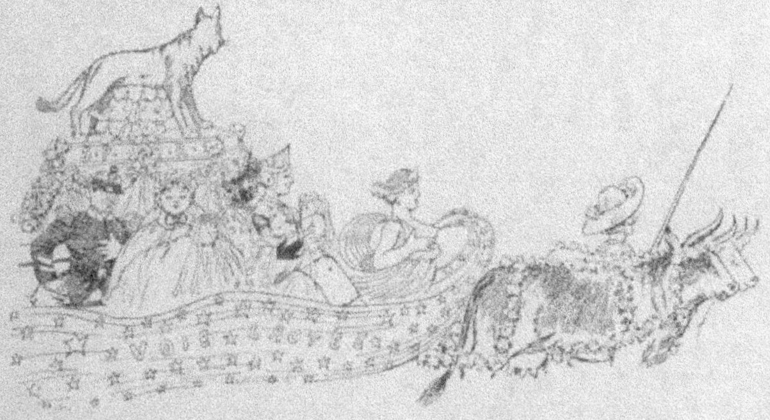

Fig. 85. — Tirée du *Rire*.

enfant, représente le roi au maillot, sur les genoux de sa nourrice, qui lui offre le sein. D'après M. P. de Nolhac, cette remplaçante royale ne serait autre que la dame Amelin ; elle est coiffée en cheveux et vêtue d'une robe jaune paille relevée de dentelle.

Une estampe ancienne, exposée au petit Palais, en 1901, nous donnait le portrait de la nourrice de Monseigneur le prince Ferdinand, enfant d'Espagne, troisième fils de Philippe V, roi d'Espagne et de Louise-Gabrielle de Savoye ; le sein gauche émerge en entier du corsage de la nourrice, qui se prépare à remplir ses fonctions augustes.

Une statuette (fig. 84), rapportée de Tampico par le D⁰ Leter, figure une Mexicaine allaitant son enfant tandis qu'elle a sur son dos,

____

(1) Philippe Burty.

dans un panier de sparterie, deux volatiles : une pintade et un dindon.

Curieuse scène de mœurs prise sur le vif, par Boutreil : *La première dent de lait*. Ce n'est pas assez d'entretenir la nourrice de savon, qu'elle vend, et de sucre, qu'elle mange : il lui faut encore le petit cadeau de la première dent, de peur qu'elle n'en garde une contre les parents : la nourrice ouvre la bouche d'un bébé au maillot et montre, avec satisfaction, la première incisive au père et à la mère attendris.

Notons une caricature de Klein : *Quadrille échevelé, exécuté par les Clodoches de la politique*, où se font vis-à-vis Chambord en Basile, Gambetta en Arlequin, d'Aumale en Écossais et Thiers en nourrice bambocheuse, avec un bébé coiffé d'un bonnet phrygien, la troisième République ; son tablier blanc est parsemé de fleurs de lys et de bonnets phrygiens, unis aujourd'hui sous l'égide du Nationalisme.

Les *Remplaçantes*, de Brieux (1901), donnèrent aux nourrices une mauvaise presse (1) ; Albert Guillaume, dans une de ses satires crayonnées de l'événement du jour, où il excelle, imagina le *Char de l'Allaitement* (fig. 85) pour les réhabiliter et proposa de le faire figurer dans le cortège symbolique de la mi-carême.

Les industriels jouent souvent de la nourrice pour leurs réclames : une affiche d'automobiles installe dans une de ses voitures à pneu, qui « boivent l'espace », une nourrice donnant le sein avec la plus grande sécurité. A la même série appartient un plâtre colorié, visible à la vitrine des « troquets » ; il recommande un *tonique-apéritif* (fig. 86) si bienfaisant, que le nouveau-né préfère la précieuse bouteille à celle de sa nourrice. Cette propagande est en opposition avec la philosophie d'un des tableaux de mœurs épisodiques d'Hogarth, *Gin Lane*, où l'on voit une mère donner à son nourrisson du gin à la place de lait : l'artiste moraliste a réuni dans sa composition tous les crimes du gin. De même, le symboliste Cruikshank, fait la synthèse des méfaits de l'alcool dans la *Bouteille*, d'où sortent tous les maux de l'humanité. Quoi qu'il en

---

(1) Justifiée par la statistique trop édifiante du service de Pinard (maison d'accouchement Baudelocque), sur la mortalité des enfants nouveaux-nés : 20 p. 100, élevés au sein ; 40 p. 100, au biberon ; 60 p. 100, envoyés en nourrice. Conclusion :

Laissons les enfants à leurs mères.

soit, la liqueur « sans alcool (?) » sera la bien venue chez les Orientaux qui, grâce à la finesse de Mahomet, ont résolu ces deux

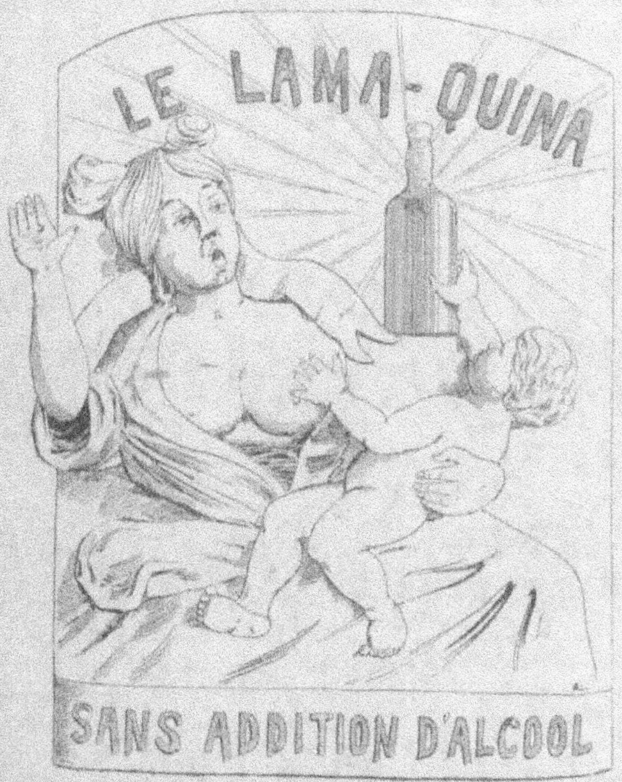

Fig. 80.

graves questions : l'alcoolisme et — à la satisfaction des deux
sexes — le féminisme.

CHAPITRE II

SUR LE DÉCOLLETAGE

I. — FAITS DIVERS

En France. — D'après certains auteurs, sous Charles VI, seulement les dames de qualité — à l'exemple d'Isabeau de Bavière — commencèrent à découvrir leurs épaules et leur poitrine, mais le bibliophile Jacob fait judicieusement observer, dans les *Costumes historiques de la France*, que les statues de Luitbgarde, épouse de Charlemagne; de Richarde, épouse de Charles le Gros; de Berthe, épouse de Robert; d'Anne, épouse de Henri Ier et d'Adèle, épouse de Louis le Gros, prouvent que cette mode est bien antérieure à la fin du XIVe siècle. Il reproduit le portrait d'Agnès de Soisy, femme de Jean Chastelain de Térote (fig. 87), gravé en creux sur une tombe, dans le cloître de l'abbaye d'Ourscamp, près de Noyon : le surcot laisse la gorge à découvert.

Nous avons cité (1) le passage du *Dit des Cornettes*, satire contre la toilette des femmes, qui indique au XIIIe siècle une tendance très accentuée à l'exhibition des charmes pectoraux. Les désœuvrées d'alors savaient déjà fort bien « cacher ce qu'il faut cacher, montrer ce qu'il faut montrer », comme on chante dans la *Jolie Persane*.

Jeanne de Bourbon, que son époux Charles V appelait le « soleil de son royaume », portait, au couronnement du roi, à Reims, un corsage fortement échancré (fig. 88), à en juger d'après une miniature du manuscrit des *Chroniques* de Froissart (Biblioth. nat., n° 8 320).

(1) *Anecd. hist.*, p. 181.

Dans la première moitié du XVe siècle, un vitrail de la cathédrale de Chartres (chapelle de Vendôme), représente Catherine, femme de Jean de Bourbon, comte de Vendôme, avec un corsage découvrant les épaules et la naissance des seins (fig. 89). De même Jeanne de Montaigu, baronne de Thuri, morte en 1420, figure, sur une vitre de l'église des Célestins de Marcoussis, avec un surcot recouvrant la robe ou cotte hardie, dont l'échancrure permet

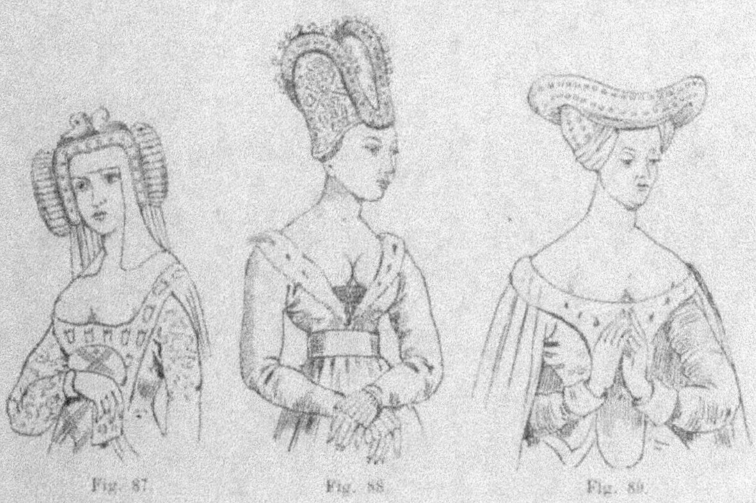

Fig. 87.   Fig. 88.   Fig. 89.

au buste une émergence quelque peu immodeste (fig. 90). Une miniature du manuscrit du règne de Charles VII, nous présente la poitrine, encore suffisamment découverte, de Marie de Fayel, femme de Renaud de Nanteuil (fig. 91); très décolletée aussi est la pieuse Anne de Beaufort, fille aînée de Pierre de Beaufort (règne de Louis XI), figurée sur une vitre de l'église des Cordeliers de Nantes (fig. 92). Sous le règne de ce despote, le corsage féminin, qui, à l'époque de son père, n'était ouvert en pointe que sur la poitrine, s'ouvre également dans le dos, et la *gorgerette* de gaze, qui masquait l'ouverture antérieure, prend le nom de *gorgias*, mais elle voile juste assez la gorge pour en doubler les charmes. En chaire, les cordeliers, les sermonnaires de tous ordres monastiques perdaient leur temps et leur salive à fulminer contre ces modes impudentes et qualifiaient de « portes d'enfer » les crevés inconvenants du surcot. Jean Gerson, sous Charles VI, se plaignait de « leur sain ouvert et mamelles estraintes et descouvertes, corsets et manches justes… ».

Un célèbre arrêt du Parlement, en date de 1420, interdisait aux prostituées le port de ceintures d'or ou dorées, d'où le proverbe : *Bonne renommée vaut mieux que ceinture dorée* (1) ; il leur était en

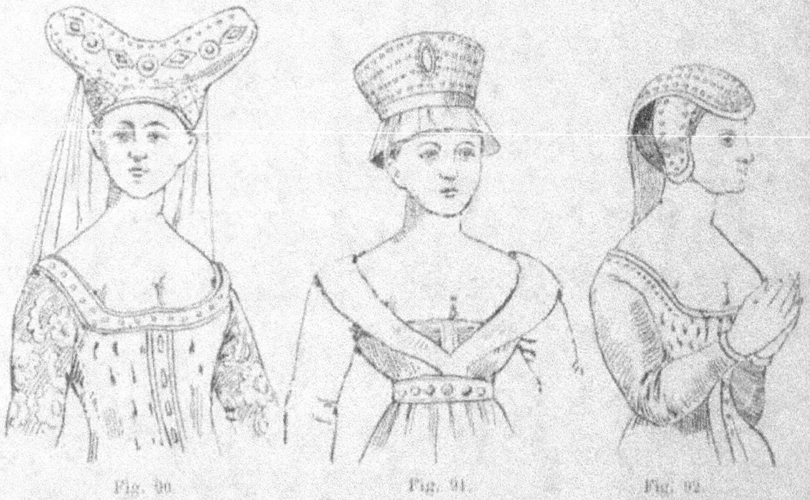

Fig. 90.   Fig. 91.   Fig. 92.

outre défendu d'avoir des robes à collet ouvert et leur corsage devait être lacé sur le côté. Un passage de la *Vengeance de Notre-Seigneur*, mystère du xv° siècle, dont nous aurons occasion de reparler, décrit la toilette des jeunes filles qui « folâtraient dans Jérusalem », ou des filles de joie; c'est sans doute le costume des courtisanes de l'époque, les poètes et les artistes prenant d'habitude leurs contemporaines pour modèles. Les vers suivants montrent que l'arrêt du Parlement n'était pas strictement observé; ces dames ne pouvaient se dire « collets montés » qu'en arrière du cou :

Vous cheminez à grands pas d'arrogance,
Les cols levez aussi droits qu'une lance.

(1) *Anec. hist.*, p. 487.

Vous cheminez fieres comme liepars, (léopards)
Monstrant a tous vos beaulx chevels espars,
Vos beaux devans, vos mignonnes poitrines ;
Et se (si) voyez paillardeaux foricars,
Vous leur jettez impudiques regars,
Et leur faictes un tas de petits signes.

En 1330, un édit de Florence interdisait les fichus de collets, aussi bien aux vierges folles qu'aux vierges sages.

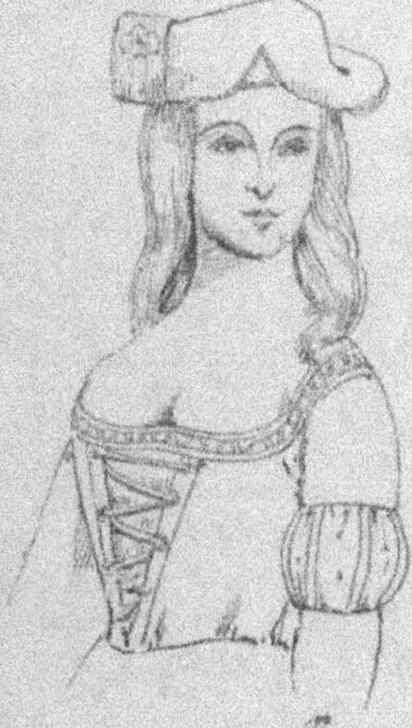

Fig. 93.

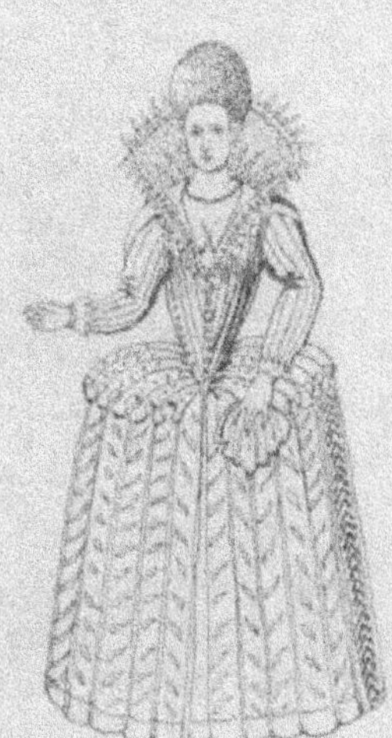

Fig. 94. — D'après Roger Miles,
le *Costume et la mode.*

Guillaume Coquillart, dans le *Plaidoyer d'entre la simple et la rusée*, reproche à celle-ci d'allécher ses dupes.

Par désordonnées fringueries,
Par robes fendues, seins ouverts...

mode qui se continua au siècle suivant. Dans la *Farce des deux amoureux*, de Clément Marot, l'un des personnages, décrivant la toilette de sa belle, parle d'une

Robe de pers, large et ouverte,
J'entends à l'endroit des tetins..

A l'époque de Charles VIII, le *Parement des dames*, d'Olivier de la Marche, cite une élégante vêtue d'une cotte, avec ouverture en guitare sur le devant, masquée par une pièce de tissu transparent qui

> Garde la chair de chaleur et noirceur.

Pendant le règne de Louis XII, la robe génoise, fort décolletée et lacée par devant, fut introduite à la Cour de France, sans doute en l'honneur de la passion toute platonique que le roi inspira à la belle Génoise Thomassine (fig. 93).

Sous Henri II, à l'exception de la reine de fait et de fête, Diane de Poitiers, qui réserve pour son usage personnel le monopole du déshabillage, le costume féminin observe une austérité relative ; aussi H. Estienne est-il autorisé à écrire qu'à son époque : « On avoit mauvaise opinion, en France, d'une femme qui faisoit paroistre sa gorge ; au lieu qu'en Italie, et particulièrement à Venise, il n'y avoit pas jusqu'aux vieilles têtasses qu'on ne mit en parade ».

Au temps du roi très chrétien Charles IX, la mode était aux amples *vertugadins* ou *gard'enfants* (protecteurs d'enfants) ou encore *cache-batards* et, par ironie, *vertu-gardiens* — « si favorables aux filles qui s'étaient laissé gâter la taille (1) » — ; les gorges étaient absolument nues, quelquefois ombragées d'un filet de perles ou de pierreries à grands carreaux.

Le Vert-Galant, ennemi de toute pruderie mesquine et hypocrite, mais fervent admirateur de la nature saine et forte, est partisan de l'émancipation des corsages, à la condition qu'ils aient, comme celui de sa Gabrielle (fig. 94), quelque chose à montrer.

Le buste vigoureux de Marie de Médicis, si souvent caressé par le pinceau de Rubens, a servi de modèle à ses contemporaines et aussi aux frivoles des règnes suivants ; elles s'efforçaient d'atteindre l'embonpoint pectoral de cette souveraine. « En voyant, dit M. Larroumet, les portraits de la robuste génération de femmes qui florissait dans la première moitié du grand siècle, vous aurez certainement remarqué l'aspect copieux de leur beauté. Il y a là

____

(1) *Dict. des Jésuites*, de Trévoux.

une esthétique particulière et Victor Cousin, amoureux posthume
de ces grandes dames, n'a pas manqué de la formuler en style académique. Il disait de la plus célèbre et de la plus typique d'entre
elles, la duchesse de Longueville : « L'embonpoint et les avantages ne lui manquaient pas. Elle possédait le genre d'attraits
qu'on prisait si fort en ce temps. »

Avec le chaste Louis XIII, l'antithèse de son père, les « collets
montés » du xv° siècle reparaissent, mais comme la coquetterie ne
perd jamais ses droits, les lacets des robes se relâchent peu à peu
et mettent bientôt en évidence les opulences du corsage, « les
aiguillons de la chair » ; le scandale devient tel que le pape croit
devoir intervenir et menacer d'excommunication les impudiques
qui dépasseront les limites permises. Les jeunes filles et les femmes
âgées dissimulaient les échancrures indiscrètes de leurs robes, à
l'aide de fichus en dentelles, appelés *minutes*.

Un opuscule de l'époque (1648) — *La desconverture du style
impudique des courtisannes de Normandie, à celles de Paris,
envoyée pour estreanes, de l'invention d'une courtisanne angloise*
— donne aux dévergondées, qui veulent jouer « au reversis » ou
« à la bête à deux dos », les conseils suivants : « Celles qui
auront la gorge blanche et bien taillée et les tétons blancs et bien
relevez, qu'elles se donnent bien de garde de mettre rien de leurs
affutages au devant, qui empêchent la vue des regardans, mais
leur fassent souhaiter de s'en servir de coucinets. Celles qui
l'auront au contraire ci-dessus, qu'elles mettent de larges pare-
mens à leurs collets et robbas et n'en fassent paroistre que des
échantillons. »

Du temps de Louis XIV, d'après les *Costumes historiques de
la France*, du bibliophile Jacob, la toilette des dames du bon ton
se distinguait par une extrême décence ; toutefois, les dames espagnoles introduisirent, en France, l'usage de se découvrir entièrement les bras, les épaules et la gorge, même à l'église : « Une
ordonnance de 1711 recommande aux curés et vicaires de s'élever, dans leur prône, contre « ces femmes et filles qui viennent
entendre la sainte messe dans un habillement indécent et immodeste, n'ayant qu'une robe sans ceinture, telles qu'elles les prennent
en sortant du lit ». Ce fut pour éviter la nudité des épaules et de
la gorge que naquit l'usage des *palatines*, portées d'abord par la

princesse Charlotte Elisabeth de Bavière, fille de l'Electeur Palatin.

En 1692, les femmes se couvraient le sein avec des fichus appelés *Steinkerque*, en souvenir des cravates mal nouées que portèrent nos officiers surpris — comme ils le seront en 1870 — le jour de cette bataille.

Au XVIIe siècle, il était imprudent de sortir la nuit en décolleté de soirée ; colliers et chair plus ou moins fraîche pouvaient tenter le diable et les tire-laines ; témoin l'aventure de Mme de Rohan, racontée par Tallemant des Réaux : « Un soir qu'elle revenait du bal, elle rencontre des voleurs. Aussitôt elle mit la main à un collier de perles magnifiques, qui ornait son cou. Un de ces galants hommes, pour lui faire lâcher prise, la voulut prendre aux seins ; mais il avait affaire à une maîtresse mouche : « Pour cela, lui dit-elle, vous ne l'emporterez pas, mais vous emporterez mes perles. » Durant cette contestation, il vint du monde, et elle ne fut point volée. » Nous avons cité (1), d'après le même auteur, pareille mésaventure arrivée à Mme Cornuel ; cette fois, encore, les voleurs furent volés.

Sous la Régence, le dévergondage des mœurs se réfléchit dans la mode, et l'on montrait au doigt les prudes qui hésitaient à faire étalage de leurs appas. La marquise de Créquy critique la manie de sa marraine, la princesse des Ursins, qui croyait devoir suivre le goût du jour, « en faisant des toilettes prodigieuses, avec sa poitrine et ses vieilles épaules à découvert ». Ce fut la cause indirecte d'une aventure tragique. Le prince de Mansfeld demandait, un jour, à la marquise la raison de ce décolletage intempestif : « C'est pour faire plaisir à nous autres jeunes femmes et notamment à la comtesse Fagnani », répondit la marquise en montrant la comtesse, qui avait « la plus belle poitrine et les plus belles épaules ». Madame Fagnani « indépendamment de ses belles épaules, avait une belle passion » pour le prince. Elle se fâcha de ces airs d'intelligence et Mansfeld reçut un coup de poignard dont il faillit mourir.

Dans l'anecdote rapportée plus haut sur « le rat » de Mme de Warens, et qui remonte aux années 1732 à 1736, Mme de Menthon

(1) *Anecd. hist.*, p. 79.

traite la « maman » de Jean-Jacques de précieuse, parce qu'elle manquait de goût « en couvrant sa gorge comme une bourgeoise ». Ce passage indique que le décolletage était de règle dans la haute société de la première moitié du xviii° siècle.

Un vaudevilliste de ce temps, Gougoud-Pigale, prévient les spectateurs qu'autour de son baquet magnétique, dans la pièce qui porte ce titre, ils verront se presser :

> Un peuple de femmes galantes
> Dont la beauté les ravira,
> Les unes en chemise et d'autres en bouffantes,
> Vingt en Agnès et quarante en bacchantes.

On donnait le nom de « chemises » à des robes de matin unies et sans plis, que les petites maîtresses préféraient aux robes drapées, parce qu'elles « seyaient mieux le nu », et faisaient valoir les formes qu'elles moulaient. Les « Agnès » étaient vêtues avec simplicité ; les « bacchantes », au contraire, portaient des costumes chamarrés d'ornements.

Nous avons reproduit ailleurs (1), d'après Racinet, une gravure de mode de 1778, dessinée par Desrais et gravée par Dupin, représentant une jeune dame vêtue à l'Austrasienne ; mais l'auteur de l'*Histoire du Costume* a cru devoir tartufier le document

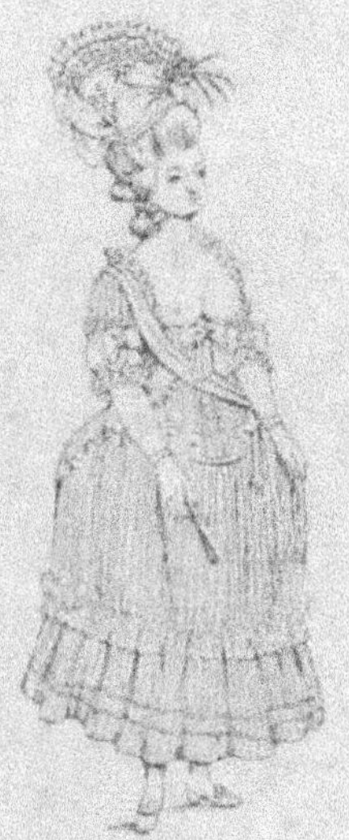

Fig. 94 *bis*.

et couvrir une partie de la gorge ; nous rétablissons le dessin sous son aspect original (fig. 94 *bis*). Ce costume est d'autant plus curieux que l'ouverture immodérée du corsage et la saillie abdominale, simulant une grossesse — par allusion à celle de la reine — jurent avec son appellation d'*ajustement à la Jeanne d'Arc*.

Une autre gravure de mode de 1785-1788, montre « une jeune bourgeoise, assise dans une promenade publique, contrefaisant la dame de qualité ». Le sein gauche s'échappe entièrement au dehors ; et par ce débraillé licencieux, les grandes dames « contrefaisaient », à leur tour, les nourrices. Cette outrance dans le

(1) *Anecd. hist.*, fig. 120.

décolletage disparut momentanément, avec les bergeries à la
limon, alors que les femmes singeaient l'ingénuité de la jeune
fille à la *Cruche cassée*, de Greuze, recherchant le regard « lent
et traînant » que Mirabeau adora dans sa maîtresse (Goncourt).

La marquise de Créquy n'est pas tendre pour Mme Suzanne
Necker « apprêtée, corsée, busquée, ficelée comme une carotte de
tabac ». L'épouse du célèbre ministre des Finances avait imaginé
que rien n'était si distingué que de se découvrir excessivement la
poitrine : « C'était à ses yeux le comble du bel air et la marque
assurée d'une grande élévation dans les habitudes aristocratiques.
Voilà du moins ce que disaient les personnes qui cherchaient à l'en
excuser ; mais, comme c'était une mode qui n'était plus suivie par
les femmes de qualité, tout donne à penser que ces exhibitions
pectorales de Mme Necker avaient encore un autre motif ».

Contraste fréquent chez la femme, — l'incohérence n'est-elle
pas la note dominante du caractère féminin (1) ? — cette libre pen-
seuse du vêtement était une mijaurée, une précieuse dans le
langage et recherchait les expressions pudibondes : elle disait une
jambe de perdrix, pour une cuisse ; une mitre de volaille, au lieu
d'un croupion de dinde, etc. « Il est bon d'observer, constate avec
nous la mauvaise langue, que c'était en étalant toute sa gorge au
vent qu'elle affichait une si belle pruderie sur les bienséances. »

Un jour que Mme Necker était malade d'un refroidissement, elle
dit à Chamfort, en lui montrant l'échancrure protocolaire de sa
robe : « Comment voulez-vous que l'on puisse être en bonne santé
quand on est l'épouse d'un ministre et que l'on est condamnée à
se sacrifier continuellement ainsi pour la convenance officielle et
les exigences de la représentation? » L'impertinent Chamfort, pour
toute réponse, fredonna ce couplet de Bussy-Rabutin :

> Eglé, vous vous moquez tout bas
>   Du feu qui nous consume,
> Et vous vous croyez des appas ;
>   — C'est ce qui vous enrhume.

Mlle Necker, qui devint plus tard Mme de Staël, fut de bonne

____

(1)   L'« Eternel Féminin »
          En un mot se dépeint.
          Surtout en France :
          INCOHÉRENCE.

heure atteinte, au point de vue plastique, d'une « fluxion de poitrine » ou d'une « dilatation d'estomacs » qui passèrent à l'état chronique : « A dix-neuf ans, dit la marquise jacassière, cette grosse pouponne avait des appas comme une fermière. » Elle avait aussi hérité de la pruderie de sa mère, au point qu'elle se refusait à faire sa toilette devant le petit chien de Mme Necker.

D'après Viollet-le-Duc, les femmes en toilette n'ont commencé à laisser les bras nus que sous le Directoire (1) : « Jamais pendant le moyen âge les bras des femmes n'ont été laissés nus. Toujours ils sont couverts par des manches plus ou moins larges ou serrées, et il semble que si les modes ont parfois permis de montrer les épaules et la gorge, elles n'ont admis dans aucun cas que les bras fussent découverts. Etait-ce la conséquence d'une observation d'hygiène ? Nous n'en savons rien, mais le fait est notoire. Pendant le dernier siècle même, où certes les dames ne se privaient point de décolleter les corsages, les arrière-bras étaient couverts. » Le célèbre archéologue ignorait-il que le cordelier Menot, s'élevant contre les caprices effrénés de la mode — sujet favori des sermonnaires — critiqua les manches qui laissaient voir la chair du bras « blanche et attointée » ?

Les costumes du Directoire sont ouverts en haut et sur les côtés jusqu'aux dernières limites de l'impudeur ; la transparence des étoffes est telle que les fourreaux à l'antique des « Merveilleuses » et des « Impossibles » ne les empêchent pas d'être nues ; elles sont à l'état de nature, *in puris naturalibus*.

Les robes minces et nuageuses, écrit M. Henry May (2), avaient la plus complaisante indiscretion. C'étaient des chemises « à la prêtresse », « à la Diane », « à la Galatée » auxquelles seyaient ce couplet du prévôt d'Irai :

> Afin d'éveiller le désir,
> Tu choisis l'étoffe légère ;
> Pour faire entrevoir le plaisir,
> Tu prends la gaze la plus claire.
> Crois-moi, ce que l'œil ne voit pas

---

(1) Vers 1822, on a porté de *faux beaux bras*. Ces postiches étaient couverts de satines à jour, à travers lesquelles on croyait voir un bras bien rond, bien potelé, de la plus belle carnation et tout était faux. (Mme de Genlis).

(2) *Le costume, la mode.*

> N'en inspire que plus d'ivresse ;
> Cacher à propos ses appas
> Est un raffinement d'adresse.

Autre citation empruntée à notre précieuse collaboratrice, la marquise de Créquy : « Figurez-vous que toutes ces Grecques (1) de la rue Vivienne n'étaient vêtues que d'une chemise de percale et d'une petite robe de mousseline sans manche, avec toute la gorge et les épaules au grand air. Cette robe à l'antique et sans ampleur était serrée sur la taille immédiatement au-dessous de la poitrine, avec un galon de laine rouge... Les jambes étaient toutes nues... Quant aux poches, il n'y fallait pas songer avec un pareil vêtement, qui n'était composé que d'une mousseline collée sur les flancs. »

Les ligues pour la repopulation n'existaient pas encore ; mais d'instinct, et un peu par chauvinisme de commande, les femmes s'efforcèrent de combler les vides opérés avec tant de vigueur par la guillotine ; aussi la grossesse était-elle bien portée. Les femmes

(1) Les Grecques et les Romaines ont porté longtemps des *coæ* transparentes, des *laconiæ*, que Varron appelle *vitreæ togæ*, des robes de verre. Lucien, décrivant la toilette de ses contemporaines, dit que sous leur draperie, tout se voit autant que le visage, à l'exception du sein, qui ressortirait d'une manière difforme s'il n'était soutenu de bandelettes (L.-H. May). À Rome, les hétaïres, supprimant ces bandes ou *fascia* et leur tunique flottante ou *coleciam curiosam* présentant une large ouverture sur la poitrine, étaient toujours prêtes à faire

>   .... au premier venu
>   Pour y dormir une heure, offre de leur sein nu.

Pétrone parle des femmes mariées qui, à l'exemple des courtisanes, vont promener leurs lubriques ardeurs chez vingt adorateurs, dans le costume de Phryné :

>   Un voile transparent de leurs secrets appas
>   Dessine les contours et ne les cache pas.

Juvénal, dans sa fameuse satire VI, sur les vices et les débauches des femmes, ne nous montre-t-il pas l'impératrice Messaline s'offrant toute nue aux clients d'un lupanar, les seins relevés par une résille d'or :

>   .... Nuda papillis
>   Constitit aurelis ....

A cet égard, les documents concernant les modes dissolues de l'antiquité surabondent ; rappelons encore la recommandation de saint Jérôme à Leta, au sujet de l'éducation de sa fille : il veut « qu'elle porte des habits qui la garantissent du froid et qui ne la laissent pas nue en la couvrant ». Citons enfin ce passage du *de Beneficiis* (lib. VII) de Sénèque : « Je vois des vêtements de soie, si l'on peut appeler vêtements ces étoffes qui ne mettent à couvert ni le corps ni la pudeur et avec lesquelles une femme ne peut dire, sans mentir, qu'elle n'est pas nue. C'est ce qu'on va chercher à grands frais chez des nations inconnues afin que nos femmes fassent voir au public tout ce qu'elles peuvent faire voir en particulier à leurs galants. » (Régnis de Guerle). Arrêtons là nos citations, crainte d'encourir le reproche de citer à tout propos et non à propos.

stériles qui tenaient à arborer cet emblème patriotique recouraient, comme naguère à l'époque des gestations de Marie-Antoinette, aux ventres artificiels : « Ces apparences de fécondité s'appelaient des *demi-termes*, et les élégantes de 96 n'auraient pas voulu se montrer sans un pareil accessoire à leur parure. »

Sous le Consulat et l'Empire, les « Merveilleuses » font place aux « Agréables », mais les robes sont toujours échancrées et moulées : « — Que Mme X... se dessine bien ! — Avec quelle grâce Mme X... se déshabille ! » s'exclamaient les mondaines de l'époque.

Une aquarelle gouachée de Bosio nous offre *Un Salon parisien*, en 1801. C'est l'exacte représentation de l'intérieur, des costumes et des mœurs de la bourgeoisie, au commencement du XIX° siècle. On a fait monter l'homme au chien savant, qui présente le célèbre *Minuto* jouant aux cartes, pour distraire les enfants, à qui leurs mères, en toilettes décolletées, expliquent la partie. Rien n'est dégénéré : nous avons toujours les chiens calculateurs, voire même les toutous chanteurs et les femmes de petite vertu, dévêtues.

Tous les soirs, l'impératrice Eugénie, cette « parvenue de la beauté », était décolletée pour le dîner, comme il convient dans les festins d'apparat. Ce détail de toilette est donné par Mme Carette, dans ses *Souvenirs intimes de la Cour des Tuileries*.

Sous la troisième République, appelée ironiquement athénienne par ses adversaires, le décolletage est de rigueur dans les repas de cérémonie. C'est à cet usage que nous devons un des mots sans-gêne du général de Galliffet : invité à dîner chez Mme Adam, il n'arrive qu'à neuf heures. La maîtresse de la maison ne peut lui cacher son dépit. Après une parole d'excuse, il s'approcha d'elle et admirant le décolletage de sa robe : « Les belles épaules ! s'écria-t-il », et il y déposa un baiser. Mme Adam riposte à cette impertinence par un soufflet donné du bout de son éventail. Et Galliffet de répliquer, sur le ton et avec le sourire d'un Lauzun : « Maintenant que j'en sais le prix ! » Et il vole un second baiser. On n'est pas plus « dix-huitième ».

Elle est vraiment amusante la charge d'Avelot, du *Rire*, exposant les perplexités d'*Une femme qui n'a pas l'usage du monde*. Dans un premier dessin, Mme X..., une parvenue, est en visite chez une de ses « relations » qui l'invite à sa prochaine soirée :

« Alors, c'est entendu, mon mari et moi, nous comptons sur vous... — Faut-il venir en grande cérémonie ? — Oh ! non, demi-décolletée. » Deuxième dessin : Mme X... est rentrée chez elle et se creuse la tête à définir le demi-décolleté. Enfin elle a trouvé, *Eurêka :* Elle fera son entrée dans le salon avec un sein caché, l'autre complètement à l'air, et sera ainsi demi-décolletée.

Bien réussi encore ce dessin de Calumet, qui représente un fringant officier incliné devant les seins d'une grosse dame sur le retour, le priant « d'ouvrir le cotillon » avec elle ; « Ma géné-

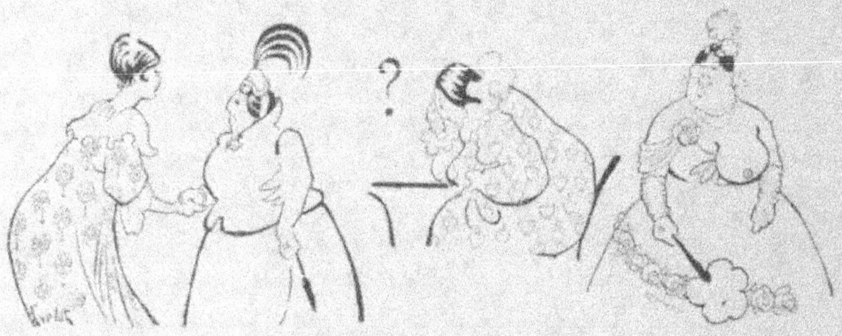

Fig. 93.

rale, répond le galant galonné, d'après ce que me fait voir l'ouverture du corsage, celle du cotillon ne peut que me charmer infiniment. »

La *Civilité puérile et honnête* exige aujourd'hui que l'on rompe son pain à table ; au XVIIIe siècle, au contraire, il était de bon ton de le couper au couteau ; et pourquoi ? La marquise de Créquy, dont nous mettons si souvent les caquets à contribution, va nous répondre : « C'est parce que la croûte du pain tendre est friable et légère et qu'on risquerait d'en faire sauter des particularités incommodes dans les yeux de ses voisins ou sur la gorge de ses voisines. »

Pour Théophile Gautier, une femme en toilette décolletée de bal se conforme à l'ancienne étiquette olympienne : « Les dieux supérieurs, en représentation, avaient le torse nu ; des draperies à plis nombreux les enveloppant des hanches aux pieds. » Les païens d'ailleurs n'avaient-ils pas consacré la poitrine à Neptune, assimilant sans doute les ondulations des vagues à celles des mamelles ?

A l'Académie de musique, il est de mise de se montrer en tenue aussi découverte que la loge. Les beautés sur le retour, dit une spirituelle légende de H. Gerbault, n'ayant plus à montrer que des

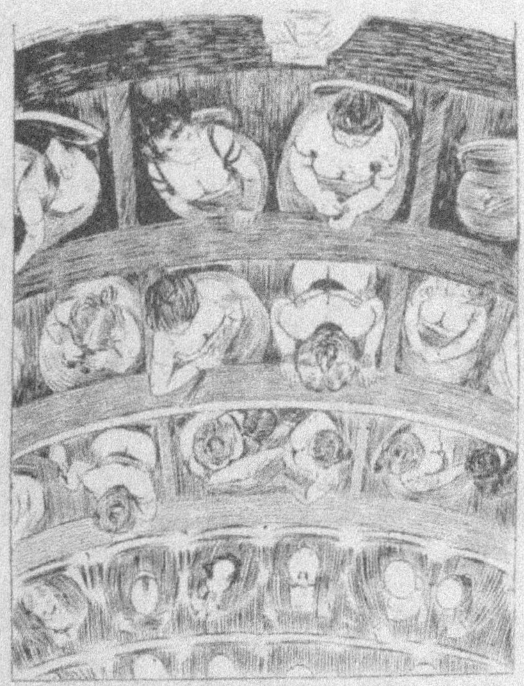

Fig. 96.

« soleils couchants qui ont beaucoup couché », les répandent sur les rebords des baignoires ou en font un étalage discret, estompé par les écrans des avant-scènes.

Après les fantaisies de la plume, celles du crayon : une *Vue plongeante, prise de la 4ᵉ galerie à l'Opéra*, par Jeanne Dumont, du *Rire* (fig. 96), dévoile, à vol d'oiseau, les cascades de chair des galeries inférieures ; les têtes dénudées et bombées des abonnés de l'orchestre donnent encore l'illusion d'autant de rotondités mammaires : de loin, en effet, une tête dénudée ne diffère d'une autre tette dénudée, que par l'orthographe.

Le décolletage en cabinet particulier — entre la pomme et la poire, emblèmes de la forme et de la rigidité des seins — se borne au buste, jusqu'à la taille ; dans l'attitude du « grand renversement » qui fait valoir les beautés naturelles.

Après le demi-déshabillé du cabaret à la mode vient le déshabillé sans réticences de l'intimité de l'alcôve, l'« Enfin seuls ! » ; la nature parée seulement de sa beauté, la plus précieuse des parures.

Il nous reste à examiner quelques déshabillés spéciaux. D'abord le décolletage obligatoire pour le docteur « palpant ses premiers honoraires », comme le débutant de Camuset ou celui de Régnier :

Tâtant le pouls, le ventre et la poitrine

C'est le casuel des enfants d'Esculape, l'une des compensations du pénible et ingrat sacerdoce hippocratique. Il en a été question, chemin faisant, à propos de l'auscultation. Nous empruntons à la *Vie Parisienne*, la figure 97 montrant une cliente pour rire, déshabillée à souhait par le crayon de Gerbault (1).

Le décolletage médical est encore de rigueur pour le choix d'une nourrice et la vaccination. Dans ce dernier cas, il varie suivant la région où la cliente désire être piquée : au bras, « le plus haut possible », afin que les brassières des chemisettes cachent les vilaines cicatrices, mais de préférence aux mollets ; pour les ribaudes, le haut de la cuisse ou le bas des reins, *ad libitum*. Dans une caricature du *Rire*, de E. Cadel, une sexagénaire, à prétentions, qui relève ses jupes et exhibe un stéatopyga de Hottentote, aux yeux ébahis d'un homme de l'art, muni de sa lancette : « Docteur, lui dit-elle, vaccinez-moi à la fesse, et pas trop bas, rapport au décolletage. »

(1) Légende dialoguée qui accompagne le dessin : « Docteur, est-ce qu'il faut que je me déshabille ? — C'est indispensable... — Mon corset ? — Comment voulez-vous, mon enfant, que je puisse vous ausculter ? — C'est bien, comme ça ? — Très bien... » Il trouve que la chemise est encore un peu haut... Il l'abaisse. — On se rend mieux compte comme ça... Respirez... Respirez bien... Doucement... C'est bien.... Encore un peu.... ça ne vous fait pas mal ? C'est ça... Maintenant de ce côté... C'est bien... Respirez. » Il y en a qui disent qu'elle se porte comme vous, comme moi, mais qu'elle est arrivée à ce point de détraquage qu'il n'y a plus qu'une fine ou une forte moustache qui, en la frôlant, lui fasse de l'effet. Son mari est complètement rasé.

Quant à la mise à nu jusqu'à la ceinture, pour duel entre femmes (1), il est des plus rares et ne se voit que sur les toiles des peintres (2) ou dans les tableaux vivants. Au XVe siècle, certains états allemands, autorisaient le duel judiciaire entre époux : on combattait alors nu jusqu'à la taille avec des petits canifs en guise d'épées. De nos jours, lorsque deux viragos ont quelque querelle à vider, ce n'est pas le décolletage, c'est plutôt le colletage ; genre de sport fort en honneur aux États-Unis, qui a fourni l'objet d'une étude sérieuse à un statisticien de Chicago. Ce savant, d'après la *Revue universelle*, s'est proposé de rechercher quelles sont les armes dont se servent de préférence les femmes, de cette ville, pour régler entre elles leurs affaires d'honneur. Il a consulté à cet effet les registres de la police, et voici ce qu'il a trouvé : « Dans 774 combats singuliers, ces amazones ont employé 186 fois le manche à balai, sans doute parce que cet ustensile se trouvait tout

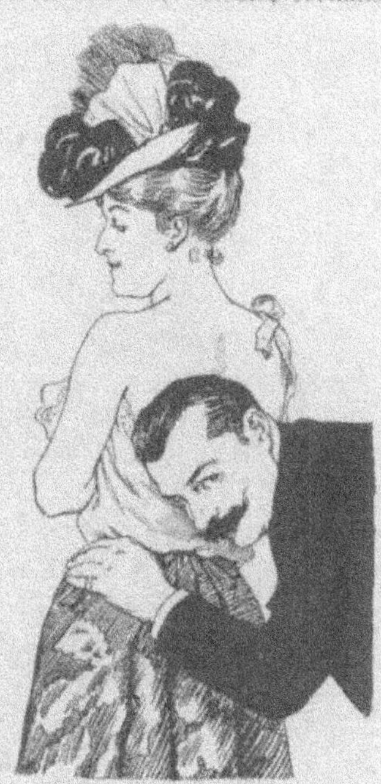

Fig. 97.

justement sous leur main. Puis l'arme favorite, celle qui tient le second rang, est le couteau ; il a été employé 102 fois. Viennent

(1) Qui ne connaît l'anecdote dont le sieur de Chasse, seigneur du Boureau, fut le héros ? Une Polonaise et une Française se disputèrent ce « fapili », comme l'appelait le duc de Richelieu, les armes à la main : la Française fut blessée.

À Venise, les duels entre femmes étaient assez fréquents et à cet effet, religieuses et courtisanes portaient toujours un poignard à leur ceinture : « J'ai appris, dit de Brosses, qu'une abbesse, aujourd'hui vivante, s'était jadis battue à coups de poignard, contre une autre dame pour l'abbé de Pomponne », un vrai nom de gaudriole.

(2) Mastaglio a peint deux rivales, le torse nu, croisant le fer dans un salon, au milieu des invités, en costume du premier Empire ; il n'y manque qu'un cinématographe pour être dans le ton de notre époque. Les ferrailleuses de Bayard opèrent sous bois.

après différentes armes, aussi fréquentes qu'étranges par leur nature : couvercles de fourneaux, épingles à chapeau, assiettes et plats, souliers, pantoufles, parapluies, livres, fouets... Enfin la dernière, qui n'a été utilisée qu'une seule fois, est un biberon ! »

En France, à part les pensionnaires de Saint-Lazare, qui jouent volontiers du couteau, les femmes irascibles se livrent d'ordinaire entre elles au plus vulgaire pugilat et leurs armes sont fournies

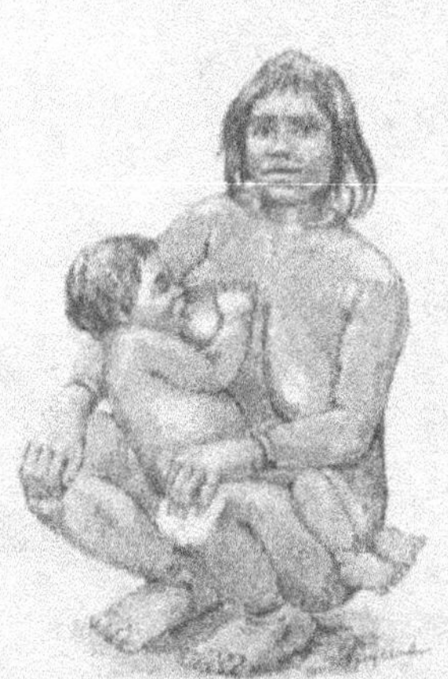

Fig. 98.

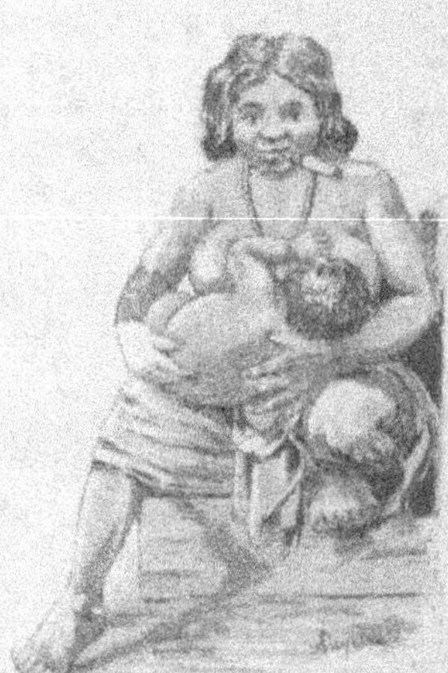

Fig. 99. — Indienne négritos de Ania (Philippines).

par la nature ; elles se griffent, se crêpent le chignon en conscience, et, quand elles n'ont pas de rateliers, mordent jusqu'au sang. Dans les lavoirs, la scène fameuse de l'*Assommoir* n'est pas rare ; alors, c'est un décolletage inférieur qui est infligé pour une fessée bien sentie, à l'aide de battoirs naturels ou artificiels.

Chez les primitifs. — Les peuplades sauvages, où la civilisation n'a pas encore pénétré, tels les Feugiens du cap Horn (fig. 98), pratiquent le décolletage complet : coutume justifiée par la température et aussi par le manque de magasins de confections.

Là où elles ont pris contact avec les civilisés, les femmes, en général, voilent leur nudité inférieure à l'aide de pagnes, plus ou moins bariolés, et laissent à la partie supérieure une indépendance

absolue (fig. 100). Ce vêtement primitif permet à la mère de
porter son enfant sur sa croupe, sans nuire à la liberté de ses
mouvements, quand elle se livre aux travaux des plantations et
aux soins du ménage.

Les femmes des O Kôta, de l'Afrique Équatoriale, marchent en
se dandinant comme les oies et en tendant l'estomac en avant ; à

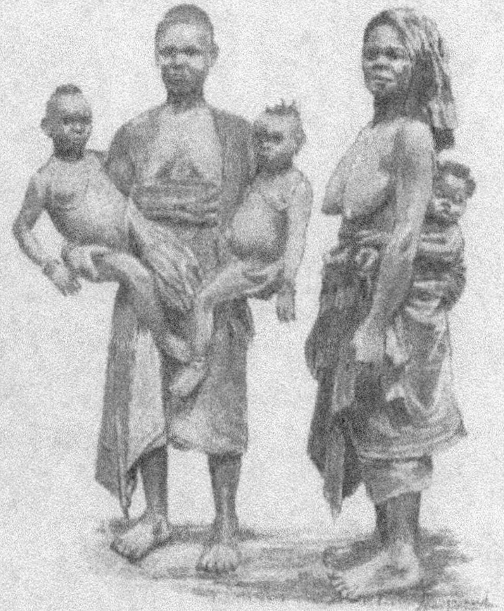

Fig. 100.

l'exemple des indigènes du quartier Bréda, elles se maquillent
horriblement, mais de rouge, de jaune et de bleu.

Au Dahomey, une femme, mère de deux jumeaux, les montre
avec fierté à tout venant ; et comme ils ne peuvent être ensemble
dans le même pagne, elle les tient à califourchon sur chacune des
hanches maternelles (fig. 100). L'Australienne porte son enfant
dans un filet accroché à sa tête et qui voile quelque peu sa nudité.

Les femmes des îles Fidji (fig. 101) se couvrent la poitrine d'un
foulard ; mais les pointes se croisent entre les seins et laissent ces

organes à nu. Dans la tribu Micmak (Terre-Neuve), les femmes se parent d'étoffes bariolées, sans recouvrir les mamelles. Les jeunes Taïtiennes enguirlandent complètement leurs seins de fleurs et feuilles du pays (fig. 102). Les Indiennes de la Patagonie, sans plus s'occuper de leurs seins, s'enveloppent dans une peau de bête qu'elles retirent en famille.

L'indienne Diguenos (Californie) relève sa chemise par en bas,

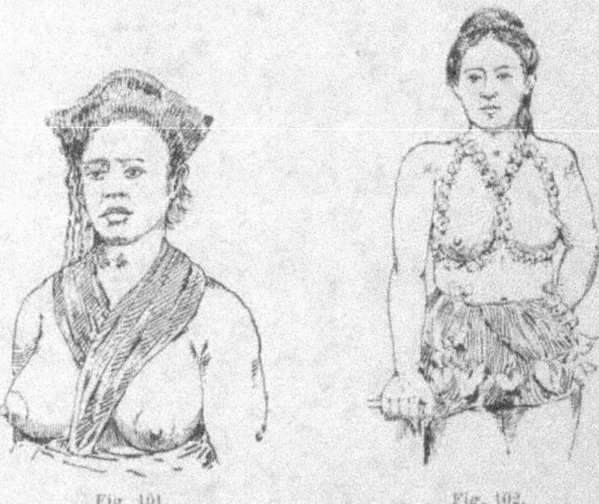

Fig. 101.   Fig. 102.

quand elle allaite son enfant. Pour le même office, la femme Chippeway (Amérique du Nord) ouvre la partie supérieure de son vêtement, comme les fellahs de la Basse-Égypte.

A l'étranger. — Dans l'antiquité, les Égyptiennes portaient les robes collantes et transparentes, s'arrêtant sous les seins et retenues par une ou deux bretelles. Un pectoral, l'*ouoskh*, parure faite de verroteries, pierreries ou lames d'or, recouvrait l'espace qui sépare les seins et oscillait entre eux ; parfois, chez les princesses royales, les seins eux-mêmes étaient étroitement emboîtés dans des coupes d'or qui en épousaient l'exacte forme (1).

(1) L. Henry May, *loc. cit.*

De nos jours, les Égyptiennes qui « accroupies, ont, d'après Fromentin, des postures de singe et debout, des attitudes de statue », sont revêtues d'une robe flottante, bleu indigo, entre-

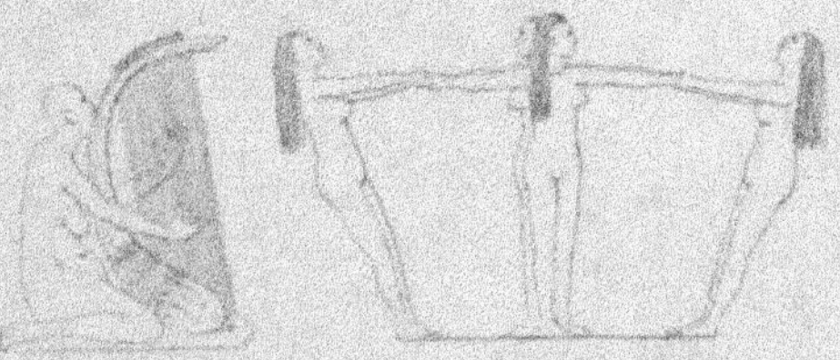

Fig. 103. — Harpiste d'un tombeau de Thèbes. Danseuses de l'hypogée de Mira, VIᵉ dynastie.

bâillée au niveau de la poitrine (1), « et laissant entrevoir, écrit Théophile Gautier, lorsque la fellah est jeune ou n'a pas eu d'enfants, des contours d'une pureté sculpturale qui rappellent la gorge aiguë des sphinx »; elles montrent, dit aussi le lyrique Michelet, « les belles formes qu'on admire dans les monu-

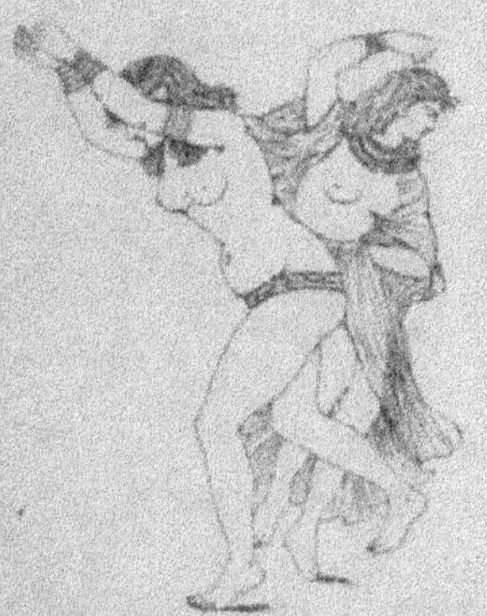

Fig. 104. — Danseuses d'un tombeau de Thèbes.

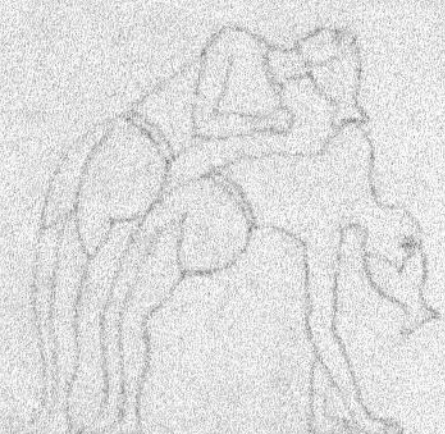

Fig. 105.

ments, ce sein très plein, mais droit, ferme, élastique. Il pointe (comme aux peintures sacrées) d'une virginité éternelle, dressant immuablement la coupe de l'immortalité ».

(1) Telle la *Femme fellah et son enfant*, de Léon Bonnat : la jeune mère porte majestueusement son enfant tout nu à califourchon sur l'épaule, en lui tenant la jambe gauche.

Seules les filles de mœurs légères se livrent à des exhibitions pectorales complètes. Dans la Haute-Egypte, la peau prend une teinte d'ébène si vive que le nu des indigènes n'a rien de choquant — bien au contraire — et les fait ressembler à de belles statues de bronze.

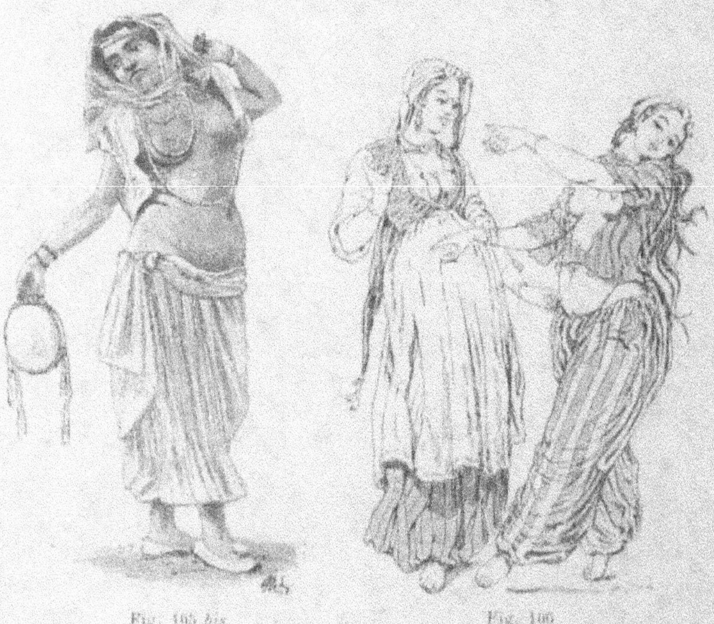

Fig. 165 bis.   Fig. 166

Sur l'ordre d'Abbas Iᵉʳ, les almées égyptiennes ont été reléguées à Keneh, où elles exécutent leurs danses, à domicile, et se font prier pour se déshabiller, sous prétexte que le Coran (1) le leur défend; mais, en réalité, dans l'espoir d'un bakchich plus important, « l'argument irrésistible » de Basile. Quant aux danseuses des cafés du Caire ou d'Alexandrie, elles sont costumées et couvertes de sequins vrais et faux comme les baudets de l'endroit. En avril 1830, si l'on en croit Alexandre Dumas, les almées du Caire

(1) « Dites aux femmes des croyants qu'elles doivent préserver leur modestie de toute atteinte... qu'elles doivent étendre leurs voiles sur leur sein. »

laissaient voir leurs seins entièrement à nu par l'échancrure de leur
corsage : « Elles font la quête après des danses lascives, les unes
mettent alors entre leurs lèvres un sequin qu'elles prennent avec
leurs lèvres ; les autres collent sur leur visage et leurs seins
inondés de sueur, un masque et une cuirasse de petites pièces d'or
qu'elles vont secouer ensuite dans une aiguière d'argent ». C'est
là que les musulmans gagnent la réputation d'avares ou de magnifiques.

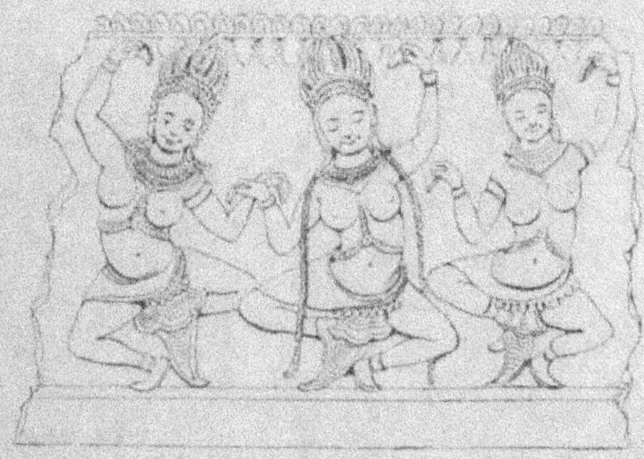

Fig. 107.

Autrefois, comme il apparaît sur les murs des hypogées, le
costume des danseuses, des musiciennes et bateleurs des deux
sexes était des plus primitifs (fig. 103-105).

Au dire de Georges Noblemaire, les bayayères indoues, de Tri-
chinopoly, sont plus habillées que nos jeunes filles en toilette de
bal et leurs danses sont tout aussi correctes ; tant il est vrai que
la civilisation est l'ennemie mortelle de la couleur locale.

Dans certains cafés arabes de Tunisie et d'Algérie (fig. 105 bis,
106), les danseuses du ventre ne se gênent pas pour montrer leurs
seins et leur nombril, à l'exemple des danseuses cambodgiennes d'autrefois — si l'on en juge par les sculptures antiques du musée de
Compiègne (fig. 107) — ici la nudité était absolue, à l'exception
des « Pays-Bas », masqués par un ornement encombrant.

En Tunisie, les juives, insouciantes, laissent baller au vent leurs

seins flasques et flétris (fig. 108) qui gagneraient à garder l'inco-
gnito, tandis que les musulmanes exagèrent les précautions, pour
cacher leur visage et le reste, aux *giaours*, aux chiens de chrétiens (fig. 109).

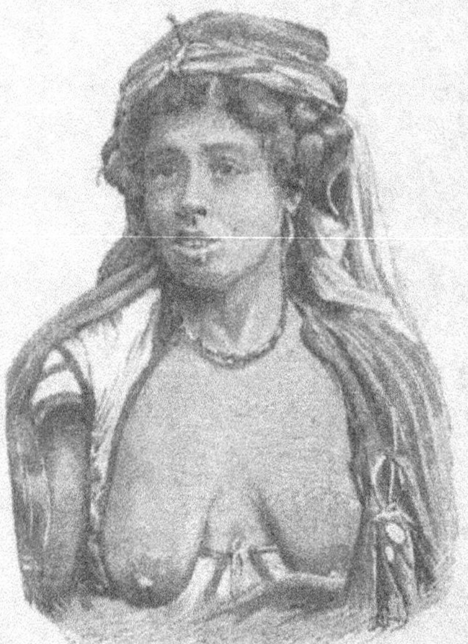

Fig. 108. — Juive de la campagne
de Tunis.

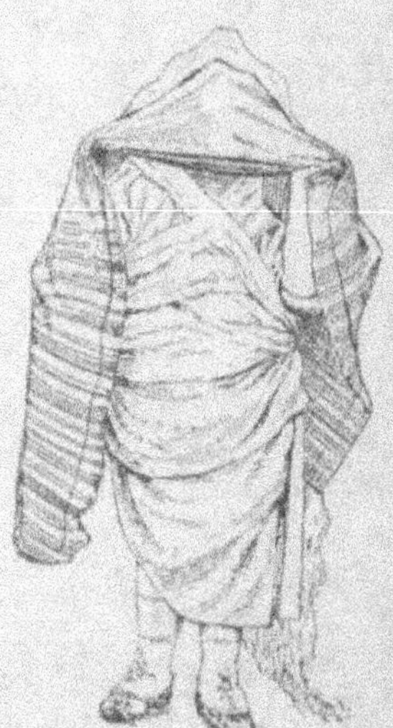

Fig. 109. — Musulmane
de Tunis.

A Damas, au dire du peintre G. Huysmans, les femmes ne se
couvrent pas la gorge, si ce n'est parfois

> D'une gaze légère
> D'une entière blancheur.

Le livre de *Vatsyayana*, où il est question des « étreintes » (1), fait
supposer qu'à son époque, les femmes allaient le sein nu, comme,
de nos jours, pour quelques basses castes et chez les Parias.

(1) « L'embrassement par pénétration se produit lorsque, dans un lieu soli-
taire, une femme se penche pour prendre quelque objet, et pénètre, pour ainsi
dire, de ses seins l'homme qui, à son tour, la saisit et la presse. »

Dans certaines peintures ou sculptures très anciennes, les femmes
— même la favorite du roi — ont la gorge découverte.

Plusieurs dessins d'Outamaro (fig. 110-114), au musée
Guimet, montrent que la Japonaise, à tout âge, en dehors ou
pendant l'allaitement, aime ses aises et se moque du qu'en
dira-t-on.

Le climat de l'Indo-Chine dispense les indigènes de vêtements
trop compliqués, aussi les Siamoises ne portent-elles que la culotte
pour tout costume (fig. 115) et
sont-elles toujours prêtes à donner
le sein à leur progéniture avide.
Par opposition, la Française ne
porte culotte qu'au figuré et se
décide difficilement au rôle de
nourrice.

En Corée, à Séoul, d'après
M. Marcel Monnier, les femmes
ont d'immenses pantalons à la
mauresque, serrés aux chevilles,
et une drôle de petite casaque,
disposée de manière à couvrir
seulement le dos, les épaules et
l'épigastre, tout en laissant les
jumeaux mammaires se jouer à
l'air en toute liberté.

En Perse, les modes européennes n'ont pas encore séduit le
sexe faible, et il est probable

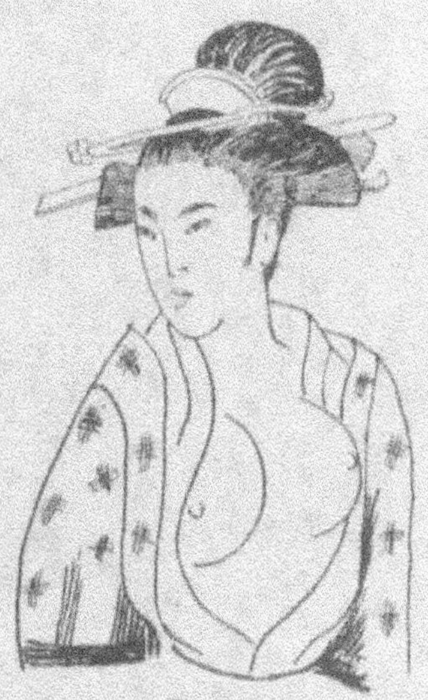

Fig. 116.

que de longtemps encore les Persanes n'abandonneront pas le
costume national. Leur toilette d'intérieur est aussi simplifiée
que possible, d'autant qu'elle ne comporte pas de chemise (fig.
117). Nonchalamment étendue sur son divan, ou assise pour
fumer son kalgan, espèce de narghilé qui n'est pas précisément
portatif, la Persane se contente d'une petite veste, qui boutonne
ou ne boutonne pas, et assez courte pour laisser voir bonne
partie de l'abdomen. Sur une tente, en tapis d'Orient, ayant
appartenu au schah de Perse actuel, et échoué chez un marchand
de Stamboul, nous avons vu représentées deux princesses ou deux

odalisques, richement vêtues, mais dont les seins, vagabonds,
s'échappent complètement du corsage (fig. 116).

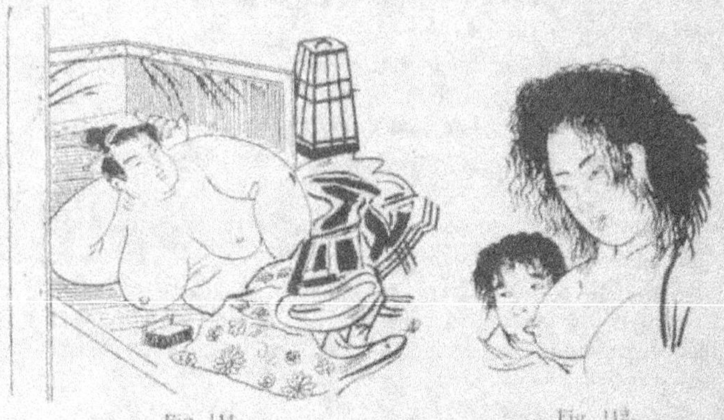

Fig. 111.   Fig. 112.

En Allemagne, au xvi⁰ siècle, les dames de qualité échancraient
outre mesure leur corsage ; nous le savons par une gravure de

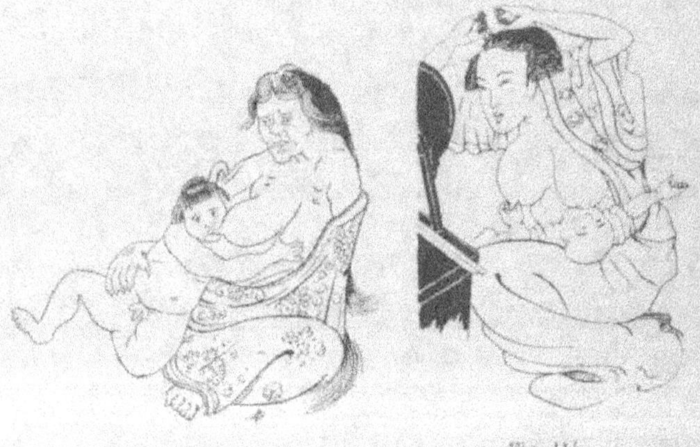

Fig. 113.   Fig. 114.

Henri Aldgrœver (1540), représentant Thamar consolée par Absa-
lon, en costume de l'époque, suivant l'habitude des anciens
artistes. On remarque aussi le ventre saillant qui, au xiii⁰ siècle,

était déjà de mode en Picardie, ainsi que l'indique un trouvère
artésien, Adam de la Halle, dans le portrait de sa belle : « boutine (1) avant et reins voûtés ».

Pourquoi les sévères censeurs de la Prusse contemporaine sont-
ils toujours à vitupérer la dépravation de nos mœurs ? A Berlin,
dans les cafés concerts en sous-sol, les consommateurs, assure

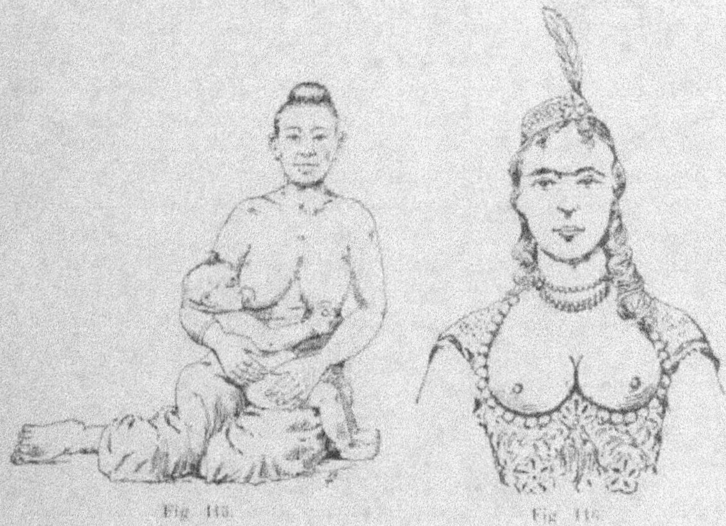

Fig. 115.   Fig. 116.

Paul Adam, « tripotent outrageusement et déshabillent entièrement
les cantatrices à demi nues déjà, qui font la quête après leur
refrain ».

La *Vie privée à Venise*, de P. Molmenti, va nous fournir de
précieux détails sur le « dévestement » des Vénitiennes, depuis
l'origine jusqu'à la chute de la République. Franco Sacchetti, con-
teur italien du XIVᵉ siècle, ridiculisait déjà l'inconstance de la
mode : « Si une nouvelle bizarrerie apparaît, c'est à qui s'en
emparera... N'a-t'on pas vu des femmes avec le fichu tellement
ouvert qu'elles laissaient voir plus bas que les aisselles ? Et puis
elles firent un saut et se couvrirent le cou jusqu'aux oreilles ».

____

(1) *Boutine*, nombril. Glossaire du patois picard.

À la même époque, Dante reprochait aux Florentines, effrontées, de montrer leur sein nu :

> *Alle sfacciate donne fiorentine*
> *L'andar mostrando con le poppe il petto.*

(Toutes les impudiques femmes florentines s'en vont montrant, avec les mamelles, la poitrine). Les Vénitiennes du XVI° siècle, peintes par Carpaccio et Gentile Bellini, portent un corselet étincelant de bijoux et les épaules nues. Bertelli nous représente une épousée vénitienne les cheveux épars, avec l'ample gorgerette et les seins en évidence ; cependant les jeunes filles, qui allaient se marier ou entrer en religion, se couvraient la tête et les épaules d'un voile blanc de soie, et les peines les plus sévères étaient édictées contre les femmes de mauvaise vie qui avaient adopté ce même usage.

Pour conserver l'éclat et la fraîcheur de leur teint, les Vénitiennes à la mode avaient l'habitude de s'appliquer, sur le visage, pendant la nuit, une tranche de veau cru, trempé quelques heures dans le lait... (1). La pâleur du visage était relevée à l'aide du fard ; le même artifice servait aussi à peindre les seins étalés à tous les regards. Alexandre Carava constate le fait dans son livre satirique *Naspo Bizaro* :

> *Fazzandose le tette rossa e bianche*
> *E descoverte per galanteria.*

(Elles se font les tétons rouges et blancs, et les découvrent par galanterie) ; il ajoute que les laveuses d'assiettes, elles-mêmes, n'avaient pas honte de se maquiller et de se dépoitrailler à l'excès. Casola critique aussi la mode de porter la gorge nue :

« Les femmes de Venise, dit-il, se font gloire en public, surtout les plus jolies, de montrer la poitrine, c'est-à-dire la gorge et les épaules, si bien qu'à les voir on s'étonne que leurs robes ne tombent pas à terre. »

Au XV° siècle, d'après Galliciolli, une ordonnance de police obligeait les courtisanes à se mettre à leur fenêtre, la gorge débridée,

---

(1) En France, les coquettes pensaient obtenir le même résultat à l'aide de fréquents clystères, sous Louis XIV, et de copieuses saignées, sous Louis XVI.

afin d'attirer les hommes et de les détourner du péché contre
nature, qui était fort répandu. De même, à Lucques, en 1488, fut
institué l'*Ufizio dell' Onesta*, qui devait punir les sodomistes et
favoriser les amours licites. Longtemps, à Venise, des rues spéciales furent assignées aux filles de joie ; leurs vêtements étaient
des plus légers, et il leur était permis, quand elles se mettaient à la
fenêtre, de laisser pendre hors de l'appui une jambe moitié nue.
Dans la suite, cette tolérance fut sagement abolie.

Au XVIIe siècle, les patriciennes qui, autrefois, sortaient rare-

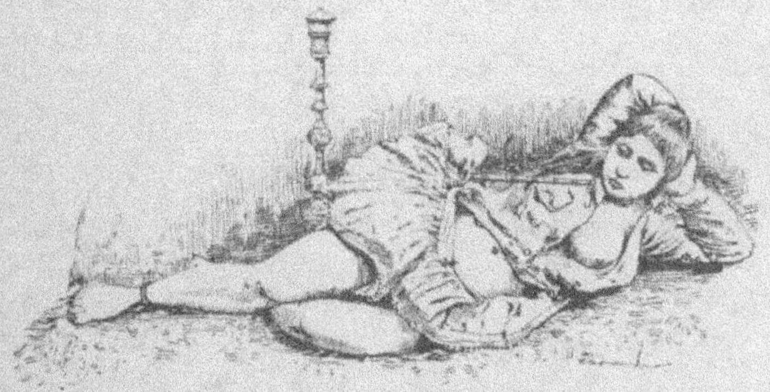

Fig. 117.

ment et ne se paraient qu'à l'occasion des fêtes publiques, s'éman-
cipèrent et commencèrent à se faire voir dans les rues la gorge
au vent : « elles s'en vont les seins nus, dit Scipio Galerano (1646),
et ne s'aperçoivent pas de l'erreur qu'elles commettent ! ».

Vers la fin du siècle suivant, tandis que le costume grec était
adopté par les capricieuses de Paris, les dames vénitiennes s'habillaient à la romaine : elles portaient « la gorge à l'hermaphrodite »,
c'est-à-dire sans corset.

À Londres, le Dr Graham, l'auteur de la *Mégalanthropogé-
nésie* (1), était aussi l'inventeur d'un système de revivification de
l'amour, par l'exhibition de modèles vivants qu'il associait à des

_____

(1) On a dit de cet auteur, qui enseignait l'art de faire des enfants d'esprit,
qu'il était dommage que le père n'eût pas pu profiter des enseignements de son
fils.

passes magnétiques : « Il avait chez lui, écrit un contemporain, un *lit céleste*, où il faisait poser des femmes à demi nues, et ce spectacle, combiné avec des passes magnétiques, des concerts d'instruments et des discours appropriés, devait infailliblement provoquer la crise amoureuse chez les époux envers qui la nature s'était montrée trop avare ».

Le charlatan intéressa à ses affaires la fameuse Emma Lyons ou Hart, future lady Hamilton, qui était d'une beauté incomparable et d'une plastique irréprochable : « De toutes parts on se précipita vers la *great attraction*; on payait des prix fous pour contempler pendant quelques minutes la déesse Hygie, — ainsi l'avait surnommée son cornac, — mollement étendue sur le « lit de volupté » et à peine recouverte d'une gaze transparente. Elle s'y prêtait, du reste, merveilleusement, car elle savait prendre les poses les plus difficiles de la statuaire antique ; elle imitait à s'y méprendre les marbres les plus beaux, et ce fut elle qui ouvrit la voie à la célèbre imitatrice, Mme Hendel-Schultz, et mit à la mode les tableaux vivants (1). »

Nos Anglaises modernes, austères en apparence, ne se gênent pas pour se décolleter à l'occasion et amplement. Prosper Mérimée écrit de Londres à son « inconnue », le 12 mai 1862 : « J'ai vu, le soir, chez lord Palmerston, de très belles femmes et de très abominables ; les unes et les autres faisaient une exhibition complète d'épaules et d'appas, les unes admirables, les autres très odieux, mais les uns et les autres avec la même impudence. Je crois que les Anglais ne jugent pas ces choses-là (2). »

Néanmoins, en dehors des mondaines et demi-mondaines, il existe de nombreuses protestataires qui font partie de la « ligue contre le décolletage », fondée par miss Phelps. Voici quelques-uns des arguments tirés de cette mode déclarée indécente : « Le

(1) Dufour, *Hist. de la prostitution. Gr. Dict. Univ. du XIXe siècle.* Ces tableaux vivants, comme le remarque J. Houdoy, dans la *Beauté des femmes*, ne sont pas d'une création moderne. Quand la reine de Saba vint à Jérusalem, elle avait toute une phalange de jeunes filles chastement vêtues de l'air du temps, qui représentèrent devant Salomon les visions de la reine du soleil.

(2) En voyage, dans les Palace-Hôtels et sur leurs paquebots, les Anglais qui, au déjeuner se présentent, la pipe à la bouche, en casquette et veston de commis voyageurs, — tels on les voit à notre Opéra — imposent, au dîner, le smoking pour les hommes et la toilette de soirée, avec décolletage sans limites, pour les miss ou mistress, même quand elles n'ont que des clavicules ou des côtes, saillantes comme leurs incisives, à montrer.

décolletage est la honte des femmes... la robe décolletée qui
découvre le corps avec impudeur est un défi porté à la civilisation...
Ce sont les reines, les princesses et les grandes dames qui donnent
l'exemple de l'impudicité... Une cuisinière est supérieure à une
princesse ; quand elle va au bal de la Saint Patrick, elle est vêtue
comme l'exige l'idée que le peuple se fait des convenances ». Le
docteur Minime, auquel nous empruntons ces renseignements (1),
les fait suivre de réflexions topiques et fournit à miss Phelps,
dont il approuve la campagne, sans espoir de succès, des arguments d'ordre physiologique : « le décolletage, symbole caractéristique d'une mondanité raffinée, a pour mobile l'impudicité ;
la connexion du sein et des organes sexuels est connue de tous.
Cependant il n'entrera pas dans la ligue de miss Phelps, parce
qu'elle ne changera rien à ce qui est ; elle n'attirera que les poitrines plates. Et puis, il n'est pas mauvais que les femmes jouent de
tous leur appas pour attirer l'Éternel masculin. »

Il y a beau temps que le D' Palpard, médecin de Montpellier, a
adressé à la Société des *Observateurs de la Femme* (1802-1803),
une dissertation qui tend à prouver que le sentiment de la pudeur
est beaucoup plus naturel et plus constant chez l'homme que chez
la femme (2). En effet, le voit-on se décolleter, se faire vacciner
au mollet ou à la cuisse, porter des pantalons ouverts, enfin s'af-
fubler de seins, de hanches ou de *culs* (3) postiches ?

Il ne faut non plus regarder de trop près le puritanisme yankee (4).
Ainsi M. de Norvins (*Revue des Revues*, septembre 1899) rapporte,
entre autres histoires sur les très libres filles d'Amérique, l'aventure de cette Sadie Johnson, un modèle très réputé dans les ateliers
de New-York, qui, au milieu d'un dîner, donné par un jeune ban-
quier, sortit tout à coup d'un pâté monstre, comme Méphisto de la

(1) *Loc. cit.*

(2) Arthur Dinaux, les *Sociétés badines.*

(3) Après les encombrants paniers, imaginés pour cacher les suites du libertinage des femmes, parurent les *poches* destinées à faire valoir les hanches, puis
vinrent les *culs* qui faisaient ressembler les femmes à la Vénus hottentote. « Au
lieu de faire ressortir les belles formes de la nature, dit Dulaure, elles les défi-
guraient. »

(4) La plus grande liberté est laissée aux jeunes Américaines ; mais, femmes
pratiques — c'est dans le sang — elles en jouent habilement ; leur *flirt* n'est
dangereux que pour leur partner : tout ce qu'on voudra, mais pas ça ; c'est
la formule consacrée. Aux États-Unis d'ailleurs, tout se fait grandement ; ainsi,
une *professional beauty*, lady Grantley, accoucha cinq jours après son mariage !

soupière du *Petit Faust*, et simplement vêtue du costume que notre mère Ève a porté la première. Cette « entrée » sensationnelle rappelle une aventure analogue, arrivée à la cantatrice française Pélissier. Elle débuta fort jeune dans la vie galante, et la chronique scandaleuse de l'époque raconte, qu'à peine âgée de quatorze ans, mignonne, ravissante de formes, elle fut servie sur un immense plat d'argent, vêtue de persil, en guise de relevé, à un diner de gentilshommes (1). De même, Mme Malaga s'exhibait au boulevard du Temple, « à la crapaudine » sur un plat d'argent. Enfin « Casque d'Or » raconte, dans ses *Mémoires*, qu'en venant au monde, elle était si menue, qu'un visiteur s'exclama : « C'est un compte-gouttes qui a fait ça ! ». Un soir, le père d'Élie retient ses amis à dîner et leur promet une surprise : un plat de sa composition, un petit salé extra. Après le potage et l'omelette, le « paternel » disparaît un instant, prend sa fille dans le berceau puis la couche, nue et frétillante comme une ablette, sur un plat de faïence capitonné de cresson ; il le pose sur la table, en disant : « Mesdames et Messieurs, voilà le *petit salé* promis ! » Incontinent, l'émotion d'un premier début fit que le *petit salé*, tout en « faisant le soleil », ne tarda pas à baigner dans son jus. C'est sans doute le souvenir de cette exhibition en public qui la décida plus tard à prendre ses inscriptions de « licences » à la Préfecture : il n'y a que le premier *plat* qui coûte.

Mais revenons au pays des dollars. Une caricature satirique de la *Life*, de New-York (1902), prouve que de l'autre côté de l'Atlantique, les habituées de l'Opéra étalent aux feux des lumières leurs parures naturelles, avec la même désinvolture que nos Parisiennes. Ce dessin montre le buste en peau de deux spectatrices, émergeant du rebord de leur loge, comme d'une baignoire, avec cette légende : « Vous croyez que ces dames prennent là leur bain du matin ? — Pas du tout ; elles sont assises dans leurs loges à l'Opéra. »

En janvier 1902, le froid fut si rigoureux et endommagea tant d'appareils respiratoires, chez les dames condamnées par le protocole à figurer dans les réceptions ou les diners officiels en robes décolletées, que Mme Roosevelt s'insurgeant, à la Maison Blanche,

---

contre cette étiquette barbare, inaugura une sorte de jaquette-dîner fermée : toute l'Amérique *high life* adopta la nouvelle mode. De là à imiter la pudique Albion dans l'institution d'une ligue hypocrite anti-pectorale, il n'y avait qu'un pas et il fut aussitôt franchi par Chicago, où une Société s'est formée pour combattre le décolletage et la publication des portraits des artistes comme annonce ; une contrefaçon de notre fameuse ligue contre la licence des rues.

II. — EXHIBITIONS DES SEINS EN PUBLIC (1)

Peines corporelles. — Nous avons déjà parlé des supplices suivis de mort, où l'arrachement des seins n'était qu'accessoire ; ici, nous nous occuperons des peines purement afflictives comportant la mise à nu des seins, dans les diverses sortes de tortures.

Suivant certaines juridictions, la fille mère était poursuivie, toute nue, par les huées de la foule ; de même l'homme et la femme, convaincus d'adultère, étaient également dépouillés de tout vêtement pour être fustigés par la ville (2). C'est de semblable coutume judiciaire que s'est inspiré le peintre Garnier pour son *Supplice des adultères*, exposé au Salon de 1876. Sous Néron, on dépouillait les adultères de leurs vêtements et, après avoir lié leurs membres, on les livrait, dans le cirque, à un taureau sauvage qui les faisait sauter en l'air, à la grande joie des spectateurs : « On les exposait ainsi à la fureur des cornes d'un taureau, prétend Nodot, pour en avoir fait pousser sur le front de leurs maris », application de la peine du talion. Sainte Perpétue subit ce supplice comme martyre de la foi.

Au moyen âge, les mœurs s'adoucissent et la femme adultère, en Italie, est promenée, la poitrine nue, sur un âne, comme le représente une vieille toile dont nous avons détaché la figure 119. De même, vers la fin du xv⁰ siècle, la belle infidèle Jeanne Shore, mariée à un riche orfèvre de la Cité, fut promenée, nue jusqu'au nombril, autour de l'église Saint-Paul (3).

(1) Les nudités produites sur la scène ou dans les pratiques religieuses, comme celles des *Flagellants*, seront décrites dans nos *Seins à l'Église et au Théâtre*.
(2) Lalanne : *Curiosités des traditions*.
(3) Hector France, *loc. cit.*

Nos juges sont encore plus indulgents : le tarif de l'adultère, inauguré par M. Morise, le président de la onzième chambre (août 1901), est de 25 francs par tête — c'est pour rien — ; cependant, un président plus sévère d'une chambre voisine a condamné la coupable à un mois de prison et son complice, à 100 francs d'amende. Autres temps, autres mœurs : actuellement, le ridicule, la flétrissure morale sont le lot de l'époux et non plus de son rival.

Mais revenons aux étrivières, à la peine du fouet : les « fessées patriotiques » étaient la correction habituelle que les tricoteuses administraient, en pleine rue, aux aristocrates récalcitrantes ou aux sœurs, accusées de cacher des prêtres « réfractaires ». On sait que la folie d'Anne Terwagne, dite Théroigne de Méricourt, ou mieux de Marcourt, se déclara après ce suprême affront subi sur la terrasse des Feuillants (31 mai 1793), pour avoir pris la défense de Brissot.

Le jour de l'entrée des Prussiens à Paris, le 1ᵉʳ mars 1871, les Parisiens appliquèrent la loi de Lynch à des demoiselles cosmopolites, pour qui l'effigie des pièces d'or, reçues en libre-échange de leurs galanteries, est indifférente : l'argent n'a pas d'odeur. Rochefort a raconté l'incident dans les *Aventures de ma vie*, avec le sel ordinaire dont il assaisonne son esprit paradoxal et quelque peu enclin à l'exagération de l'effet : « Tout fut calme. Cependant, le seul incident un peu mouvementé fut l'arrestation et la fustigation par les Parisiens de trois salopes qui s'étaient avancées dans les Champs-Élysées au-devant des ennemis, auxquels elles distribuèrent avec affectation de nombreux baisers. La foule se jeta sur elles, les mit à peu près nues, et après une fessée brutale, les couvrit de crachats, d'injures, de huées et même de violents coups de poings. »

Un souverain allemand, le prince Henri XXII de Reuss, fait un singulier usage de son droit de grâce. Ce prince, à l'esprit maladif, gracie volontiers les enfants condamnés par les tribunaux, mais à la condition qu'ils soient amenés devant lui, sans différence de sexe, entièrement déshabillés, et ensuite frappés de verges. Un photographe a pu prendre, assure le *Vorwaerts*, auquel nous empruntons l'anecdote, un instantané d'une de ces scènes, dignes d'un échappé de Charenton.

Nos doux alliés, les Russes, emploient de préférence le knout, même pour les femmes, avec lanières de cuir armées de nœuds, comme autrefois chez les Hébreux ; les Yankees, pendant la guerre de Sécession, flagellaient aussi, à bras raccourcis, « le tabernacle carré, *quadratus tabernaculis* », c'est-à-dire les éminences postérieures des Américaines du parti adverse, et ces peines cruelles, peut-être excusables aux époques troublées, viennent d'être remises en vigueur, comme aux solennités de Diane Lymnatide, par ces fanatiques amants de la Liberté!

Tout récemment, l'Assemblée législative de l'État de Virginie a voté une loi, permettant d'appliquer les châtiments corporels en public. Sa première application fut faite sur la place publique de Manassas, à une jeune fille de dix-huit ans, accusée de relations immorales avec un clergyman. A. Willette en a fait le sujet d'une de ses satiriques et gracieuses compositions.

Chez les Égyptiens et les Perses, la flagellation n'était souvent que le prélude d'autres supplices, tel que l'écorchement : Cambyse fit écorcher vif un juge prévaricateur et ordonna de recouvrir de sa peau le siége sur lequel devait s'asseoir le magistrat pour rendre la justice ; mais la chronique ne dit pas si c'est le dos ou la poitrine qui fut livré au tapissier pour opérer cette macabre restauration.

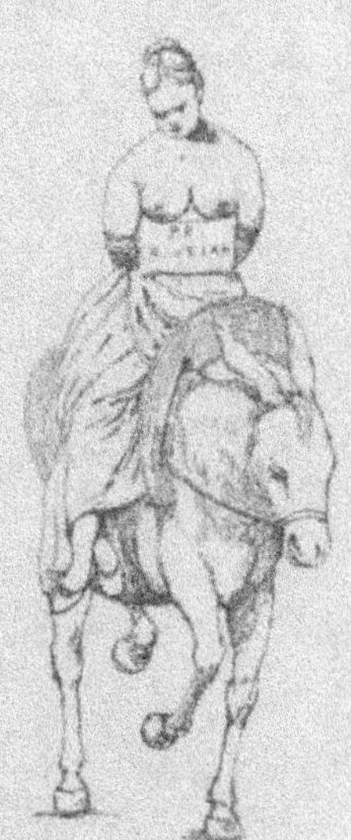

Fig. 119.

Un supplice, longtemps en vigueur dans les pays catholiques, était la mutilation des parties du corps les plus charnues, mamelles supérieures et inférieures, avec des tenailles rougies au feu. Après l'arrachement, le bourreau versait dans les plaies béantes du soufre fondu, de l'huile ou de la cire bouillantes, selon le caprice de l'ordonnateur des hautes œuvres.

Il nous reste à parler des châtiments mortels qui appartiennent à l'histoire du lait ou de l'allaitement. Les sauvages du Darien et de la Nouvelle-Grenade enterrent les enfants à la mamelle avec leur mère. A l'époque de la révolte des Strélitz, Pierre le Grand fit infliger le même supplice à deux femmes. Chez les Perses, la peine de l'auge consistait à enfermer le patient entre deux auges en pierre ou en bois : la tête seule sortait ; on l'enduisait d'une pâte faite de lait et de miel et on l'exposait en plein soleil, pour être dévorée lentement par les mouches et les guêpes (1).

Exercices gymniques et bains publics. — A Lacédémone, les Spartiates des deux sexes, dépouillés de leurs vêtements, se réunissaient sur la place publique pour se livrer aux exercices corporels, sports, danses, institués par Lycurgue (2). Cette nudité n'éveillait aucune idée lascive et n'altérait en rien la pureté de leurs mœurs, protégée, en quelque sorte, par leur ardent patriotisme. « Les filles de Sparte, dit Montaigne, n'étoient pas nues, l'honnêteté publique les couvroit. » Plutarque (traduction d'Amyot) décrit et justifie les institutions gymnopédiques du grand législateur grec : « Pour leur ôter toute délicatesse et toute tendresse efféminée, il accoutuma les jeunes filles, ainsi que les garçons, à se trouver aux processions, à danser nues en quelques fêtes et sacrifices solennels, et à chanter en la présence et à la vue des jeunes jouvenceaux, auxquels, bien souvent, elles donnoient, en passant, quelque brocard à point touchant, concernant ceux qui en quelque chose auraient oublié leur devoir... Mais quant à ce que les filles se montroient ainsi toutes nues en public, il n'y avoit pour cela vilénie aucune ; mais étoit l'ébattement accompagné de toute honnêteté, sans lubricité ni dissolution quelconque. » Dorat, l'élégant poète de l'afféterie et de la frivolité, a célébré ces coutumes, dignes de l'Age d'or, dans son *Poème de la déclamation* :

> Combien je vous regrette, ô temps, ô jours heureux !
> Où dans les murs de Sparte, et dans ses plus beaux jeux,
> Se partageant en chœurs, des vierges ingénues
> Dansaient sans indécence, et dansaient toujours nues.
> Que de secrets trésors dévoilés aux amours !
> Quel charme arrondissait tous ces légers contours !
> A chaque mouvement que de beautés écloses !
> Quels frais monceaux de lis, mêlés de quelques roses !

(1) *Gr. dict. univ. du XIXe siècle*.

(2) Il nous fut donné d'assister à une « lutte de dames » dans une fête foraine ; les championnes portaient un maillot rose qui ne manquait pas d'agrément ; elles tombaient leur homme avec une *maestria* digne de saint Michel, terrassant le démon.

Que dis-je ? aux yeux de l'amant enchanté
La céleste pudeur voilait la nudité,
Et changeait le désir en un timide hommage.

A cette époque lointaine, pas d'adultère ; toutes les épouses étaient autant de Lucrèces retirées dans le gynécée. Les courti-

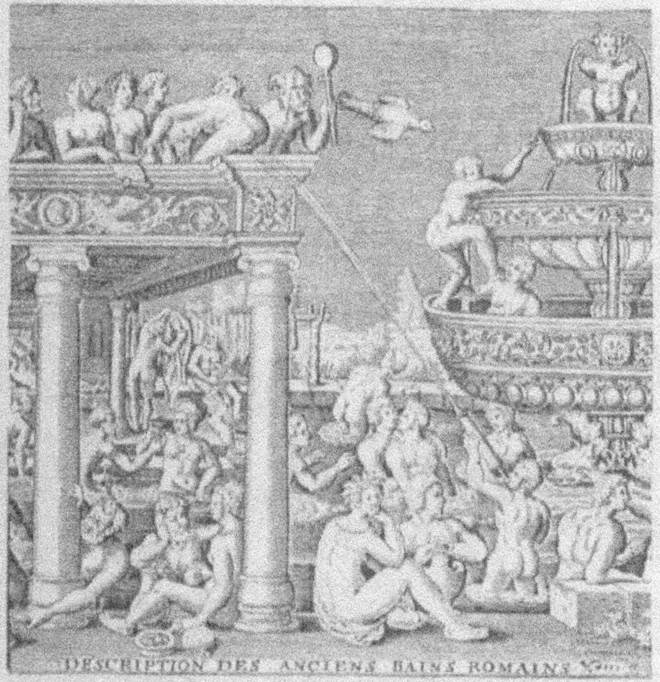

Fig. 129.

sanes seules s'exposaient en public, vêtues de tissus diaphanes (1), lascives et provocantes ; à leur porte pendait un phallus recouvert d'un voile.

(1) De même à Rome : « Avec la courtisane, point de ces embarras : à travers le gaze qui l'habille, on la voit comme si elle était nue ; on distingue si elle a la jambe mal faite ou le pied mal tourné ; on mesure sa taille aux yeux. Aimes-tu donc mieux être dupé, c'est-à-dire payer avant d'avoir vu la marchandise ? » Hor. Sat. I, 2.

Les Romains n'avaient ni la mentalité ni le tempérament des Spartiates, en raison de la corruption de leurs mœurs ; aussi la promiscuité des sexes, tolérée dans leurs *Thermes*, sous les empereurs libertins, fit-elle de ces établissements des lieux de débauche (1) ; quelques empereurs la défendirent : Adrien, par exemple. L'estampe satirique de Gaspar Isac (fig. 120), qui prétend représenter les anciens bains romains, est de pure fantaisie, mais amusante dans ses détails (2).

La suppression de ces bains, qui portèrent une égale atteinte à la morale et à la santé publique, fut une des premières et salutaires réformes du christianisme.

Le *Tepidarium*, de Th. Chasseriau, dont nous détachons le groupe du premier plan (fig. 121), représente des Romaines dans un établissement de bains, où le mélange des sexes n'était plus permis ; elles se chauffent autour d'un brasier de noyaux d'olives. Très belle restitution de la vie antique.

Plus tard, on tolérera de nouveau à Rome la promiscuité dans les étuves. Montaigne, le 16 mars 1580, visite celles de Saint-Marc « qu'on estime des plus nobles » et constate que « l'usage y est d'y mener des amies, qui veut, qui y sont frotées avec vous par les garçons ». On les y épilait à leur gré, avec un mélange de chaux et d'orpiment, et l'opération pour « faire tomber le poil » ne durait pas plus « d'un demi petit quart d'heure ».

En 1688, Maximilien Misson parcourt l'Italie, et raconte que Venise est la ville où les peintres peuvent le mieux étudier la nature sur le vif : « Il y a deux Académies où ils ont toujours des nuditez choisies, de l'un et de l'autre sexe ; et qui sont souvent ensemble sur le même théâtre, dans l'estat auquel on les veut mettre. Tout le monde peut entrer là et vous ne sçauriez croire avec quelle hardiesse on dit que ces petites créatures soutiennent

---

(1) « C'est là, dit Ovide, que se cachaient en sûreté les maris de contrebande... » C'est là également, ajoute Martial, qu'on allait dans les ténèbres se mêler à la tourbe honteuse des courtisanes... Ce furent les femmes qui remplacèrent les masseurs, promenant sur le tronc et les membres leur main habile. » « Les bains, le vin, l'amour, dit Pétrone, détruisent ou entretiennent notre vie ». Héliogabale et bomitien se baignaient avec les courtisanes, les parfumaient et les épilaient. Pline n'hésite pas à voir dans de pareils excès la cause de la décadence de l'Empire. (Durand Fardel, *les Eaux minérales* et J. Rouyer, *Études sur l'ancienne Rome*.)

(2) Nous l'avons divisée en trois parties et ne donnons ici que le tiers moyen ; les deux autres parties paraîtront dans nos *Eaux minérales pour rire* et nos *Clysteriana* ou *Contes d'apothicaires*.

les regards du tiers et du quart. » Avant de quitter l'Italie, constatons, avec Théophile Gautier, qu'à Milan, en 1850, on se baigne encore avec les femmes, dans des baignoires de marbre blanc. « Les bains, ajoute notre voyageur, servent de maisons de passe. » Cependant Montaigne remarque qu'à Bade « les dames sont seules au bain » où elles se font « cornéter », c'est-à-dire ventouser ; mais il n'en est plus de même de nos jours, au dire de Victor Tissot : « Les sources thermales du Bade autrichien sont très fréquentées ; elles forment, comme à Louèche, de vastes piscines, où les deux sexes se baignent en tout bien tout honneur. Un Anglais qui osa, un jour, insinuer qu'un costume moins diaphane conviendrait mieux au beau sexe, reçut pour réponse que ce costume avait été ordonné par la Faculté ! »

A Berne, en Suisse, dans la seconde moitié du xviiie siècle, Casanova, d'après Gérard de Nerval, prétend qu'on y est servi par des baigneuses nues, choisies parmi les filles les plus séduisantes du canton : « Elles ne quittent point l'eau par pudeur,

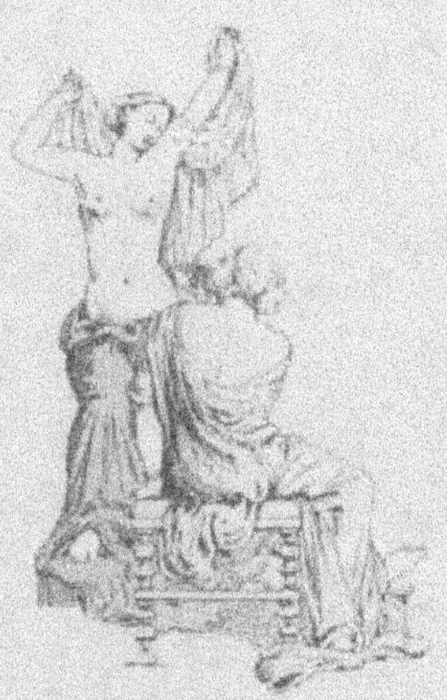

Fig. 121.

n'ayant pas d'autre voile ; mais elles folâtrent autour de vous comme des naïades de Rubens ».

En Turquie, le Coran ne permettant pas les nudités, les femmes se baignent revêtues de peignoirs en crêpe de soie. On raconte que le sultan Mahmoud ayant, un jour, pénétré dans la salle de bains de ses femmes, fut condamné par elles-mêmes à rester un temps assez long sans les voir.

En Finlande existent encore d'anciennes étuves, sortes de lieux sacrés, où hommes et femmes allaient s'exposer aux vapeurs de l'eau versée sur des cailloux incandescents ; ils se fustigeaient mutuellement avec des brindilles de bouleau, puis s'immergeaient dans l'eau froide. Amédée Vignola rapporte une particularité curieuse de ces bains publics : « On y menait les femmes grosses, et c'est là, dans ces réduits obscurcis par la chaude buée, que la plupart des paysans finlandais ont respiré pour la première fois »

Pas plus en France qu'à l'étranger, les bains publics n'offraient de garantie à la morale. Aux « beings de Plommières », écrit l'ironique auteur des *Essais*, à la recherche d'une eau minérale capable de guérir ses coliques néphrétiques, il est indécent aux hommes de s'y mettre autrement que tous nuds, sauf un petit braiét et les femmes sauf une chemise. » Par contre, il est défendu à « toutes filles prostituées et impudiques d'entrer ausdits beings ny d'en approcher de cinq cens pas, à peine du fuët des quattres carres (fouet aux quatre coins), des dits beings ». Il était aussi interdit aux baigneurs d' « user envers les dames, damoiselles et autres fames et filles, d'aucuns propos lascifs ou impudiques, faire aucuns attouchemens deshonnestes, entrer ni sortir desdits beings irrévéremment contre l'honnesteté publique ».

A Paris, défense était faite aux étuveurs, par ordonnance de police, de « tenir aucune réunion de messieurs et de demoiselles » ; mais malgré ces règlements, les établissements balnéaires devinrent des maisons de passe et de rendez-vous. Guillaume Pépin ne fait aucune différence entre les femmes qui se rendent aux étuves et celles qui vont au lupanar : « Sur trente bonnes femmes qui y entrent, dit-il, à peine en sort-il une qui reste pure ». Au commencement du XVI⁰ siècle, le prédicateur Maillard s'écriait en chaire : « Mesdames, n'allez pas aux étuves et n'y faites pas ce que vous savez ». N'était-ce pas abuser des confidences du confessionnal ?

Vers la fin du XVIII⁰ siècle, en vertu de la médecine des signatures qui assimile l'écume de la mer à celle d'un chien hydrophobe, au lieu d'aller à l'Institut Pasteur on se rendait à la plage la plus voisine, pour se plonger dans l'onde amère. En mars 1671, Mmes de Ludres et de Coëtlogon, filles d'honneur de la reine, mordues par une petite chienne enragée, partirent à Dieppe pour « se faire jeter *trois* fois dans la mer ». Mme de Sévigné, qui raconte le fait, se moque de la pudique Mme de Ludres et contrefait sa prononciation : *Ah, Zésu ! matame te Grignan, l'étranze soze l'être zettée toute nue tans la mer.*

Au XVIII⁰ siècle, il était de bon ton, chez les pures et les impures,

d'accorder à leurs galants l'entrée du cabinet de toilette (1) et de la
salle de bain — une gravure de Le Beau (1773) nous fait assister
à l'enjambée de la coquette baignoire (fig. 121 *bis*); — c'est ainsi
que la marquise du Châtelet, assurent les *Mémoires de Longchamp*, recevait ses visiteurs à Cirey ; il en était de même de la

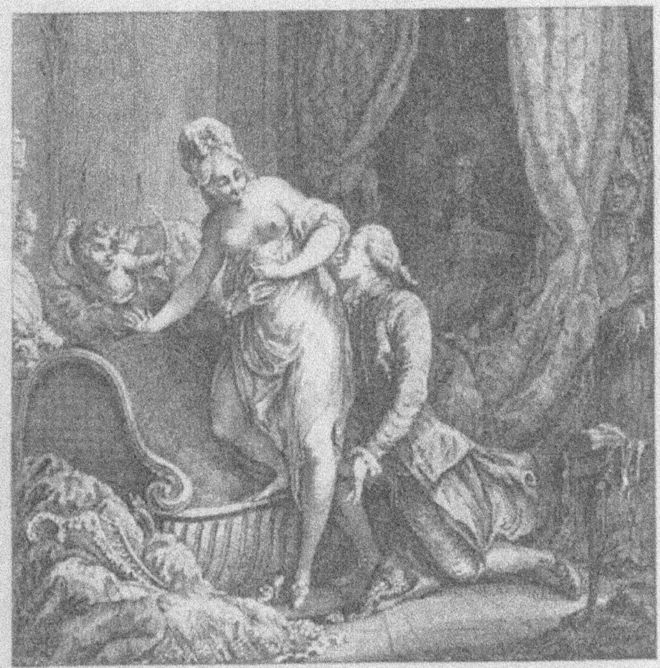

Fig. 121 *bis*.

princesse de Lillebonne. À Rome, en 1779, Mme de Genlis se bai-
gnait beaucoup et toujours les soirs ; aussitôt qu'elle était au bain,
on avertissait le cardinal de Bernis « qui venait, avec son neveu,

(1) La Du Barry, en déshabillé du lit, se faisait présenter ses mules par le
nonce du pape ; certes, l'empressement et la satisfaction du prélat, dans cette
galanterie, étaient plus vifs que s'il se fût agi de baiser celles de son souverain
pontife.

dit-elle, causer trois quarts d'heure avec moi ». La princesse Pauline Borghèse était portée dans sa baignoire et s'en faisait retirer par son nègre Paul (1), dont la « charge » était fort enviée.

Certains aliénés prennent plaisir à se déshabiller complétement en hiver et à se verser de l'eau glacée sur le corps, sans paraître avoir conscience de leur acte ; c'était une des occupations favorites de Théroigne de Méricourt à la Salpêtrière. Quant aux Gallois et Galloises du XIVe siècle, qui vivaient dans les montagnes du Poitou, nus en hiver et couverts de peaux de mouton en été, on les classe parmi les érotomanes (*Chr. méd.*).

Fêtes publiques et festins. — Les orgies de Sardanapale, que Rochegrosse a évoquées dans une toile mémorable, n'ont rien d'authentique ; mais un grand nombre de fêtes célébrées en Égypte, en Grèce, à Rome (2), en l'honneur des divinités génératrices, où les jeunes filles renonçaient à la parure de la pudeur et les femmes oubliaient la dignité conjugale, perdirent bientôt leur caractère religieux et ne furent plus, à Rome surtout, que des prétextes à exhibitions plastiques. Les floralies, entre autres, avaient été fondées soit en l'honneur de Flore, soit, d'après une autre légende, par la courtisane Flora qui avait légué tous ses biens à la République, sous condition que l'anniversaire de sa mort serait fêté par des réjouissances et quelles réjouissances ! La populace allait chercher les prostituées dans leurs bouges de Suburre, les dépouillait de leurs vêtements et les contraignait à se battre ou à prendre des postures indécentes (3). Une toile de P. Piatti (Salon de 1901) montre Caton — le Bérenger de l'époque — aux jeux Floraux ; mais ceux qui devaient y prendre part ne voulurent pas commencer leurs ébats lascifs, avec les jeunes femmes nues,

(1) Joseph Turquan, les *Sœurs de Napoléon*.

(2) Voir *Fêtes et Courtisanes de la Grèce*, par Chaussard ; *Voyage d'Anacharsis* et Dezobry, *Rome au siècle d'Auguste*. Ces fêtes mythologiques ont été reconstituées par nombre de peintres : Nicolas Poussin, Giulio Carpioni, Watteau, Bouchardon, J.-V. Bertin ; P. Gervais (salon 1901), *Fêtes en l'honneur de Bacchus et d'Ariane*, Vasari, *Fin d'une Bacchanale*, etc.

(3) A notre époque, la fameuse Farcy — de joyeuse mémoire — retirée à Montargis, après fortune faite dans les massages select et autres arts d'agréments, renonça à Satan, à ses pompes et à ses œuvres de chair et légua tout son bien à l'Église, par crainte des flammes éternelles,

avant que l'austère raseur ne se fût retiré. Qu'eût-il dit s'il eût vu Héliogabale — « un empereur » — parcourir les rues de Rome dans les attitudes les plus équivoques et sur un char traîné par des femmes nues ; ou Tibère banquetant au Palatin, servi par des filles dévêtues ? N'est-ce pas aussi ce sadique César qui imagina de donner des fêtes à Caprée, où les statues de nymphes et de satyres étaient figurées par des jeunes filles et des jeunes gens en costume de bain ?

Les Grecs se livraient dans les festins à une danse obscène, « la cordace », qui fut adoptée par les Romains ; Pétrone en parle, sans la décrire, au festin de Trimalcion, mais Athénée ajoute qu'elle ne pouvait être dansée que par des personnes sans pudeur. Sienkiewicz, dans *Quo Vadis*, n'a pas été au-dessous de la vérité, en décrivant les réjouissances immorales, organisées en l'honneur de Néron, sur les berges de l'étang d'Agrippa. C'est là que les femmes et les filles des premières familles de Rome promenaient leur nudité triomphante ; des vierges « dont c'était le début dans le monde » apparaissaient en costume de Vénus sortant de l'onde. Chateaubriand en fait mention dans son *Génie du Christianisme* (1).

Faut-il rappeler le procédé irrésistible employé par Cléopâtre pour séduire Antoine ? Elle se rend au-devant du triumvir dans une galère transformée en paradis païen, étendue, complètement nue, sous une tente de drap d'or, entourée de ses femmes dans le même appareil.

Caligula, épris éperdûment de Césonie, se plaisait à montrer les charmes de sa maîtresse à ses familiers, à l'instar de Tibère, exhibant sa femme nue devant ses amis, ou du roi Candaule, qui poussait son confident Gygès dans les bras de la reine Nyssia. Césonie se prêtait de bonne grâce à cette exhibition et cependant le ventre en persiennes ou en besace de ses trois maternités devait nuire quelque peu à son esthétique ; elle n'était, dit Suétone, et nous l'en croyons, « ni belle, ni jeune, mais hardie, altière et de la plus impudente lubricité ».

Froissart raconte, en ses *Chroniques* (2), qu'à l'entrée de la reine Isabeau de Bavière (1389) — qui passe pour avoir inauguré,

---

(1) « Pour le repas de Tigellinus, on avait bâti des maisons sur les bords de l'étang d'Agrippa, où les plus illustres Romaines étaient placées vis-à-vis des courtisanes toutes nues. A l'entrée de la nuit, tout fut illuminé afin que les débauchés eussent un sens de plus et un voile de moins. »

(2) Liv. IV.

en France, le décolletage, ce « sourire du corsage » qui fait la joie
des yeux, — on avait dressé à la porte Saint-Denis un échafaud,
sur lequel était assise une femme allaitant un petit enfant, représentant la Vierge et l'enfant Jésus.

En Bohême, le 24 juin 1412, pendant les troubles qui accom-
pagnèrent les premières prédications de Jean Huss, à la suite d'un
discours de son disciple Jérôme de Prague, les étudiants de
l'Université organisèrent une grande procession satirique : « Armés
de bâtons et d'épées, ils escortaient un char rempli de bulles du
pape ; sur le char, debout, se tenait un étudiant déguisé en courtisane, il agitait de petites clochettes d'argent, suspendues à son
cou et à ses mains, suivant la mode de l'époque, et portait attachées
sur les seins des bulles pontificales (1).

Aux tournois du moyen âge en France, les dames, dans leurs
plus beaux atours, se passionnaient pour les jouteurs en champ
clos, — comme de nos jours les senoras espagnoles se pâment
devant une brillante spada — et se dépouillaient de leurs voiles, de
leurs écharpes et même de leurs coiffes pour les lancer dans l'arène.
Un chroniqueur, le roi d'armes Perceforest, cite un tournoi où les
femmes, dans leur enthousiasme, allèrent jusqu'à jeter à leurs
chevaliers leurs vêtements les plus intimes : « Si bien, dit-il, que
quand elles se virent à telle point, elles furent toutes comme
honteuses, mais, voyant que toutes étoient de même, elles se prirent à rire, ayant donné leurs habits et joyaux de si grand cœur
qu'elles ne s'apercevoient de leur dévestement (2). »

En 1313, Philippe le Bel, pour célébrer la consécration de ses
fils dans l'ordre de la chevalerie, offrit à ses sujets des fêtes publiques et « esbattements » durant quatre jours. « On y remarquait
des ribauds dansant en chemise... Adam et Eve dans leur plus
simple appareil.... »

A une solennité semblable, où Charles VI conférait au fils du
duc d'Anjou la même dignité, il y eut, dans l'abbaye de Saint-
Denis, des réjouissances et représentations scéniques qui durèrent
trois jours ; entre autres divertissements, un bal de nuit masqué
« pour dispenser de rougir », écrit un religieux scandalisé. Le

(1) Denis, *Huss et la Guerre des Hussites*, p. 114.
(2) *Les Beaux-Arts illustrés.*

saint lieu n'imposa aucune retenue : les seigneurs « s'abandonnèrent au libertinage et à l'adultère ».

Les étalages de nudités féminines sont un des ornements les plus communs aux fêtes solennelles et entrées triomphales. A l'entrée d'Henri IV d'Angleterre dans Abbeville (1430), des jeunes filles « au naturel » représentent des sirènes se jouant dans des bassins. De même pour l'entrée de Louis XI à Paris (31 août 1461) : à la fontaine du Ponceau, trois « seraines (sirènes), dit Jean de Troyes, toutes nues, et leur voyoit-on le beau tetin droit, séparé, rond et dur, qui estoit chose bien plaisante » (1). Cette fontaine est transformée en jardin, à la réception de Marie d'Angleterre, seconde femme de Louis XII, « dedans ledit jardin étoient trois pucelles : Beauté, Lyesse et Prospérité, et à la porte aux peintres, cinq autres pucelles : France, Paix, Amitié, Confédération et Angleterre », toutes vêtues de soleil. Au vieux roi, on présente « une dame veuve montrant ses mamelles » ; que représentait cette dame et pourquoi veuve ? Le 17 juin 1491, pour l'entrée de Charles VIII dans Abbeville, des « pucelles » figurent le « moyen estal » (bourgeoisie) — la ville — et la Vierge, allaitant un enfant — le dauphin — qui mourut peu après en bas âge. D'après J. Houdoy, Henri II fut reçu, devant le Châtelet, par une Minerve en effigie, portant des fruits de sa main droite et, de sa gauche, « elle espreignoit sa mamelle d'où sortait du lait, signifiant la douceur qui provient des bonnes lettres ». A l'entrée d'Henri IV dans Amiens, trois jeunes « nymphes », avec le costume approprié, jettent au roi des fleurs et disent quelques vers à sa louange.

L'Allemand Burchard, maître des cérémonies au Vatican, sous le pontificat d'Alexandre Borgia, nous a laissé dans une page de son journal (*Diarium*) un aperçu des divertissements auxquels se plaisaient le pape et la duchesse Lucrèce, sa fille : « Le dernier dimanche du mois d'octobre, sur le soir, le duc de Valentinois donna un repas, dans sa chambre du palais apostolique, où assistaient cinquante courtisanes, honnêtes dames de plaisir (2).

(1) *Gr. dic. univ. du XIXe siècle.*

(2) Ces courtisanes, attachées publiquement à la cour pontificale, d'où leur nom italien (*cortigiane*, habituées de la Cour), devenu par la suite le nom générique de toute une classe de femmes, n'étaient pas à proprement parler des prostituées. « Le mot de courtisane, dit H. Estienne, qui est le moins deshonneste synonyme de putain, a pris son origine de la cour de Rome, à sçavoir

Après le repas, elles dansèrent avec les serviteurs et tous ceux qui étaient là, habillées d'abord, puis nues. Ensuite, les tables étant enlevées, on posa des flambeaux par terre et on jeta autour des châtaignes que les courtisanes allaient ramasser nues, marchant sur les pieds et sur les mains, passant et repassant au milieu des candélabres allumés. Le pape, le duc de Valentinois et sa sœur Lucrèce étaient à ce spectacle et le regardaient. » Dans la composition de son *Borgia s'amuse !* Jules Garnier s'est inspiré de ces détails émoustillants (1).

Des exhibitions comme celles dont se régalait Alexandre VI, n'étaient pas, du reste, particulières aux orgies pontificales. L'abbé et seigneur de Brantôme raconte qu'à la cour de France, on donnait parfois des séances de prestidigitation au milieu desquelles apparaissaient les plus belles dames, nues comme Eve, et dans les poses les plus séduisantes. Bouchot, dans les *Femmes de France*, rappelle, avec l'anecdote précédente, que le jour des *Innocents* on allait surprendre les femmes au lit pour leur donner le fouet. Dulaure (2) s'est étendu longuement sur les abus de cette joviale coutume. Clément Marot fait allusion à cet usage dans la menace épigrammatique qu'il adresse à la volage Marguerite de Valois :

> Très chère sœur, si je savois où couche
> Vostre personne, au jour des *Innocents*,
> De bon matin j'yrois à vostre couche,
> Voir ce gent corps que j'aime entre cinq cents.
> Adonc ma main, veu l'ardeur que je sens,
> Ne se pourroit bonnement contenter
> Sans vous toucher, tenir, taster, tenter,
> Et si quelqu'ung survenoit d'aventure,
> Semblant feroys de vous *innocenter* :
> Seroit-ce pas honneste couverture ?

des premières dévotes qui fréquentoient plus que très familièrement, jour et nuit, avec les prélats de Rome. » Voilà pourquoi Burchard les appelle « honnêtes ».

(1) Chez Braun, Clément et Ce, Salon 1885. — Ce même *Diarium*, de Burchard, nous fournira encore un épisode caractéristique des mœurs de ce temps : Vers cette époque fut incarcérée une certaine courtisane, « c'est-à-dire fille de joie honnête », nommée Cursetta, qui avait eu commerce avec un Maure, lequel venait la voir habillé en femme et se faisait appeler la Barbaresque espagnole. Tous deux furent promenés par la ville, la courtisane vêtue comme le Maure, d'un habit qui tombait jusqu'aux pieds et ouvert *par devant* ; le Maure en habit de femme, les bras liés derrière le dos et la robe retroussée jusqu'au nombril pour qu'on pût bien voir son sexe.

(2) *Des Divinités génératrices.*

Nous ajouterons, avec Antony Méray, qu'à ces anniversaires licencieux, on absolvait les fornications et les adultères: aussi s'empressait-on de commettre ces péchés, quelques jours avant la sainte fête, pour avoir le bénéfice de ces absolutions. Les *Innocents* étaient donc le prétexte de jeux qui ne l'étaient pas toujours.

Dans une des fêtes de Chenonceaux, que Catherine offrit à Henri III, en 1577, et qui coûta 100 000 francs, le service fut fait par les dames de la cour, « à moitié nues et ayant leurs cheveux espars comme les nouvelles espousées (1) ». La soirée se termina par la représentation d'une de ces farces italiennes qui, au témoignage de l'Estoile, « n'enseignent que paillardises ».

Henri III, en sa qualité d'affilié à l'une des confréries de pénitents appelés « les battus », abusait de la flagellation : il lui prit un jour fantaisie d'aller fouetter le garde des sceaux de Morvilliers ; une autre fois, en compagnie de Charles IX, il va au quai des Augustins, à la demeure de M⁽ˡˡᵉ⁾ de Nantouillet « pour la fouetter »; était-ce à l'époque des *Innocents* ? Ce prince vicieux, au dire du garde des sceaux du Vair, « fit donner assignation à toutes les p..... plus célèbres de Paris, qu'il invita à Saint-Cloud et les y fit mener dans des carosses ; où étant, il les fit dépouiller toutes nues dans le bois, puis fit aussi dépouiller tous nus les Suisses et les y lâcha à la chasse, voyant le plaisir ».

À Douai, le 3 septembre 1662, pour la translatation, dans l'église des Recollets, des reliques de saint Prosper, une estrade entre autres, élevée dans la Basse-Rue, devant la porte de M⁽ˡˡᵉ⁾ Léonore, présentait le *Théâtre d'Amour* ou « les Vanités du Monde » : des courtisanes étalaient et offraient leurs charmes « par dérision des pauvres dévotes qui n'avoient pas d'autre amant que Jésus »; sur la place publique, c'était « la Tentation de saint Antoine », avec toutes les exhibitions de la chair féminine que comporte ce spectacle.

Sous la Régence, en 1722, le duc d'Orléans inventa les *Fêtes d'Adam*, qui se célébraient à Saint-Cloud et où les compagnons de joie étaient costumés « en peau ». Suivant Richelieu, on y amenait de nuit et les yeux bandés des « femmes publiques »; le Régent et ses roués portaient le masque. Ou bien on faisait répéter

---

(1) *Anecd. hist.*, fig. 3 *bis*.

les ballets de l'Opéra aux jeunes choristes des deux sexes, en costume de nos premiers parents.

Mme de Caylus, dans ses *Mémoires*, rappelle les bruits qui circulaient sur les soupers où le Régent et sa fille, la duchesse de Berry, s'enivraient en commun et la fameuse séance de peinture où la duchesse posa toute nue devant le duc d'Orléans.

La Guimard, qui fit tant de passions, dansait sans voile devant ses adorateurs, en catimini ; elle écrivait, un jour, au prince de Soubise : «... Un soir, souvenez-vous-en ! vous avez voulu (j'allais m'endormir) que je danse une gargouillage dans le plus simple appareil : c'était ridicule pour moi plus encore que pour vous ; pourtant j'ai dansé... » Ses admirateurs, dont un évêque *in partibus*, M. de Jarente, la comparaient aux trois Grâces réunies.

Après le 9 thermidor, une subite détente fit sortir de toutes les poitrines angoissées, des cris de soulagement qui dégénérèrent en furieuses bacchanales : « Dans la promenade qu'on fit faire à Robespierre, dit Michelet, pour le mener à l'échafaud, le plus horrible, ce fut l'aspect des fenêtres louées à tout prix... Un monde de riches et de filles paradait aux balcons... Les femmes surtout offraient un spectacle intolérable. Impudentes, demi-nues, sous prétexte de juillet, la gorge chargée de fleurs, accoudées sur le velours, penchées à mi-corps sur la rue Saint-Honoré, avec les hommes derrière, elles criaient d'une voix aigre : *A mort ! A la guillotine !...* Elles reprirent ce jour-là hardiment les grandes toilettes, et, le soir, elles soupèrent... Le Palais-Royal regorgeait de joueurs et de filles, et les dames, demi-nues, faisaient honte aux filles publiques, puis ouvraient ces « bals des victimes », où la luxure impudente roulait dans l'orgie son faux deuil ». Mercier, l'auteur du *Tableau de Paris*, décrit une de ces saturnales ; les femmes ont adopté le costume grec, les bras nus, le sein découvert, les pieds chaussés avec des sandales : « Il y a longtemps que la chemise est bannie, car elle ne sert qu'à gâter les contours de la nature : d'ailleurs, c'est un attirail incommode, et le corset en tricot de soie couleur de chair, qui colle sur la taille, ne laisse plus deviner, mais apercevoir tous les charmes secrets ».

Sous le Directoire, la licence de la mode ne le cède pas à la dissolution des mœurs ; c'est le triomphe de la ligne courbe et du nu, entrevu sous les étoffes transparentes ; en plein hiver, on porte des robes de linon ! « Nos jeunes femmes, écrit Mme de Genlis, dans une critique de la toilette des « Merveilleuses » au Longchamp de 1797, ne veulent plus porter maintenant qu'une simple mousseline bien claire et sans apprêt... Avant tout, les vêtements d'aujourd'hui doivent ressembler à du linge mouillé, afin de coller plus parfaitement sur la peau. J'espère qu'incessamment elles se montreront en sortant du bain, afin de dessiner encore mieux les formes. »

Sous le Consulat et l'Empire, à la mode grecque succède la mode romaine, la nudité étant toujours regardée comme le plus élégant accessoire du vêtement. A un bal de la duchesse de Berg, la reine Hortense avait organisé un quadrille de *Vestales* ; l'Opéra de ce nom faisait alors fureur et tout était à la « Vestale ». La reine de Hollande figurait dans son quadrille avec le costume d'une prêtresse vouée à la chasteté, malgré une grossesse de huit mois ! — elle portait alors dans son sein le futur Napoléon III. — En 1811, raconte Georgette Ducrest, à un bal travesti des Tuileries, la même souveraine parut en Péruvienne, se rendant au temple du Soleil : « son élégante tournure ressortait admirablement sous un vêtement tellement léger, qu'il semblait alourdi par les flexibles plumes de marabouts dont il était orné ». A ce bal, Marie-Louise avait adopté le costume de Cauchoise — nourrice sèche — qui convenait parfaitement à l'ampleur de son corsage.

Les dames de la cour et de la haute société du Second Empire, n'eurent rien à envier à celles du Premier, dont elles restaurèrent, ou peu s'en faut, les modes audacieuses. Ces grandes dames, dont Eugène Pelletan disait qu'elles dansaient « en costume abrégé » connaissaient sans doute le mot de Prosper Mérimée à une couturière en renom de la rue de la Paix : « Il n'y a que le nu qui habille ». Dans ses *Lettres à une inconnue*, le même romancier, familier de la cour impériale, parle en ces termes d'un bal donné à l'hôtel de la duchesse d'Albe, sœur de l'impératrice : « On était décolleté d'une façon outrageuse, par en haut et par en bas aussi... Il y avait des Anglaises incroyables. La fille de lord ***, qui est charmante, était en nymphe, driade, ou quelque chose de mythologique, avec une robe qui aurait laissé toute la gorge à découvert, si on n'y eût remédié par un maillot. Cela m'a semblé aussi vif que le décolletage de la maman, dont on pénétrait tout l'estomac d'un coup d'œil.... La princesse Mathilde était en Nubienne, peinte en couleur bistre très foncé, beaucoup trop exacte de costume ».

La belle comtesse de Castiglione fit sensation à un bal costumé du ministère de la Marine, où « on la vit paraître presque sans voile, sous les atours de Salambô : on put admirer tout ce qu'il n'est pas d'usage de montrer dans les salons (1) ». Il est peu de fêtes où elle n'ait éveillé, par un savant déshabillage, toutes les jalousies féminines : Horace de Viel Castel décrit en détail, dans ses *Mémoires*, le costume de « Dame de Cœurs » que la comtesse portait à une autre soirée de la Marine, et il termine par cette remarque indiscrète : « La fière comtesse n'a pas de corset ; sa gorge, qu'entourait, sans en rien masquer du reste, une légère gaze, est vraiment admirable et se dresse fièrement ». Triste retour des vanités d'ici bas : la pauvre vient de mourir après vingt années de décrépitude, passées dans l'ombre d'un appartement d'où elle ne sortait jamais.

Les costumes féminins des bals de l'Opéra avaient et ont encore des corsages réduits à leur plus simple expression, quelques-uns même une simple ceinture. Voici une anecdote d'A. Mortier, qui se serait passée à l'une de ces réunions chorégraphiques, en janvier 1877 : « Dans une loge d'entre-colonnes du second étage, d'autres fées du maillot prennent les poses les plus gracieuses et les plus provocantes. Un pierrot malin vide un sac de dragées dans le corsage excessivement ouvert d'une jolie laitière. La salle entière acclame ce haut fait : « Rendez les dragées ! crie-t-on de toutes parts ».

Il nous souvient de notre déconvenue, à notre première visite aux bals de l'Opéra, de la rue Lepelletier, où nous portions toutes les illusions du jeune âge et l'espoir d'ébaucher, voire de débaucher une intrigue de foyer : à peine étions-nous entré dans la cohue, qu'une Écossaise hospitalière — de la rue Feydeau —, fortement poitrinée, prend ses appas, ou plutôt ses abats, à pleines mains et nous les présente, en disant : « C'est pas d'la m.... ? » *Horribile dictu* ! Il n'en fallut pas davantage pour nous faire rebrousser chemin, sur le champ, « honteux et confus »,

Jurant, mais un peu tard, qu'on ne m'y prendrait plus.

(1) Mᵐᵉ Carette, *Souvenirs intimes de la Cour des Tuileries*.

A une époque beaucoup plus rapprochée de nous, les organisateurs des bals des *Quat'z'Arts*, au Moulin Rouge et du *Courrier français*, à Trianon, en quête d'inventions originales et d'attractions sensuelles et sensationnelles, ont imaginé un défilé des ateliers, dont M. Ernest Laut a fait une description complète, dans le

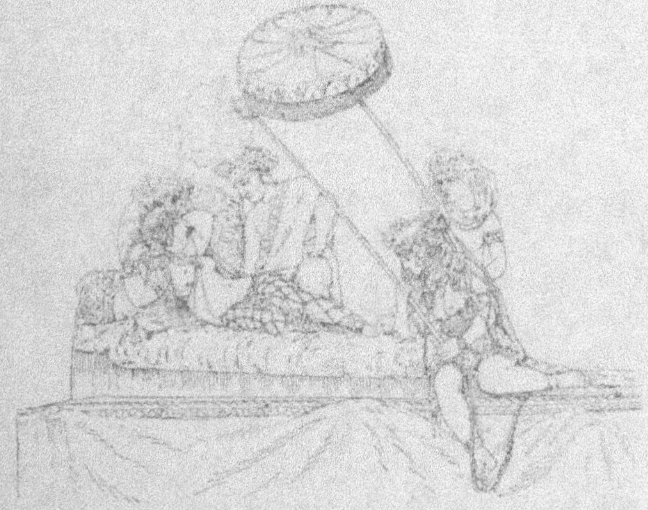

Fig. 122.

programme offert aux visiteurs de l'Exposition de 1900 par les « Bonshommes Guillaume ».

Nous ne retiendrons que les numéros les moins vêtus de ce cortège fameux. Voici, porté par des esclaves, le palanquin sur lequel une merveilleuse Cléopâtre, presque nue sous la résille aux mailles d'or et d'azur, est étendue immobile, en une pose alanguie et lascive, aux pieds d'Antoine (fig. 122). Sous le vol lourd des éventails, elle semble en extase, tandis que, autour d'elle, des jeunes filles au corps superbe, à demi voilé sous des flots de gaze, balancent les guirlandes fleuries et les cassolettes, où se consument les plus doux parfums de l'Orient (fig. 123). Après l'Egypte, Rome. Des légionnaires entourent des martyrs chrétiens ; des esclaves traînent une cage de fer où un lion énorme s'apprête à dévorer deux jeunes martyres, toutes nues sous les flots de leurs longues chevelures.

E. Mesplès, dans une composition magistrale (fig. 124), qui est en quelque sorte la synthèse de ces voluptueuses manifestations d'art et de jeunesse, a groupé en un grouillement échevelé, qui donne le vertige, tous les personnages marquants de ces mémo-

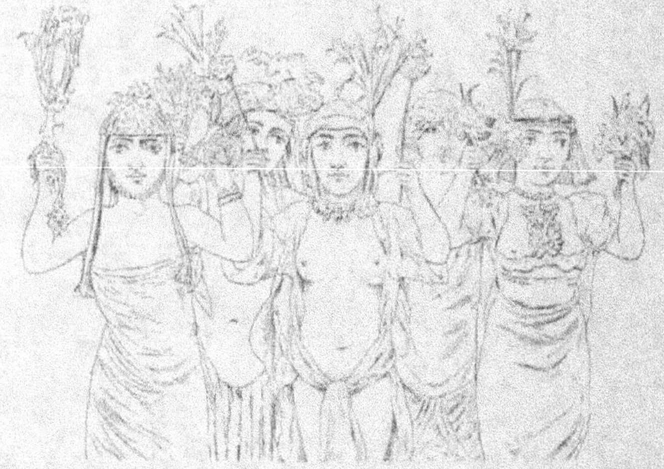

Fig. 123. — Porteuses de fleurs.

rables cortéges, avec leur costume plutôt atténué. Un autre dessin de E. Barcet, paru dans le *Tutu*, est comme un écho du bal des *Quat'z'Arts*, de janvier 1901 (fig. 125). Ces fêtes, que tout Paris voudrait voir, sont très fermées ; seul, le monde des artistes y est admis, et sur invitations personnelles. Quelques étrangers s'étant introduits, sans cartes, au bal des *Quat'z'Arts*, on prit ce prétexte pour exercer des poursuites, au nom de la morale outragée, contre l'organisateur, le peintre Guillaume, et la magnifique Sarah Brown, le modèle des modèles, qui figurait Cléopâtre. Moins heureuse que Phryné, dont les charmes désarmèrent les Héliastes, Sarah Brown se vit condamner par un tribunal français à trois mois de prison ! Il est vrai qu'elle n'osa pas recourir à l'argument irrésistible de sa devancière. En 1901, chaque semaine, le samedi, il y a — en hiver au Moulin-Rouge, en été au Jardin de Paris —

des redoutes publiques où
l'on voit défiler le *Cortège
de Vénus*, *En route pour
Cythère*, *Nymphes et Si-
rènes*, *l'Amour et les
fleurs*, etc., mais les personnages de ces « cortèges
symboliques » sont moins
court-vêtus et des maillots,
couleur cuisse de nymphe
émue, atténuent et estom-
pent la vigueur de la carnation.

Les bals du *Courrier
français* offrirent des fêtes
du même genre, où défi-
laient les professionnelles
du nu, sans compter d'au-
tres attractions alléchantes,
telles que tableaux vivants,
poses plastiques, concours
de seins. Dans les tableaux
vivants, deux jeunes et
jolies filles représentaient
les héroïnes du tableau de
Bayard, *Duel de femmes*,
et montraient aux specta-
teurs émerveillés les splendeurs de leurs torses. Sous
ce même titre, on a joué à
l'Olympia une pièce écrite
tout entière en vue du
tableau final, reproduction
de la même peinture. Mais
la censure interdit aux
deux adversaires de mon-
trer à nu leurs poitrines
— comme naguère au

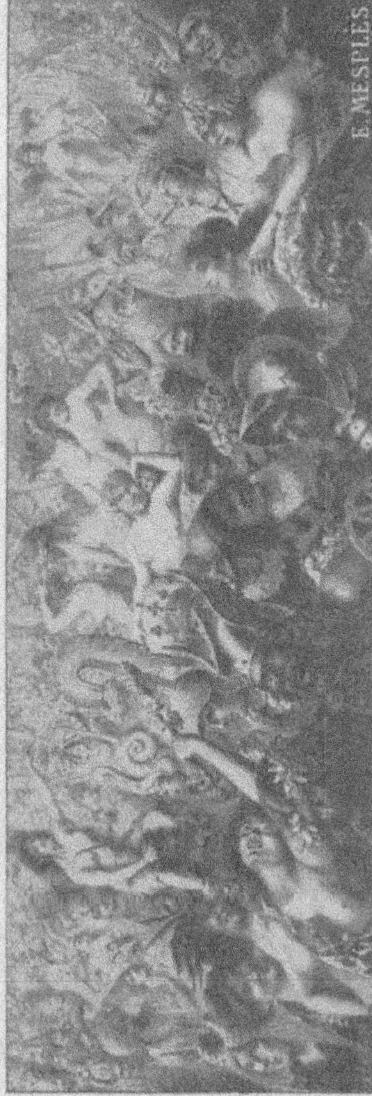

Fig. 124.

Divan japonais — ce qui eut rendu le spectacle des plus capiteux :
en face de Liane de Pougy se trouvait Jane Thilda, toutes deux
l'épée à la main ; la brune et la blonde, l'une et l'autre aux
formes sculpturales et marmoréennes. M. Gennert (1) a reproduit
en photographie (fig. 126), à l'aide de figurantes de bonne volonté,
une scène analogue. Le duel vient d'avoir lieu ; la blessée, affaissée

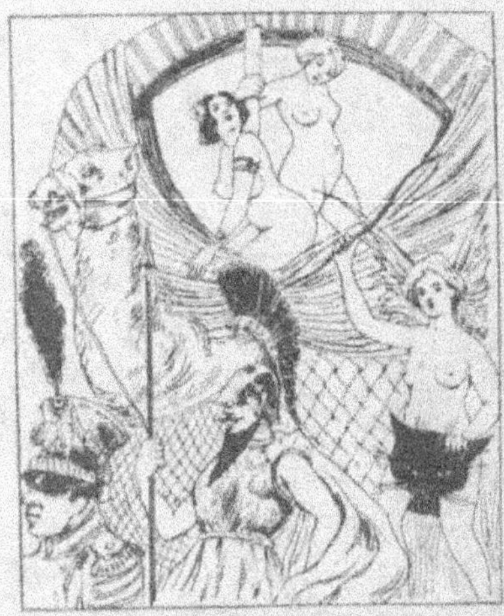

Fig. 125.

sur le sol, se réconcilie avec son adversaire, qui est sans doute
aussi sa rivale ; la doctoresse lui tâte le pouls.

Le concours des seins donnait lieu à une « agitation prolongée »
— comme on dit à la Chambre — et provoquait des oh ! et des
ah ! enthousiastes et bruyants. Sur un grand écran (fig. 127), une
douzaine de femmes, de diverses conditions, femmes du monde,
nourrices, etc., étaient peintes, grandeur nature et le buste à nu !
L'un des seins de chaque personnage était remplacé par une
ouverture circulaire, à travers laquelle les concurrentes, se tenant
à des poignées, en arrière de l'écran, passaient le sein correspondant. Les spectateurs appréciaient et discutaient le galbe des for-

____

(1) Photographie d'art, 50, boulevard de Strasbourg

mes présentées, puis distribuaient les prix à la majorité des voix ;
il était naturellement défendu de toucher aux objets exposés,
comme dans les musées. Ce genre de luttes galantes était un
passe-temps favori des courtisanes grecques. Les *Lettres d'Alci-*

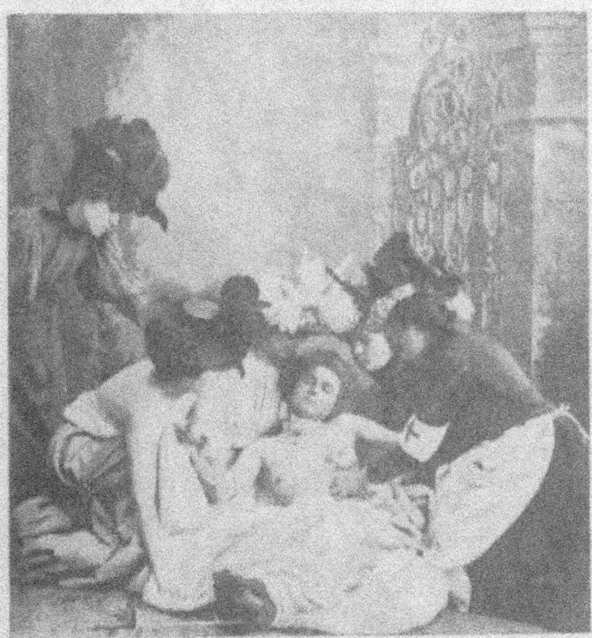

Fig. 126.

phron rappellent ces coutumes, particulièrement une missive de
Mégare, adressée à Bachis, mais il s'agit ici des « mamelles inférieures », comme dans la composition de Shall, la *Statue ou la
comparaison* (fig. 127 *bis*), dont nous ne reproduirons qu'une
partie. De même Georges Meunier, dans l'almanach du *Rire*,
de 1901, imagine un concours d'hémisphères postérieurs ou aus-
traux, devant un jury de vieux « voyeurs ».

De l'autre côté de l'Atlantique, la mode est également aux concours d'avantages physiques, par exemple dans les *Trilby parties* ;

mais ces concours admettent seulement les régions du corps que
la pudeur autorise à ne pas cacher; ainsi sur la jetée de la plage de
Narragansette, a eu lieu un concours de petits pieds. Les baigneuses, assises derrière un paravent, ne laissaient voir que leurs
extrémités inférieures. A Paris, les « concours de beauté » permettent l'exposition plus intéressante du buste.

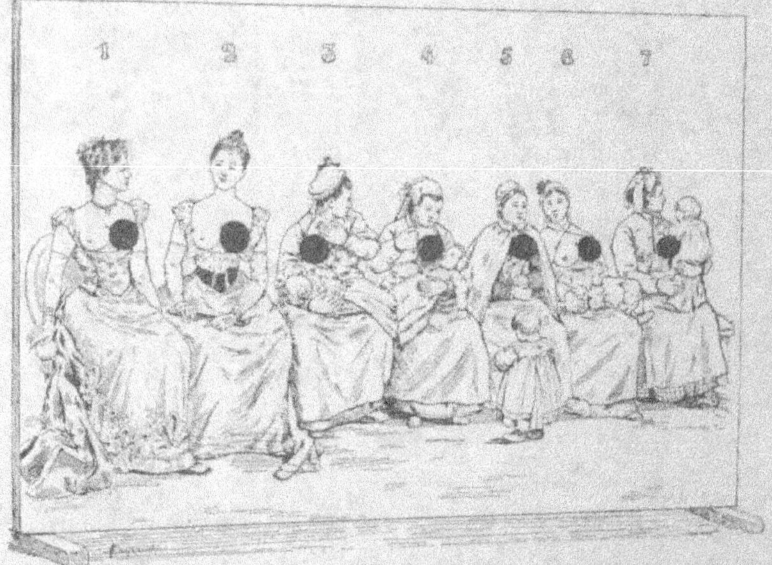

Fig. 127.

Le 15 octobre 1900, eut lieu à Bullier le traditionnel bal de
l'Internat (1). Le défilé des tableaux vivants ne rappelait, il est
vrai, que de fort loin le chemin de la croix : les Madeleines non
repenties avaient seules répondu à l'appel de la jeunesse laborieuse
et joyeuse; la Presse médicale était représentée par Georgette,

(1) Le soir de la composition écrite du concours de l'internat, il est de tradition que les salles de garde convient les candidats à un festin pantagruélique,
qui se termine par de gais ébats à l'ancienne Closerie des lilas. Il s'y passait,
au début, des scènes si rabelaisiennes que le bal de l'internat fut fermé, en 1888,
pendant trois ans; depuis, grâce au concours d'artistes tels que Bellery-Desfon-
taines, ce bal est devenu, par ses spirituelles allégories, l'émule des *Quatre
z'Arts*. (Dr Michaut, *Chron. médic.*).

« le minois le plus chiffonné du quartier ». Parmi les douze cortéges des salles de garde, celui de la Salpêtrière représentait le
Triomphe de Messaline, traînée sur un char par des captifs gau-

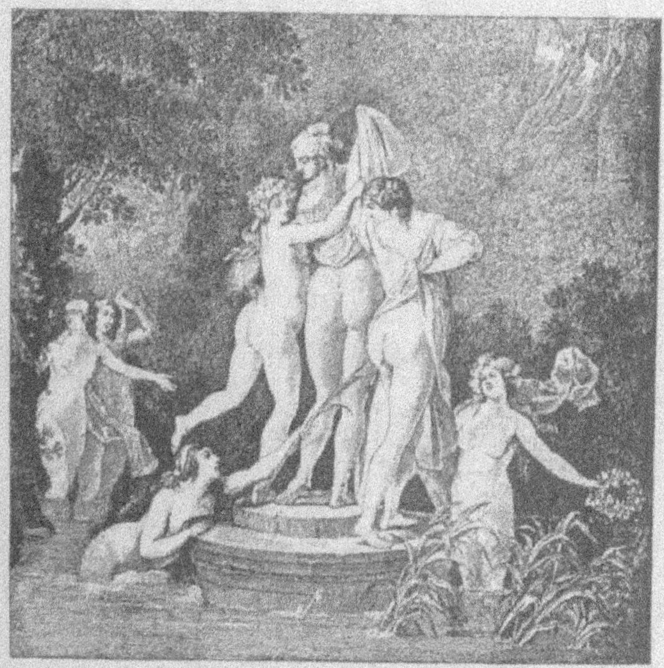

Fig. 127 *bis*.

lois, entourée de Vestales et de courtisanes, vêtues d'étoffes transparentes.

Nous empruntons à la *Chronique médicale* et au *Correspondant
médical* les détails de la fête intime qui fut donnée l'année suivante.
On voyait des femmes vêtues d'une capote Greenaway, dans le
char de la *Dépopulation* ; la Vénus lesbienne, dominant le char de
l'*Invasion des barbares à Mitylène* ; le cortège pompéien de l'hôpital Broca ; les divinités égyptiennes de Saint-Antoine et la figuration légère de l'*Apothéose de la cocaïne*, de l'Hôtel-Dieu.

Le bal de 1902 fut digne des précédents ; notons, parmi les
« gros numéros » du défilé : la *Dame au loup, sortant du
bois*, qui n'a, comme la *Femme au masque*, de Gervex, qu'un
loup pour tout costume ; la trop célèbre *Casque d'or*, la belle
Hélène des Apaches, en dame de cœur ; une femme nue, en croix,
figurant le démon irrésistible du jeu. La fête se termina par un
concours de beautés… drapées dans leur impudeur. M. Paul Bru
consacre un chapitre de son roman pathologique, le *Droit d'être
mère*, à la description détaillée d'un bal d'Internat, à Bullier :
l'auteur avait toute latitude de se documenter dans ces fêtes de la
jeunesse et il ne s'en est pas privé.

III. — PORTRAITS DE FEMMES DÉCOLLETÉES, MONTRANT LE MAMELON.

Modèles familiers. — Nombre de peintres célèbres ont livré
à la publicité les charmes secrets de leurs épouses, filles ou amies,
qui leur servaient de modèles. Ces beautés familières servaient
indistinctement aux sujets profanes ou religieux : Savonarole
s'élevait déjà contre les peintres de son temps qui représentaient
les Vierges et les compagnes des saints sous les traits de leurs maîtresses ou de celles de leurs amis ; de même le sermonnaire Geiler
de Kaisersberg, dans la cathédrale de Strasbourg.

Le plus illustre des peintres grecs, Apelle, initia Laïs aux mys-
tères de l'amour et la prit pour modèle de sa *Vénus Anadyomène* ;
Phryné Mnesarète devint la *Vénus de Gnide* du même artiste, qui
fut aussi son amant. De sorte que ces reines de beauté incarnaient
la déesse de la volupté et pouvaient répéter avec le poëte :

> Ce beau corps et le mien ne forment qu'un seul être.

Praxitèle, le rival d'Apelle et par l'amour et par le talent, ayant
vu Phryné, en compagnie de Cratina, se baigner sans voile à
Eleusis, immortalisa cette scène, en donnant à sa *Vénus sortant
des ondes*, les traits divins et les formes accomplies de la courtisane grecque. L'artiste craignait, d'après Lucien, « de ne pouvoir
exprimer le doux sourire de ces deux fossettes creusées sur ses
seins… » : son œuvre rendit le charme et l'exactitude de la réa-

lité. Une statue de Phryné, due au ciseau de Praxitèle, fut érigée
dans le temple de Delphes ; à sa vue, Cratès, disciple de Diogène,
s'écria : « — Voici donc un monument de l'impudicité de la
Grèce ! ». Malheureusement les ennemis du paganisme pensèrent
comme ce philosophe cynique et détruisirent les chefs-d'œuvre
antiques, pour les remplacer par des madones hiératiques, informes
et figées. René d'Anjou, roi de Provence, fondateur de l'ordre des
Célestins, n'obéissait-il pas à ce même esprit, aussi religieux
qu'antiartistique, lorsqu'il faisait ouvrir le tombeau de sa maîtresse,

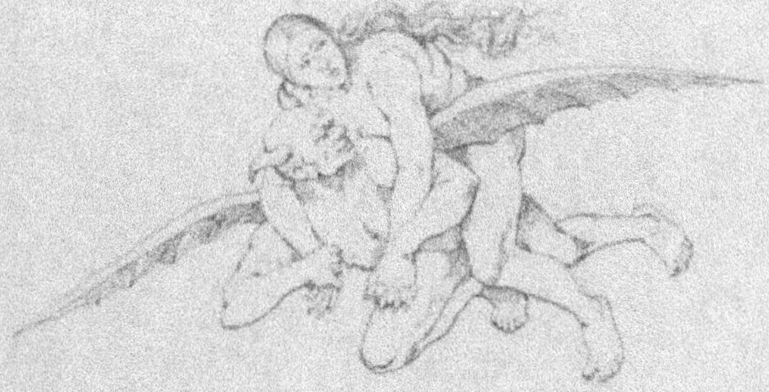

Fig. 130.

quelques jours après sa mort, pour la peindre en état de putréfac-
tion ? Le président de Brosses a vu ce tableau macabre, dans
une salle des Célestins, à Avignon : « C'est un grand squelette
debout, dit-il, coiffé à l'antique, à moitié couvert de son suaire,
dont les vers rongent le corps défiguré d'une manière affreuse. »

Dans le *Jugement dernier*, de la cathédrale d'Orvieto, Luca
Signorelli s'est donné la satisfaction de placer, au beau milieu de sa
fresque, une maîtresse infidèle, absolument nue, emportée au noir
séjour par un démon muni d'ailes de chauve-souris (fig. 130).
Albert Dürer nous a déjà présenté sa femme en *Fortune* (1), avec
des ailes dans le dos pour tout vêtement. La *Vénus* de Lucas Cranach, qui fait partie de la galerie de peinture du château de Nuremberg, serait le portrait de l'épouse du peintre allemand ; la tête est
superbe et digne de la déesse de la beauté, mais les seins, les mains
et les bras sont ceux d'une lourde et vulgaire Teutone tétonnière.

(1) Cur. art., fig. 64.

L'Ecole vénitienne et, au premier rang, son chef, le Titien, fournira de précieux spécimens à notre collection. Une de ses passions, la belle Violante, fille de Palma le Vieux (fig. 131), qui a
souvent servi de modèle à son père (1) et aux peintres de l'époque (2),
figure parmi les voluptueuses bacchantes de *Bacchus et Ariane à*

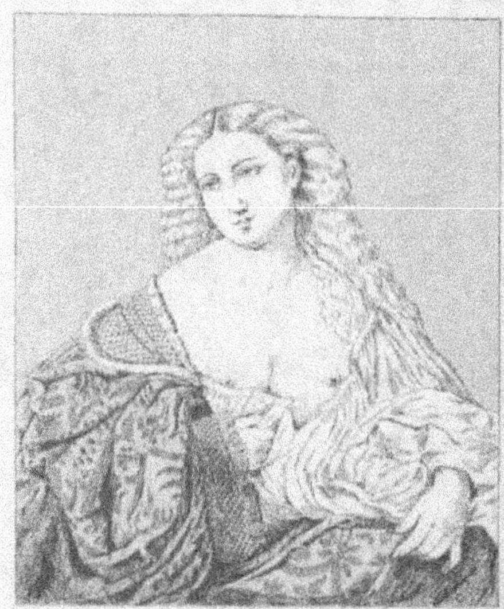

Fig. 131. — Mezza figura di donna di Giacomo Palma.
(Musée Poldi-Pezzoli, Milan.)

Naxos. Le même modèle passe pour avoir inspiré la *Maîtresse du
Titien* (3), de la galerie Pitti, de Florence, mais certains critiques
veulent que l'original de cette toile célèbre soit une duchesse
d'Urbin. Autre contestation pour l'attribution de la *Jeune fille nue,*

(1) La beauté vénitienne est représentée avec ses deux sœurs dans une des
meilleures œuvres du disciple préféré du Titien, exposé à Dresde : elles forment
un groupe de trois jeunes filles (les *Grâces*, les *Heures* ? d'autres disent les
Vertus théologales, assises sous des rosiers). La *Sainte Barbe* de l'église Santa
Formosa, à Venise, peinte par Palma l'ancien, serait le portrait de sa fille
Violante.

(2) C'est elle que, d'après G. Napler, représente un tableau du musée de
Vienne, peint par P. Bordonne, élève du Titien, (fig. 132).

(3) Et non la *Femme du Titien*, comme l'impriment les catalogues ; le peintre
italien mourut célibataire

du musée du Belvédère ; selon les uns, ce serait le portrait de la
fille de Palma et, suivant d'autres, celui de Laura de Dianti. Cette
Laura, maîtresse d'Alphonse, duc d'Este ou de Ferrare, d'après la
chronique scandaleuse des ateliers, attelait à deux, et aurait prêté
le concours de sa beauté à l'art et à l'artiste. Elle posa, en effet,
sans voiles devant le grand peintre de Cadore ; mais une fois mariée
avec le duc, après la mort de sa première femme, — la terrible fille
d'Alexandre VI, Lucrèce Bor-
gia —, son époux n'eut plus la
même condescendance artistique
et n'autorisa le pinceau du Titien
à la peindre qu'habillée ; aussi
H. Lefèvre, qui a représenté la
belle Laura posant pour une
nymphe devant le peintre véni-
tien, a-t-il eu tort de donner pour
titre à son tableau : *Le Titien et
la duchesse de Ferrare.* Même
incertitude pour la *Vénus couchée*
ou la *Vénus au petit chien* et la
fameuse *Flora* (fig. 133), du
musée des Offices. Le buste de
cette délicieuse beauté est couvert
d'une fine chemisette transpa-

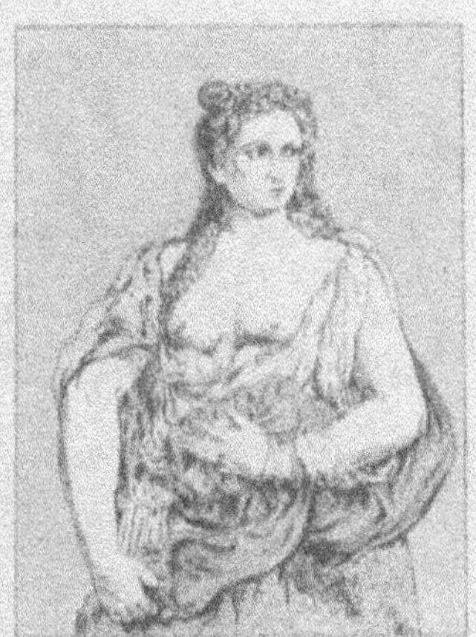

Fig. 132.

rente, que le mamelon gauche arrête dans sa chute ; rien de
plus pudique et de plus voluptueux que ce portrait, qui est
l'image même de la Grâce et justifie le jugement du Tintoret sur le
Titien : « Cet homme, disait-il, peint avec de la chair broyée ».
Enfin, au palais Sciarra, de Rome, Taine signale le portrait d'une
autre amie du Titien, mais dans un déshabillé relatif.

On a donc vu dans la plupart des figures féminines du Titien
(fig. 147), les maîtresses du peintre ou celles de grands seigneurs,
mais Marius Vachon proteste contre ces attributions qu'il traite de
romanesques : « Tout dans la vie privée du maître, écrit l'auteur
de la *Femme dans l'Art*, les infirme sur le premier point, et les
historiens contemporains, sur le second. »

Nous connaissons le portrait de la brune Fornarina (1), l'amie de

1) Cerus, art., fig. 60.

Raphaël. C'est le joyau du palais Barberini, où il contraste avec
celui de la délicate et blonde Cenci, du Guide ; il se retrouve
dans les *Chambres* du Vatican, sous le costume sévère de la *Justice*, à côté d'Urbain Ier, voisinage austère qui ne l'empêche pas de
dénuder sa mamelle droite : la papauté en a vu bien d'autres ! Ce
portrait et la tête du pape sont peints à l'huile par « le maître des
maîtres » ; le reste du tableau est de la peinture à fresque de Jules
Romain.

Andrea del Sarto prenait habituellement pour modèle son épouse,
Lucrezia della Fede, d'une robuste constitution ; aussi, d'après
Viardot, ses Vierges et toutes ses figures de femme sont-elles trop
fortes, trop hommasses. C'est sous de telles apparences qu'est peinte
sa *Lucrèce* (musée de Florence), dans le costume de l'emploi.
Hans Holbein se contente de nous montrer, au musée de Bâle, la
moitié des seins de sa femme, qui manque de distinction et de
charme. Taine se permet, sur le portrait de la femme de Véronèse,
peint par son mari, une critique quelque peu irrévérencieuse :
« Avec sa robe de velours noir, qui se décolette en carré, dans un
encadrement de dentelles, elle représente pompeusement, elle et
tous ses atours, une ample personne bien conservée, bien étalée,
majestueuse et de bonne humeur, et dont la chair rouge, le con-
tentement parfait, *l'arrondissement universel* rappellent vague-
ment les belles dindes prêtes pour la broche. » Une maritorne sans
noblesse ni grâce comme épouse ! choquante contradiction avec
l'élégant coloris de l'auteur des *Noces de Cana* !

Au palais des Doges, dans la salle où se faisait l'élection du chef
de la République, est un *Jugement dernier* de Palma le jeune, où
sa maîtresse figure en trois circonstances différentes : au paradis,
en souvenir de sa courte lune de miel ; au purgatoire, à sa première infidélité et, en enfer, à la nouvelle de la seconde perfidie.

Les principales inspiratrices de Rubens furent, avec l'infante
Isabelle et Marie de Médicis, ses deux femmes, Isabelle Brandt et
Hélène Fourment. « Ces épaisses matrones, dit A. Michiels, ont
accablé sa mémoire et son imagination, de leur funeste embonpoint » ; les élèves même du grand peintre d'Anvers, qui étonna
le monde par l'éclat de son génie, n'ont jamais pu se libérer de
leur souvenir. Isabelle montre ses belles épaules, en Madeleine de
la *Descente de la croix* ; la Vierge du volet de la *Visitation* serait

aussi le portrait de sa jeune femme pendant sa première grossesse ; on la retrouve encore en tête des Néréides du *Débarque-
ment de Marie de Médicis à Marseille* et dans le *Christ coulant
foudroyer le monde*[1]. On a dit que, pour se venger de l'infidélité d'Isabelle Brandt avec Van Dyck — mais rien n'est moins
démontré —, Rubens l'aurait placée au milieu des damnés de la

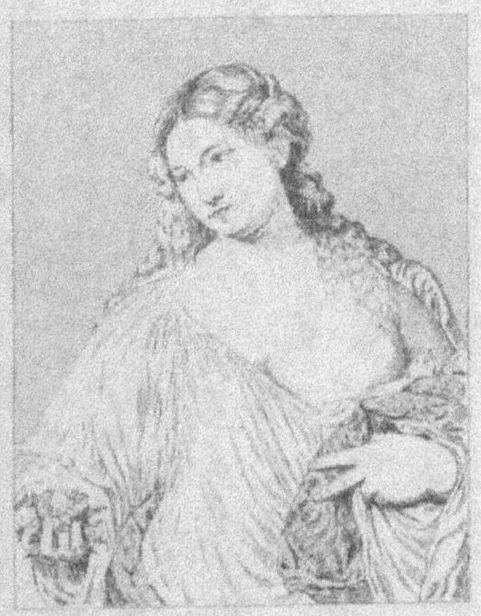

Fig. 134

Grappe de raisin ; des médisants ont voulu voir aussi son portrait
posthume dans le *Jugement dernier*, qui est à Dusseldorf : un
diable la tient dans ses griffes et l'entraîne aux enfers, tandis
qu'Hélène Fourment est placée au paradis. Quant à sa seconde
femme, Rubens l'a peinte bien des fois et toujours avec un débor-
dement de chairs que le corsage est impuissant à endiguer. Qu'il
nous suffise de signaler, à l'Ermitage de Saint-Pétersbourg, le dessin, exécuté en 1634, et au musée de Vienne, le portrait en pied,
dont nous ne donnons que le buste et ses volumineux contours
fig. 135 : la fameuse *Petite pelisse*. Le bras qui retient la four-

<hr>

1. *Iconcd. biel.*, fig. 87 bis.

rure, sert en même temps de cadre et de support aux mamelles

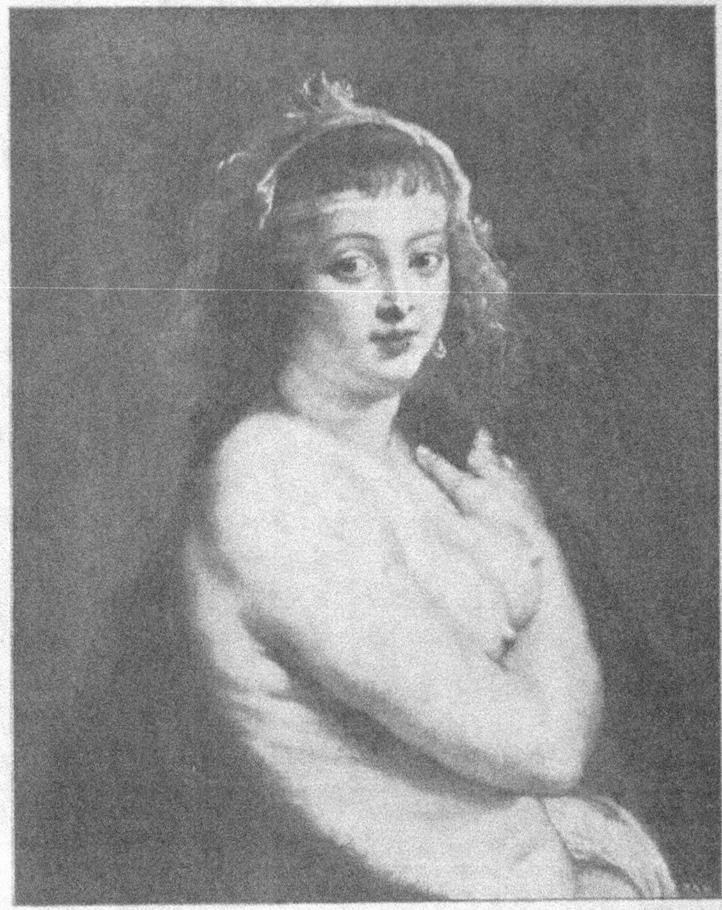

Fig. 135.

exubérantes d'Hélène ; dans cette œuvre de chair, Rubens a déployé
toute la magie de son pinceau capiteux.

La chapelle mortuaire de l'église Saint-Jacques, à Anvers, où

reposent, côte à côte, le peintre et sa dernière épouse (1), possède une
des plus brillantes compositions de Rubens, la *Vierge et l'enfant
Jésus, accompagnés des saints* (fig. 136). C'est en fait un tableau

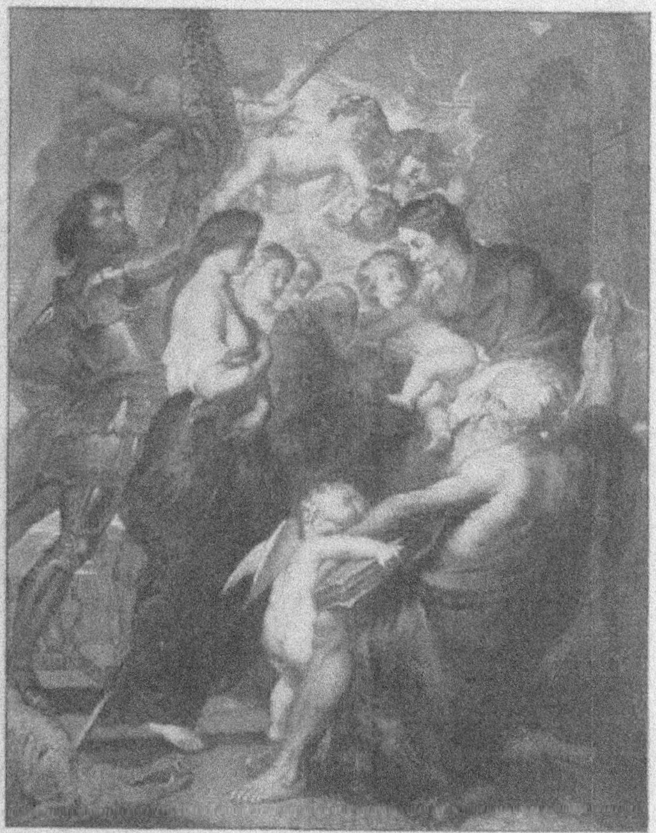

Fig. 136. — D'après la gravure de Paul Pontius.

de famille ; l'artiste s'est peint, sous les traits du vaillant saint
Georges, à côté de ses deux femmes : Isabelle, en Vierge, assez

(1) Isabelle Brandt fut ensevelie à l'église Saint-Michel, dans le tombeau de sa
mère.

décolletée pour montrer une mamelle, et Hélène, nue jusqu'à la ceinture, sous le personnage mystique de la pécheresse Marie-Magdeleine; une autre sainte, assure A. Michiels, serait l'effigie d'une prétendue maîtresse, Mme Lunden. Enfin saint Gérôme est l'image du père de l'artiste et un ange, celle d'un de ses fils. Par compensation, à la chapelle de la Visitation de la même église, Victor Wolfvoet a peint la Madone sous les traits d'Hélène Fourment, dans un décolletage moins accusé cependant qu'à son habitude. Ne quittons pas cette église sans signaler le tableau d'autel de la chapelle de Saint-Antoine, la *Tentation*, par Martin de Vos, le vieux. Ce peintre a donné au malin esprit la figure gracieuse de sa femme, Jeanne Leboucq, offrant à l'ermite, dans la corbeille de son corsage, deux pommes appétissantes.

Dans un tableau mythologique, de Vienne, Rubens a réuni sa mère, ses deux femmes — en costume de Diane et de Vénus au bain — et ses deux enfants, dont le plus jeune, au berceau, étouffe deux serpents, comme Hercule (1).

La femme de van der Werff fut la muse de ses meilleures inspirations et posait pour l'amour de l'artiste. A son exemple, une des nièces de Gaspard de Crayer, imitateur du maître flamand, devint un modèle complaisant. On la retrouve dans la Vierge adorée par saint François d'Assise, de l'église d'Anderlecht « avec sa mine égrillarde, sa chair potelée et sa gorge succulente » (2). David Téniers, le vieux, se met en scène dans plusieurs de ses tableaux, avec l'une ou l'autre de ses femmes, dont le corsage bâille souvent à gorge déployée. Une légende d'atelier veut que la femme très belle de l'Albane et ses douze enfants aient servi de modèles à l' « Anacréon de la peinture » pour ses nymphes et ses amours. Quant à l'épouse de Rembrandt, elle retire et corsage et chemise pour montrer un torse peu attrayant (3). La *Femme au bain*, de l'illustre peintre de l'école hollandaise, qui porte, au Louvre, le n° 2549, serait le portrait de sa seconde femme. La figure, au buste proéminent et nu, de la ville d'*Anvers*, *mère nourricière des peintres*, œuvre allégorique de Boeyermans, passe pour le portrait de Marie Ruthven, la femme du peintre de Charles Ier. Luca Giordano a

<hr>

(1) Viardot, les *Musées d'Allemagne et de Russie*.
(2) Alfred Michiels, *Rubens et l'École d'Anvers*.
(3) *Curiox. art.*, fig. 63.

exécuté, pour l'abbaye des Bénédictins du mont Cassin, le portrait
de sa femme, sous la figure de la *Bonté*, avec l'ouverture traditionnelle du corsage et les accessoires symboliques de la Charité.
A l'église de Santa Croce, où se trouve le colossal mausolée de

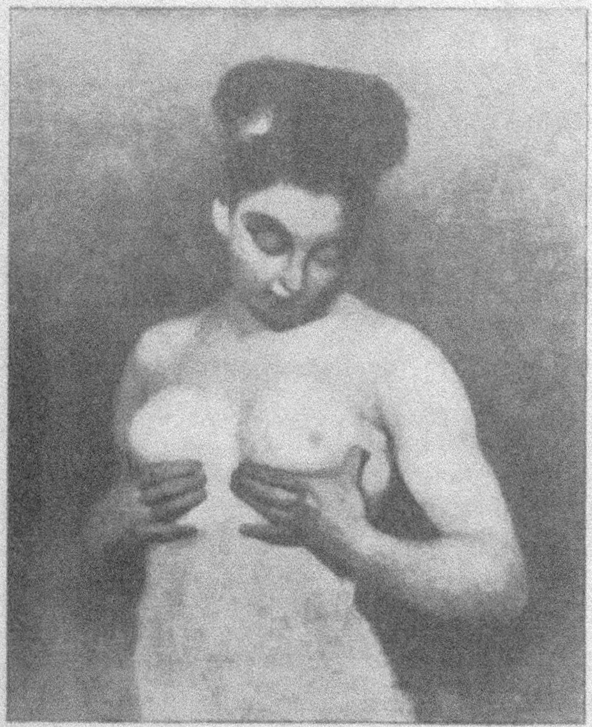

Fig. 132.

Michel-Ange, Maximilien Misson remarque, dans la chapelle de la
famille Zanchini, un tableau curieux : « Il y a là je ne sçay combien
d'âmes femelles, qui sont bien gaillardes pour un tableau d'autel.
On dit mesme que celle qui figure Eve, estoit le vrai portrait de
la maistresse du peintre, nommé Angelo Bronzini ».

La *Judith* de C. Allori, du palais Pitti, ne serait autre que Mazzafina, la favorite du peintre ; et les traits de celui-ci se retrouveraient dans Holopherne. La jeune femme de Boucher, morte à vingt-quatre ans, posa souvent pour ses saintes Vierges et ses profanes Vénus, la *divinité infâme du paganisme*, suivant l'expression flétrissante et énergique de R.-P. Beauregard. Elle lui donna deux filles charmantes, « qui semblèrent se modeler sur les plus fraîches et les plus jolies images du peintre » (1). Greuze prêtait aussi les charmes de sa femme, qu'il adorait, à ses aimables compositions et Diderot à qui, paraît-il, Mme Greuze n'était pas indifférente, quand elle s'appelait Mlle Babet, le constate non sans quelque dépit : « En la peignant tous les ans, il a l'air de dire, non seulement : « Voyez comme est belle ! » mais encore : « Voyez ses appas ! » Je les vois, monsieur Greuze ». De mauvaises langues disent même qu'il ne se contentait pas de les voir. David, dans sa prison, apprit que sa femme — qui avait cessé de l'être depuis longtemps — faisait des démarches pour le sauver ; en récompense de son dévouement, il la place au premier rang des *Sabines* court vêtues (fig. 44).

Qui ne connaît le portrait si vivant, où Mme Elisabeth Vigée Lebrun s'est représentée tenant sa fille embrassée sur sa poitrine à nu ? Le bord en dentelle de sa chemisette diaphane est retenu, juste à point, par la saillie du mamelon droit, faisant office de patère. La même particularité s'observe dans le portrait d'Angelica Kauffmann, à Buda-Pesth, peint par elle-même.

Plus près de nous, André Gill a portraituré, dans le plus simple des appareils, sa maîtresse, connue sous le prénom de Joséphine ; ce tableau fait partie de la collection de M. Malherbe, bibliothécaire de l'Opéra (fig. 137), qui a eu l'obligeance de le mettre à notre disposition. C'est d'après ce tableau que le célèbre caricaturiste a campé sa *République* (fig. 55). Enfin M. Devré a sculpté sur la façade d'une maison de la rue Poussin, à Paris, toute la famille de l'architecte de l'immeuble (fig. 138). Ce groupe sympathique, qui a figuré au salon de 1901, symbolise en quelque sorte le bonheur conjugal et l'amour filial : l'heureuse mère expose aux regards des passants ses mamelles gonflées par le lait de la mater-

____

(1) A. Houssaye, *Histoire de l'Art français*.

nité; c'est d'un salutaire exemple par ce temps d'accroissement
progressif... de la dépopulation (1).

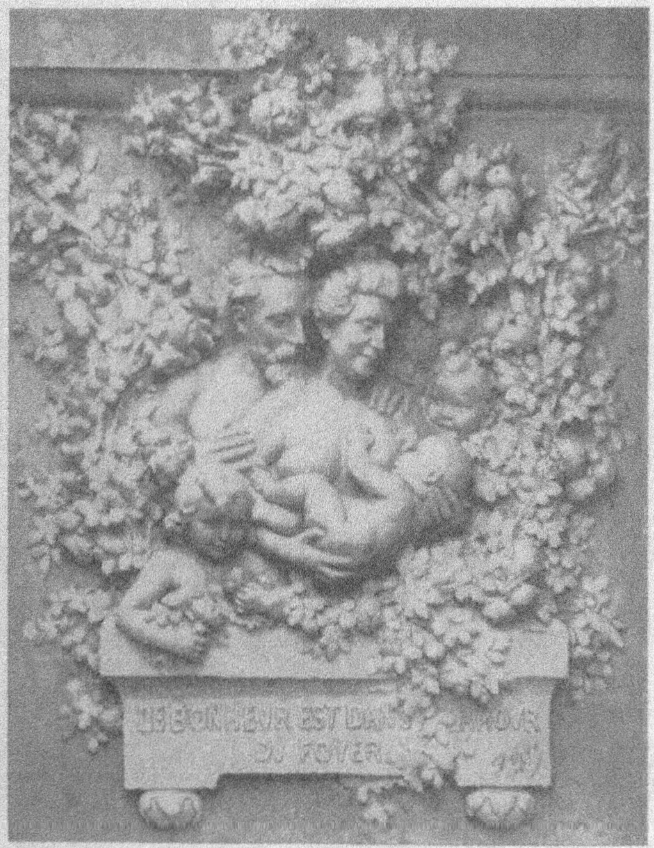

Fig. 138

Modèles professionnels. — A la suite des modèles familiers

(1) A rapprocher de ce tableau de famille un groupe sculpté sur une porte
de la maison de M⸱⸱ Dupré-Latour, à Valence, de l'époque de la Renaissance,
représentant une nymphe allaitant ses enfants, surprise par des satyres.

viennent les modèles professionnels, tels Rosalie (1), le modèle préféré de Baudry, qui la mit largement à contribution dans les différentes scènes mythiques du foyer de l'Opéra ; Marie-Louise, la collaboratrice de Benjamin Constant ; Emma, modèle ordinaire de M. Gérome, qui a posé pour son *Omphale* ; Pauline Saucey (2) qui se spécialise pour le torse, dans les ateliers de MM. Bouret, Bayard, etc.; Sarah Brown, dite Sarah la Rousse, qui a prêté sa figure exquise à la *Clémence Isaure* de M. Jules Lefebvre et son « ensemble », qu'il est à peine besoin d'idéaliser, à l'*Ariane abandonnée* de M. A. Laurens ; Chiara, la *Chaste Suzanne* de Henner, exposée en 1867, que tous les peintres se disputèrent à Rome. L'énumération de tous ces modèles serait longue et fastidieuse (3), contentons-nous de signaler encore Marie Renaud qui, dans la *Femme au masque* de H. Gervex, n'est vêtue que d'un loup en dentelle, comme les dames galantes ou de qualité d'autrefois (4).

M. Paul Dollfus raconte que Bartholdi ne trouva qu'une seule femme assez robuste de poitrine pour personnifier la *Liberté éclairant le monde* ; ce fut la grande Céline, qu'il découvrit dans une « maison Tellier ». Le statuaire ignorait-il l'existence du modèle, mammifère par excellence, bien connu des rapins et surnommé par eux « Mme de la Tétonnière ? »

(1) C'est son portrait qui figure sur les billets de la Banque de France. En Hongrie, dans une nouvelle émission de billets de banque (1902), le gouvernement a décidé d'y faire graver le charmant minois de Mlle Blaha, l'actrice la plus populaire de Pesth.

(2) On trouvera les portraits de ces célébrités de l'atelier, en costume de travail, dans l'intéressante étude de M. Paul Dollfus, *Modèles d'artistes* ; Flammarion, édit.

(3) Ces professionnelles du nu sont parfois des modèles... de vertu. On cite, entre autres, la séduisante *prima ballerina* Ghia, de Rome, que Court fait figurer dans sa page magistrale des *Obsèques de César*, un poignard à la main. Cette arme joua, du reste, un rôle important dans son existence. Les adorateurs éconduits avaient criblé de blessures le corps de la jeune fille et, elle-même, pour maintenir en respect les peintres qui utilisaient sa superbe plastique, portait toujours un poignard.

(4) On connaît l'incident du Palais de Justice, où Me Barboux, défendant un notaire traduit en police correctionnelle par Mme veuve du Gast, sous l'inculpation de vol et de recel, affirma, malgré la protestation du peintre, que le tableau si vivement commenté au vernissage du Salon de 1886, était le portrait en peau et en pied de son adversaire (juillet 1902). L'ex-*bâtonnier* n'ayant pas répondu à la jeune femme calomniée, qui lui demandait une rétractation et des excuses publiques, fut *bâtonné* par le prince de Sagan, aspirant à la main de la victime.

Portraits de personnages connus. — Certaines célébrités féminines ont eu le malin plaisir — Tartuffe dirait l'indécence — de se faire représenter, par la statuaire ou la peinture, à l'état de nature ou à peu près. Le nombre de ces ferventes de la Vérité est suffisant pour en composer une galerie des plus émoustillantes. Le grognon Kotzebue constate le fait en le critiquant avec sévérité : « On trouve, à Naples, un monument de la vanité outrée des femmes, que jamais aucun étranger ne pourra considérer sans rire. Une impératrice romaine, j'ai oublié laquelle, a eu la ridicule fantaisie de faire faire sa statue, grandeur naturelle, à l'âge de soixante ans passés, sous la forme de la Vénus de Médicis. L'impudence d'une vieille femme qui se fait représenter nue est déjà quelque chose de très surprenant ; mais il y a réellement de quoi mourir de rire d'imaginer qu'une

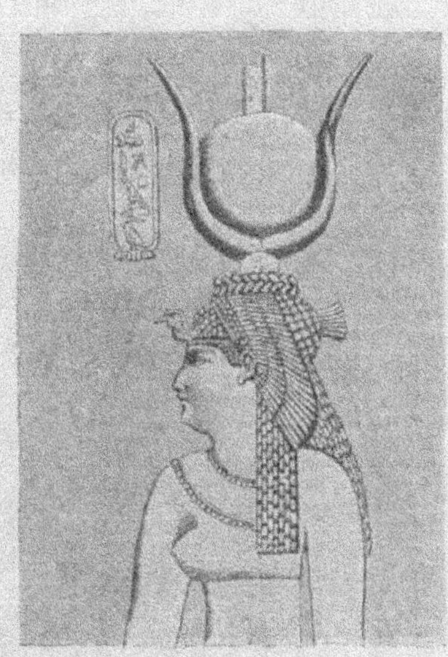

Fig. 139.

vieille tête se fasse représenter avec un jeune corps, dans une posture indécente, et paraissant vouloir cacher des charmes qu'on ne cherchait plus à voir. »

A la salle d'Apollon du musée de Munich, on voit une statue de Cérès, qui n'est que le portrait d'une dame romaine. La même coutume s'est propagée dans les temps modernes et provoque encore la critique de Kotzebue : le tableau exposé à Rome, par Landi, représente une superbe femme nue, couchée sur un lit de repos ; une vieille proxénète soulève le rideau de pourpre qui cachait la beauté aux yeux d'un jeune homme, en lui recommandant le silence, le doigt appuyé sur ses lèvres ; d'après notre censeur, ce serait le portrait d'une femme des plus belles et des plus distinguées, et il ajoute que souvent la vanité porte les dames romaines à dévoiler ainsi leurs charmes.

Reprenons l'ordre chronologique : aux temps anciens, si le fanatisme religieux a empêché les traits des Laïs et des Phryné d'arriver jusqu'à nous, ceux de la reine d'Égypte, Cléopâtre, ont

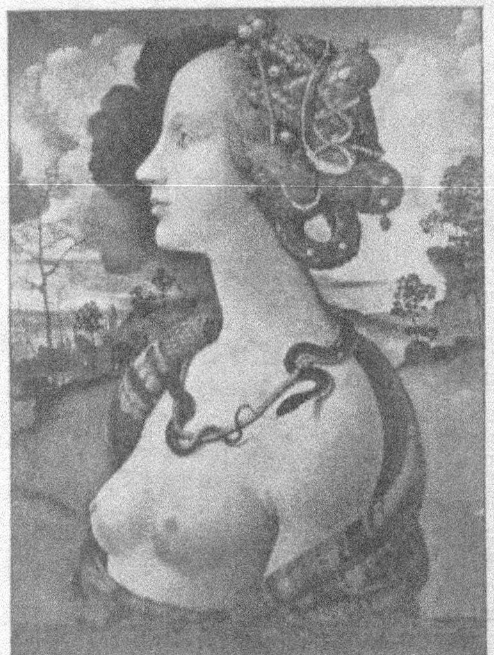

Fig. 139. — D'après la photographie de Braun, Clément et C⁰.

échappé aux mutilations imbéciles de Théodose et de ses imitateurs. Les sculptures du temple de Dendera, consacré à l' « Hélène du Nil », nous ont transmis le sourire et les charmes qui ont ensorcelé César et Marc-Antoine (fig. 139) ; elle est représentée en Isis, dans la fleur de sa jeunesse et l'éclat de sa gloire.

Un antique du Louvre représente Julia Mammæa (1) en Cé-

(1) Elle fit construire le pont Mammolo, à Rome, et lui donna son nom.

rés (1) ; le sein gauche, d'un développement normal, est à nu,
comme il convient à la déesse de la fécondité. Mais un autre
buste de la mère d'Alexandre Sévère, sans attribution mythologique (n° 1055, salle des Saisons), est entièrement recouvert d'une
tunique et aucune saillie ne révèle le sexe de la poitrine ; on dirait
un éphèbe.

Ces contradictions artistiques ne nous éclaireront pas sur l'origine de ce nom de Mammæa, bien au contraire. Se rattache-t-il à

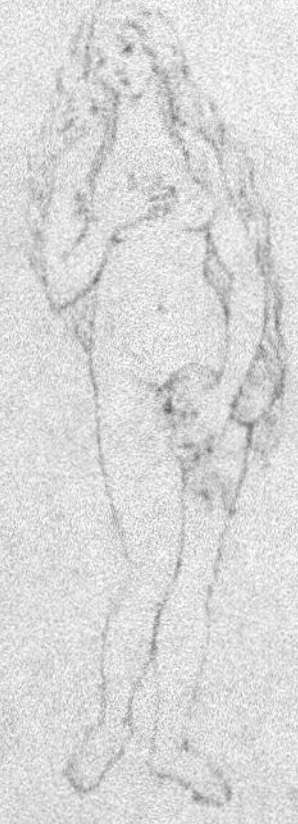

Fig. 111.

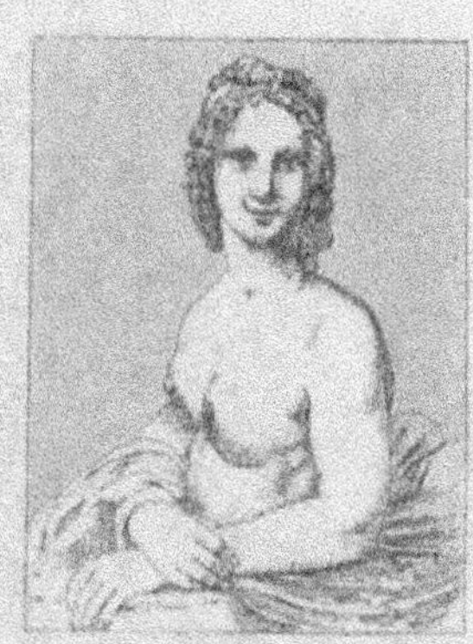

Fig. 112.

la perfection des formes pectorales (2), à un incident d'allaitement
ou simplement au hasard ? Les documents écrits sont muets sur
cette question. Au Vatican, la tête d'une Vénus, avec son fils Eros,
passe pour le portrait de l'épouse d'Alexandre Sévère.

Nous connaissons le décolletage outré de la Vierge du musée
d'Anvers, attribuée à Jean Fouquet (3), et nous savons qu'une tra-

(1) Les épis, ajoutés dans la main de ce personnage, par un restaurateur
moderne et ignorant, en ont fait une divinité.

(2) C'est probable ; elle ne devait pas être dépourvue d'agréments ; en tous
cas, ses goûts de libertinage étaient tels que Brantôme la qualifie de « putain
publique ». On ignorait quel était le père de Sévère et on a pu lui adresser
la véhémente apostrophe du sermonnaire exalté, Jean Guérin, qui traitait le
Béarnais de « fils de putain », en pleine chaire, et assurait que « sa mère estoit
si publique qu'elle se prestoit à tout le monde ».

(3) Anecd. hist., fig. 110 bis.

dition en fait le portrait d'Agnès Sorel « la belle Agnès », la favorite de Charles VII. Ce tableau, ou plutôt cet *ex voto*, appartenait
à un diptyque représentant, sur un panneau, le donateur Etienne
Chevalier, trésorier de France et contrôleur des finances sous
Charles VII et Louis XI : ce pieux personnage offre à la madone
« les hommages de sa piété » ; le second panneau a été détruit par
un vandale inconscient, ennemi de la chair en peinture et fanatique
de la chair dite de vérité :

> Par de pareils objets les âmes sont blessées,
> Et cela fait venir de coupables pensées.

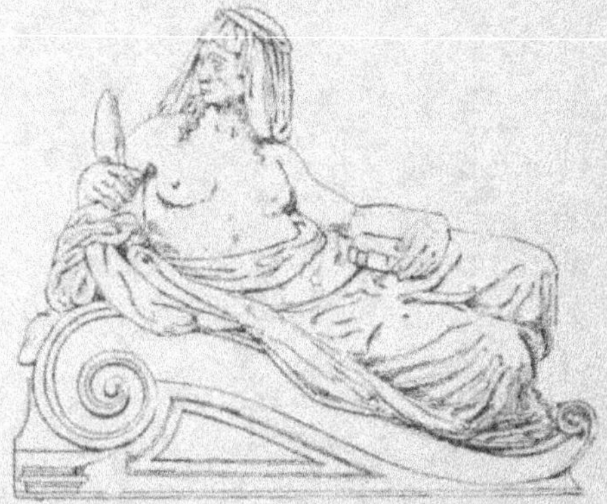

Fig. 143.

De ce fait, la Vierge d'Anvers n'en serait qu'une reproduction
en grisaille. Ce diptyque était exposé, à son origine, dans l'église
de Melun ; Henri IV, l'amateur des « belles tétonnières », en offrit
paraît-il 10,000 livres ; qu'eût-il donné de l'original !

Nous trouvons une émule de la « dame de beauté » et de volupté
dans la marquise Simonetta Vespucci, maîtresse de Jules de Médicis, morte de la phtisie à vingt-trois ans : Antonio Pollajuolo, de
l'école Florentine, a peint son buste, nu jusqu'au nombril (fig. 140).
Simonetta aurait servi de modèle pour la *Vénus* d'Alexandre Botticelli (fig. 141), qui aurait modifié les traits du visage ; plus tard,
Falguière fera le contraire pour sa *Danse*.

Le type de beauté pour Léonard de Vinci était Monna Lisa Gheardini, épouse en troisièmes noces de Francesco di Bartolomeo di Zanobi del Giocondo; c'est elle qui lui fournit le modèle de *Joconde* (fig. 142). Raphaël nous a montré le plus qu'il a pu des attraits de Jeanne d'Aragon; mais Nifo, favori de Léon X, qui les connaissait tous, nous en a laissé une description latine, aussi exacte que détaillée, traduite par Houdoy (1).

Dans l'abside de Saint-Pierre, à Rome, du côté gauche, se trouve le tombeau de Paul III, par Guillaume de la Porte, probablement exécuté sous la direction de Michel-Ange. En haut, le pape donne la bénédiction; en bas, à droite, la Prudence et, à gauche, la Justice. La première est le portrait de la mère du pontife (fig. 143), qui montre, complètement nue, une poitrine quelque peu ratatinée; la seconde représente la sœur du pape; primitivement elle exhibait de vigoureux appas, mais, par la suite, on a caché sa nudité sous une robe en métal.

L'Arétin qui, tout en composant des sonnets sur les luxurieux dessins de Jules Romain, reprochait à Michel-Ange les nudités de la chapelle Sixtine, donne à entendre, dans ses *Ragionamenti*, que la courtisane, en dehors des exigences professionnelles, a horreur du décolletage; nous reproduisons une médaille (fig. 144), gravée par Antonio Abondio,

Fig. 144. — De la collection du Dr Lefer.

(1) « Sur la poitrine large et dont les plans unis ne laissent apparaître aucun os, s'arrondissent deux seins égaux, d'une dimension convenable, qui exhalent le parfum des fruits de la Perse auxquels ils ressemblent... L'ensemble de la poitrine a la forme d'une poire renversée, mais un peu comprimée, dont le cône est étroit et rond à sa section inférieure et dont la base se rattache au col par des courbes et des méplats d'une ravissante proportion... Le ventre, les flancs et les charmes secrets sont dignes de la poitrine. » Ces indiscrétions d'un philosophe scolastique, qui affirme l'existence du beau dans la nature devant la perfection de Jeanne, rappellent la *Paulégraphie ou description des beautés d'une dame thobozaine* par Gabriel de Minut. (Lyon 1587, in-8°) : à Toulouse, tout le monde courait sur le passage de la *Belle Paule* de Vignier, pour l'admirer. « L'auteur, dit Gustave Brunet, décrit sans exception toutes les beautés du corps de Paule; il entre rarement dans les détails les plus scabreux. » Et par qui fut publié cet écrit, dédié à Catherine de Médicis? Par une religieuse, Charlotte de Minut, sœur de l'auteur et abbesse du couvent de Sainte-Claire à Toulouse.

qui fait étalage des charmes d'une courtisane de l'époque, Catharina Riva, et proteste contre l'assertion du mordant et licencieux satirique.

Le musée de Vienne possède le portrait d'Isabelle Gonzague (fig. 145), peint par le Titien ; la coquette ne risque que la moitié

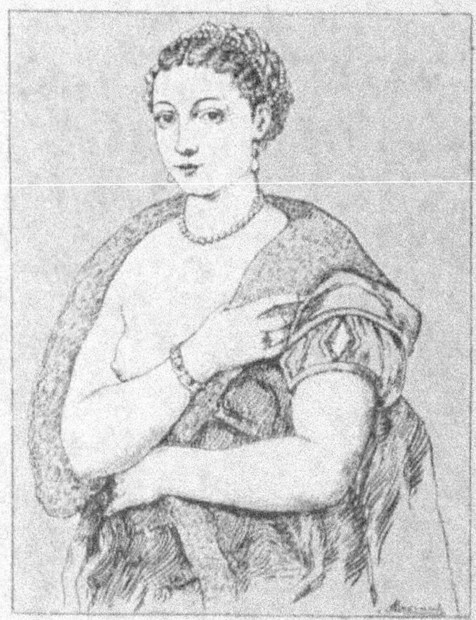

Fig. 145.

de son torse pour éveiller le désir d'admirer le reste. Une copie de ce gracieux tableau se trouve à l'Académie des beaux-arts de Buda-Pest. Le pinceau du célèbre coloriste a reproduit la maîtresse d'un jeune patricien de Venise — qui longtemps a passé pour Philippe II — ; le galant joue du luth et regarde avec complaisance la jeune beauté étendue sur un sopha. Cette figure, nue sans indécence, s'expose dans l'attitude la plus voluptueuse. La beauté des formes, l'élégance de la couleur, la vérité du détail, tout concourt à faire de ce tableau (fig. 146) un des plus séduisants du maître de

Cadore. Le chef de l'école vénitienne nous a encore transmis les traits et les charmes de la maîtresse d'Alonzo di Avalos, marquis del Vasto ou du Guast, l'un des meilleurs généraux de Charles-Quint, dans un tableau allégorique représentant *Mars et Vénus* (1), sujet pris et repris maintes fois, qui permettait aux artistes de sortir de la banalité des portraits de famille. Signalons enfin la

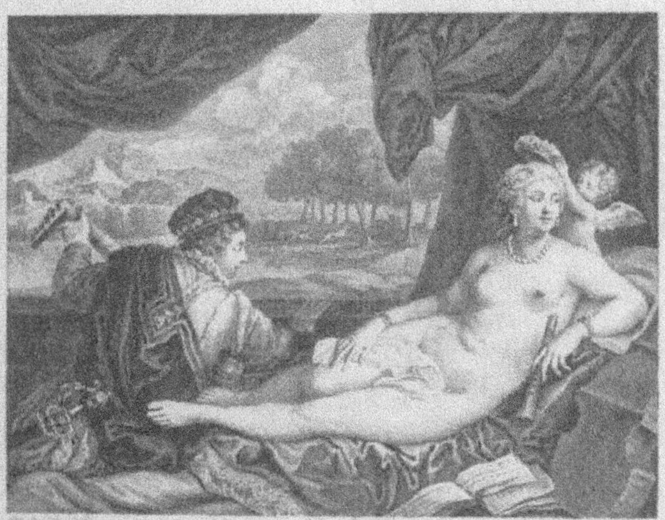

Fig. 146. — Gravure de J. Bouillard.

Vénus à l'orgue, *Vénus et Adonis* et cette superbe créature (fig. 147), si belle et si peu voilée qu'elle est, au dire du livret de Dresde, « en costume de Vénus » : autant de chefs-d'œuvre, peints de la touche à la fois vigoureuse et tendre, dont le maître avait le secret ; tous sont des portraits, d'après Viardot.

Peintres et sculpteurs de la Renaissance ont représenté à l'envi la duchesse de Valentinois en Diane ; mais son attitude ni son costume ne rappellent la pudique sœur d'Apollon. Avec son faible pour le nu, que n'a-t-elle préféré les attributs de Vénus à ceux de la

(1) *Carius*, art., fig. 86.

déesse qui punit si sévèrement Actéon, de l'avoir surprise au bain ? Plantureuse plus que gracieuse, avec des yeux « à demi esteints et pleins de chassie », dit Mézeray, un air froid, et un nez fort et recourbé, sa beauté a été trop idéalisée par les artistes et les littérateurs, Pierre de Bourdeilles entre autres (1).

M. George Guiffrey, commentateur des *Lettres inédites de Diane de Poitiers*, nous guidera à travers l'iconographie de la courtisane royale, « qui maintint son empire pendant deux règnes et a légué à l'admiration de l'avenir, sous une étiquette mythologique, la représentation plastique de ses charmes les plus secrets ». Dans l'ordre des sculptures : *Diane chasseresse*, groupe de Jean Goujon, d'après un dessin du Primatice (2) (musée du Louvre) (fig. 143, *Anec. hist.*). La vive imagination de Michelet lui fait trouver au cerf royal « un air de Henri II » et jusque dans le « barbet hérissé », il croit reconnaître l'image du mari, de Brézé, qui « mêle timidement à la fête d'amour quelques gémissements de grondeuse fidélité ». Notre historien aurait pu pousser l'analogie plus loin, suivant la remarque malicieuse de M. Guiffrey, et dire que le barbet fait le gros dos comme pour rappeler la bosse du grand Sénéchal ; pourquoi n'a-t-il pas vu dans le beau levrier, couché à ses pieds, une allusion au beau maréchal de Brissac, pour lequel la favorite royale aurait éprouvé de tendres sentiments ?

Un œil flatteur retrouvera les traits de Diane dans le célèbre bas-relief en bronze de Benvenuto Cellini, la *Nymphe de Fontainebleau*, que l'on peut admirer au Louvre ; elle est couchée nue, au milieu de chiens et de fauves. Le bas-relief, représenté figure 149 (collection de M. d'Yvon), est d'une exécution des plus remarquables ; il appartient à l'école de Jean Goujon, qui possédait l'art de donner à sa sculpture beaucoup de relief et de modelé avec peu de saillie. Diane, habillée d'un carquois, caresse un jeune cerf, museau contre museau, qui n'est autre que Henri II, allusion aux amours de Léda et du Cygne olympien ; dans ce groupe figurent

(1) Comment expliquer, sinon par l'aveuglement de la passion, la préférence marquée de Henri II pour une amie aussi peu attrayante, qui aurait pu être sa mère, alors que sa légitime, Catherine, à en croire le même abbé et seigneur de Brantôme, « avoit la gorge très belle, blanche et pleine ; fort blanche aussi par le corps ; elle étoit joviale et aimoit à dire le mot ? »

(2) On sait que le Primatice célébrait principalement les charmes de la duchesse d'Étampes, favorite du roi libertin, dévot et avarié, tandis que Jean Goujon consacrait son ébauchoir à la maîtresse du dauphin.

encore Phocion et Syrius, deux des chiens préférés de la déesse de
la chasse . L'hôtel Cluny possède un moulage de ce beau marbre.

Passons aux peintures. Diane, du château de Fontainebleau,

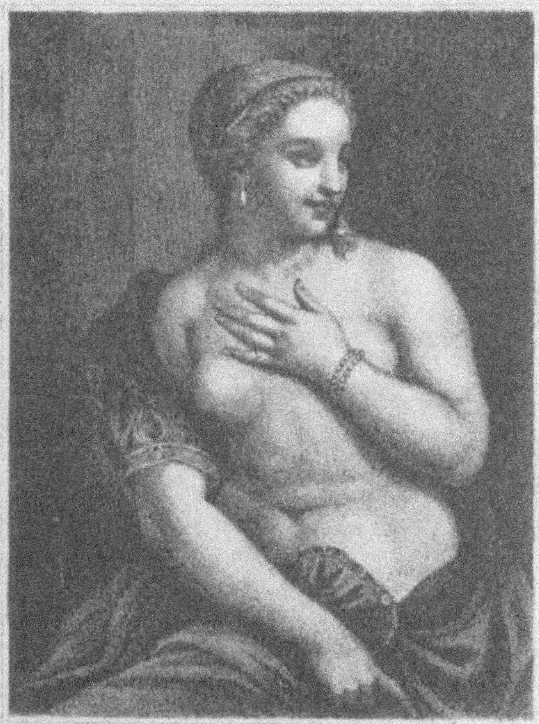

Fig. 147. — *Vénus du Titien; gravée par Nargeot.*

attribuée au Primatice, tient un arc à la main ; la tunique couvre à
peine la moitié du sein et est retroussée au-dessus du genou,
comme il convient à la « déesse aux belles jambes ». Hippolyte
Flandrin a exécuté, à mi-corps seulement, la copie de ce tableau
qui figure au musée de Versailles, sous le numéro 4063. Lucas
Penni, élève du Primatice, l'a aussi représentée en déesse, avec
une chlamyde sur l'épaule et un javelot à la main ; ce tableau a été

gravé par Ransonnette. Une autre Diane chasseresse du château
de Chenonceaux, attribuée au Primatice, est un portrait qui offre
certains caractères d'authenticité. Quant à la déesse du château de
Chaumont, qui est vêtue d'une simple tunique de gaze, laissant à
nu les seins, ce serait un cadeau de Diane à son royal amant. Au
musée de Versailles (n° 3493), elle apparaît encore ; mais, cette fois
en toilette terrestre, avec une robe en velours rouge qui laisse à
découvert une gorge richement développée ; le tableau a été peint
au XVIIe siècle, c'est donc une œuvre de fantaisie.

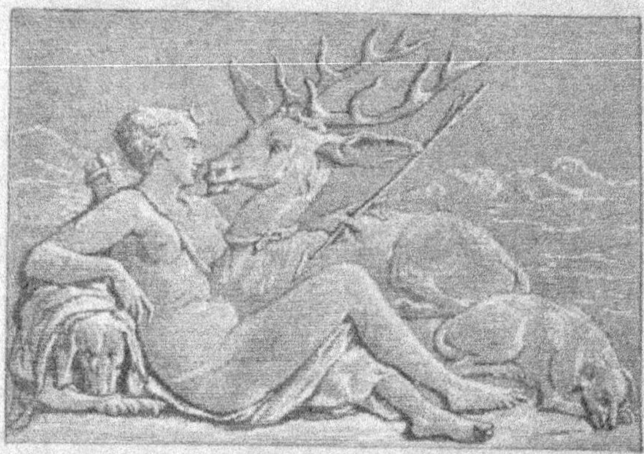

Fig. 149. — Tirée de *l'Art pour tous*.

Diane au milieu des dames de la Cour de Henri II, par François Clouet (?), de la collection Lachnicki, est, d'après Vitet, le
portrait le plus authentique de Diane de Poitiers. Le sujet serait
Moïse, présenté à la fille de Pharaon, figurée par Diane en costume d'Ève, selon la tradition ; mais en réalité, on lui présente un
nouveau-né de la reine, comme pour le mettre sous son auguste
patronage. Elle seule a le buste entièrement à découvert (1). On
distingue la reine reléguée au second plan parmi les dames de la
cour : la légitime épouse vient faire ses relevailles chez la concu-
bine et accepte pour son fils cet insolent patronage. A la collection
de lord Spencer appartient une Diane, dont la partie supérieure est

(1) *Revue des deux Mondes*, 1er déc. 1863.

dépouillée de tout vêtement ; une des gravures anglaises, exécutées

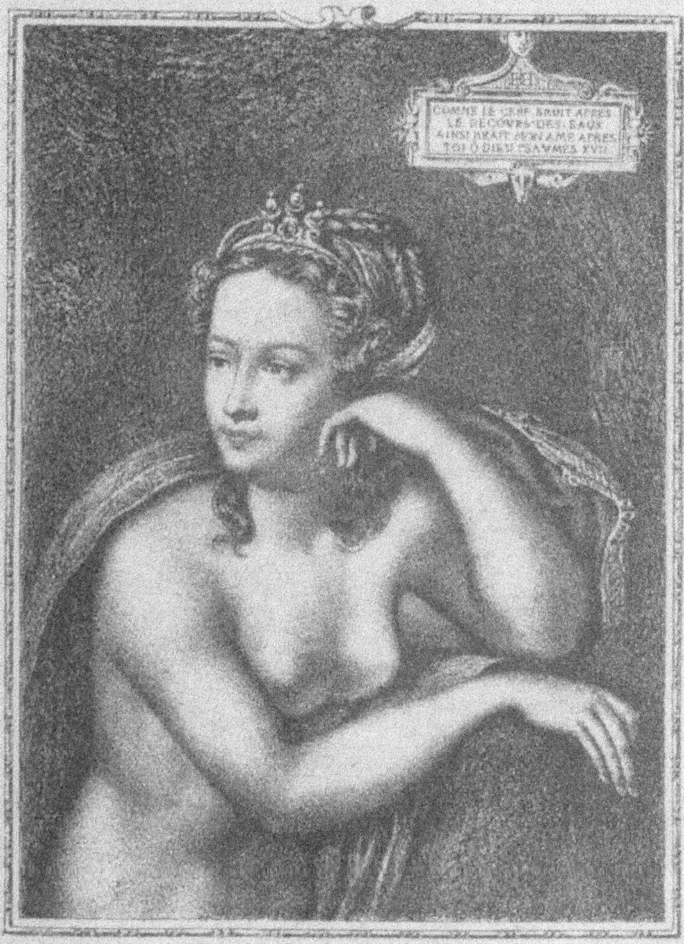

Fig. 150.

d'après ce portrait, se trouve aux estampes de la Bibliothèque
nationale.

Dans son inventaire de tableaux, M. Guiffrey a oublié de mentionner le portrait de Diane de Poitiers, du château d'Anet, que nous empruntons à l'ouvrage de M. P. Roussel (1) (fig. 150). Autres

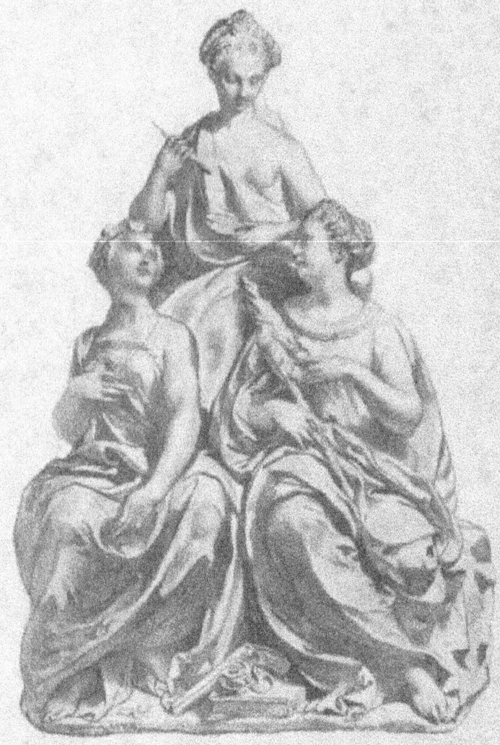

Fig. 151. — D'après Devéria ; Salon de 1831. Tirée de l'*Artiste*.

oublis : *Diane de Poitiers et ses deux filles*, en Parques (fig. 151), groupe en marbre de Germain Pilon, et la *Toilette de Diane de Poitiers*, d'un peintre de l'École de Fontainebleau, qui expose les attraits les plus intimes de la maîtresse de Henri II (2). N'est-ce

(1) *Histoire et description du Château d'Anet*, gr. in-4°.
(2) C'est à tort que, dans nos *Anecdotes historiques et religieuses*, p. 198, nous

pas de cette académie que parle Mérimée, dans ses *Lettres à une inconnue*? « Il est évident qu'elle a posé, et que, des pieds jusqu'à la tête, tout est portrait. Même, si j'ose le dire, il résulte de l'examen de ses jambes qu'elle attachait ses jarretières au-dessous du genou, selon la mode du temps, qui a été abandonnée, à ce que j'ai entendu dire. »

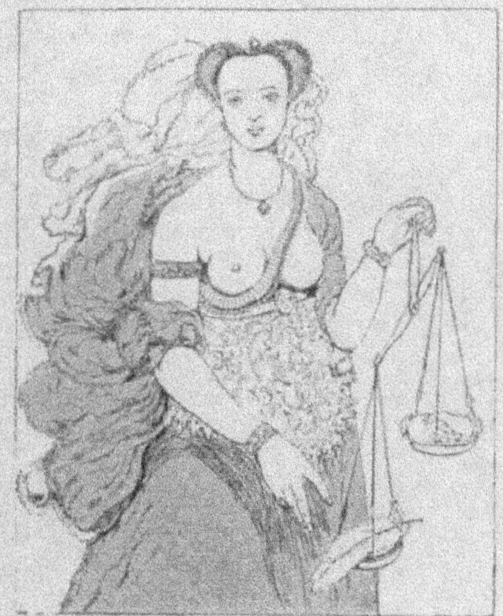
Fig. 152.

Une des curiosités du musée communal de Bruxelles est un portrait satirique de Diane de Poitiers (fig. 152), attribué à Hubert Goltzius et offert par le père de M. Wilson, gendre du président Grévy. La figure est petite ; les seins, au contraire, sont très développés et d'une rondeur presque géométrique, qui rappelle la synonymie des mamelles « demi-cercles tangents », adoptée par les X de l'École polytechnique. De sa main gauche, elle tient une balance dont les plateaux sont chargés, l'un, de deux mains entrelacées ; l'autre, d'une plume d'oiseau : la plume est la

avons rapporté à la duchesse de Valentinois un portrait de Gabrielle d'Estrées dont il sera question un peu plus loin.

plus lourde ! Piquante allusion à la légèreté des serments d'amour « éternel ! ». Ce tableau n'est d'ailleurs que la traduction picturale de la fameuse inscription gravée, dit-on, par François Ier, à la pointe du diamant qu'il avait au doigt, sur une des vitres du château de Chambord : *Toute femme varie* (1). Semblable allégorie est consignée et figurée (fig. 153) dans le théâtre des *Bons Engins* (2).

A M. Guiffrey, également, nous empruntons la liste des médailles et des émaux. La Bibliothèque nationale possède une médaille représentant Diane avec la gorge et les épaules nues. Légende : DIANA. DUX. VALENTINORUM. CLARISSIMA ; au bas du buste, AS (*Anno ætatis*) vingt-six ans (3). Revers : une Diane chasseresse qui foule aux pieds l'Amour, avec cette légende : OMNIUM VICTOREM VICI. Ce n'est pas le type de beauté idéalisé par les artistes de

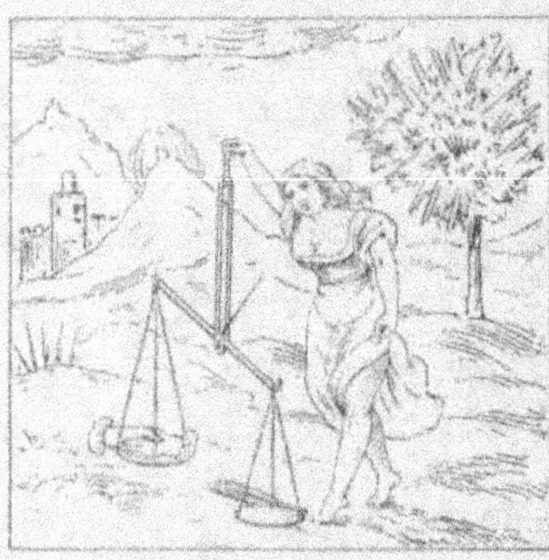

Fig. 153.

l'époque ; c'est une femme bien vivante, d'un embonpoint respectable, aux formes accusées. La même médaille a été frappée à nouveau et modifiée sous le premier des Bourbons. Au-dessous de son buste, sur le revers, on voit une Junon, « la déesse aux yeux de bœuf », qui presse une de ses mamelles et arrose, du lait qui en sort, des lys épanouis : légende : *Oritur et lacte cirescit.*

(1) On donne encore cette boutade rimée :

Souvent femme varie
Mal habil qui s'y fie.

Le « Père des lettres ! » qui, dans un moment d'humeur, supprima l'imprimerie, voire même l'imprimeur Dolet, semblable à ces amants qui étouffent en embrassant trop tendrement l'objet aimé, sacrifiait parfois aux Muses et a mérité le surnom de « roi troubadour ». Le royal syphilitique écrirait aujourd'hui : « Souvent femme avarie. »

(2) Janot, 1539, in-8°, pièce LXVIII, et Bouchet, les *Femmes de Brantôme*.

(3) Erreur ou flatterie d'artiste : à cet âge elle n'était pas encore duchesse de Valentinois.

Ce revers appartient en réalité aux médailles de Henri IV et particulièrement à celles de Marie de Médicis (1).

Un émail de Léonard Limousin, commandé par le roi, vers 1554, aurait été exécuté en forme de plat, d'après un dessin de Raphaël; sous les traits des dieux, sont reproduits : Henri II en Jupiter, Catherine de Médicis en Junon, Diane de Poitiers en Vénus (2). Autre émail du même artiste représentant *Vénus*, sous les traits d'une femme nue, étendue sur le gazon, se jouant avec Éros; son unique vestiture est une résille, comme la *Vénus de l'Assemblée des Dieux*. L'émail est daté de 1555 : Diane avait alors cinquante-cinq ans; mais la réputation d'éternelle beauté, surfaite par les artistes et les littérateurs, explique la flatterie de l'émailliste. Les thuriféraires ne connaissent pas de bornes : Olivier de Magny a célébré « la pudique et vertueuse » duchesse de Valentinois ; l'abbé de Bernis, « la chaste » Mme de Pompadour !

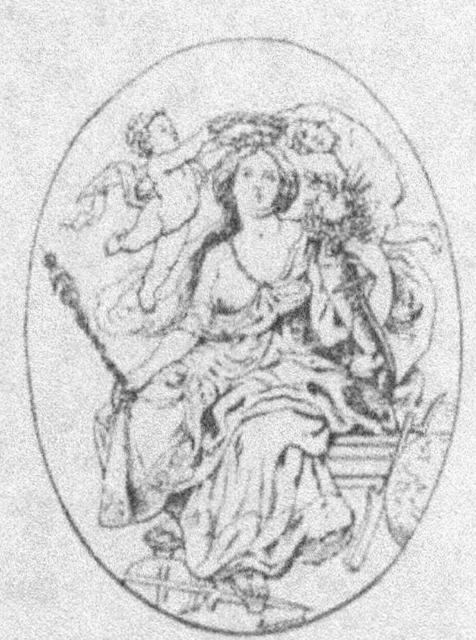

Fig. 154.

Le portrait de la belle Vénitienne, Véronique Franco, peint par le Tintoret pour Henri III, en souvenir de sa maîtresse de passage, était, paraît-il, fortement décolleté. Montaigne en parle dans son *Voyage en Italie* ; il fait aussi mention d'une célèbre courtisane de la même ville, Blanche Cappello, née en 1548 ; « Cette duchesse, dit-il, est belle à l'opinion italienne, visage agréable et impérieux, le corset gros et de tétins à leur souhait. »

Le fécond Rubens, dans ses prodigieuses allégories sur Marie de Médicis — « la grosse banquière », selon Mme d'Entraigues ou

(1) Voir aux *Accouchements à la Cour*, la figure 72 de la médaille frappée en l'honneur de la naissance de Louis XIII.

(2) On trouvera le fac-similé de cet émail dans le livre de M. de Laborde, sur la *Renaissance des Arts*, t. II, p. 785.

« la balourde », d'après la Galigaï — se complaît à montrer le sein
rebondi de la princesse florentine, organe particulièrement prisé
de son volage époux ; mais en donnant à la souveraine, tantôt les
attributs de Bellone, la déesse de la guerre chez les Romains,
tantôt ceux de Pallas ou d'Athéné (1), la déesse de la sagesse chez
les Grecs, le peintre oublie la tradition mythique qui fait de la fille
de Zeus une des déesses les plus prudes de l'Olympe. Un portrait
de la fille du grand duc de Toscane, peint par le maître flamand,
et qui figure au Louvre (collection La Caze, n° 2109), la représente
en costume civil, assise dans ses appartements, mais toujours un
des seins en escapade (fig. 154).

Les portraits de Gabrielle d'Estrées sont trop nombreux pour
qu'ils n'aient pas été copiés les uns sur les autres, car malgré le
plaisir que la duchesse de Beaufort pouvait éprouver à faire étalage
de ses charmes, il est peu probable qu'elle eût consenti à poser si
souvent. Dans toutes les toiles, elle a les mêmes attitudes : elle se
présente, debout plutôt qu'assise, dans une baignoire; soit seule (2),
soit en compagnie de sa sœur, Diane, duchesse de Villars, qui,
par contraste ou modestie, s'efface et se contente de montrer ses
épaules (fig. 155). Gabrielle ne porte pas la même coiffure que dans
les tableaux du château de Chantilly (n° 278) et de la galerie de Versailles (3). Ces peintures sont contemporaines de la naissance du duc
de Vendôme, que sa nourrice allaite. M. de Maulde juge aussi ces
portraits, « de l'école hydrothérapique », trop nombreux pour être
authentiques; il les croit fabriqués. A son avis, les noms des personnages, inscrits sur la toile même, achèvent de caractériser le
sens caustique de la composition. Ces légendes ne figurent pourtant pas sur toutes les représentations de cette reine de beauté. Ce
critique signale, dans la collection du baron Pichon (n° 1 339 du cata-
logue), la même scène aquatique, mais cette fois avant la naissance
de l'enfant : « divers symptômes révèlent l'attente de cette naissance :
nous nous bornerons à signaler la présence d'une femme qui, dans
le fond de la toile, coud avec ardeur une layette. »

Dans le tableau du musée de Versailles, la belle Gabrielle re-

(1) *Curios. art.*, fig. 82. Ce portrait fut fait à Paris, sur la demande de la reine,
tandis que dix-neuf toiles sur les vingt-une de la série furent exécutées dans
l'atelier d'Anvers.

(2) *Anecd. hist.*, fig. 112.

(3) *Anecd. hist.*, p. 193.

prend ses exercices balnéaires, mais après la naissance de son
second enfant, et offre une particularité toute spéciale : un anneau
nuptial, arrêté à la seconde phalange de l'index, rappelle qu'elle
fut fiancée à son royal amant et qu'elle était sur le point de l'épouser, quand la mort vint la surprendre si inopinément. M. Georges

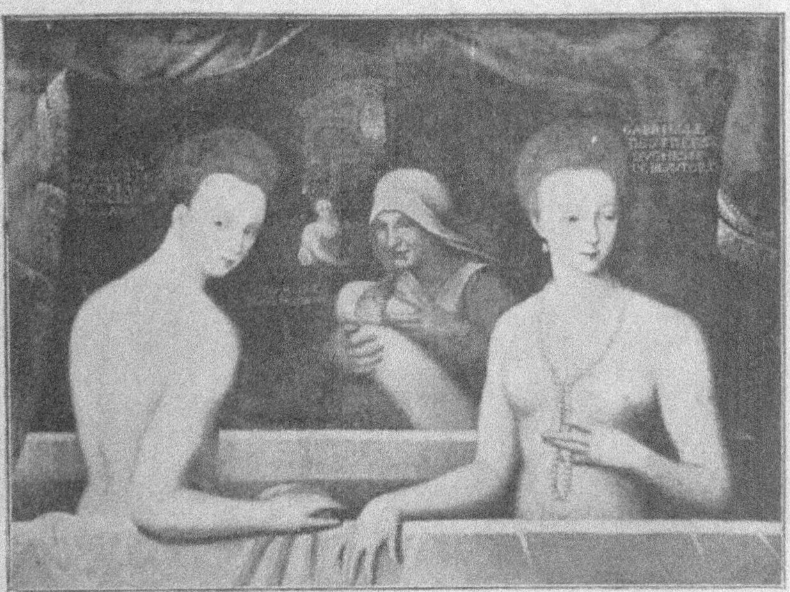

Fig. 155. — Galerie de Mme la vicomtesse de Janzé.

Guiffrey (1) veut absolument que ce tableau, peint par Henri Leh-
mann, et celui du château de Chenonceaux, représentent Diane de
Poitiers dans le bain et, auprès d'elle, les enfants de France ; il
ne trouve pas le moindre rapport entre la figure de ces toiles et la
maîtresse de Henri IV ; mais il n'explique pas la position significa-
tive de la bague. Cet auteur retrouve la coiffe traditionnelle, les
traits caractéristiques de Diane et la carnation maladive des enfants
de Henri II ; il voit, dans les ornements de l'ameublement, le style

(1) Loc. cit.

de l'époque, et jusqu'à une licorne, représentée sur le dossier d'une chaise en tapisserie, concourt à le confirmer dans son opinion : la duchesse de Valentinois ne croyait-elle pas à l'efficacité d'une préparation où la poudre de cet animal passait pour souveraine contre les convulsions (1) ?

Gabrielle avait mis le nu à la mode, au moins dans la peinture : nombre de dames de qualité, et même de jeunes filles, se firent portraiturer en nymphes ou déesses court vêtues. M. de Maulde, dans son étude documentée sur *Quelques portraits de femmes du XVIe siècle* (2), se fait le chevalier servant de la pudeur de ces nobles divinités, et assure que leurs portraits, « en tenue extrêmement olympienne », étaient toujours faits de chic (3), absolument comme de nos jours, la *Danse* de Falguière, à laquelle Mlle Cléo de Mérode affirme n'avoir prêté que son visage. La parole de la ballérine ne saurait être mise en doute ; il suffit de comparer les saillies accusées de ses apophyses épineuses et ses salières profondes avec le capitonnage du marbre.

Il est donc admis que certaines beautés ne posèrent que pour la tête, comme l'amie de Ronsard, qui n'en recommandait pas moins à Janet Clouet de la peindre avec tous les attraits de Vénus ; beaucoup d'autres cependant firent tomber corsage et chemise devant le chevalet des peintres. La duchesse de Ferrare, déjà nommée (4), Françoise d'Orléans, la princesse de Condé, Mme Récamier, la princesse Borghèse et bien d'autres, ont consenti à faire reproduire sur la toile, *de visu*, les splendeurs de leurs épaules et de

(1) Le 27 déc. 1547, lors d'une rougeole de Madame Elisabeth, Dame de Poitiers, écrivait à M. de Humières : « Je vous envoye de la licorne pour luy en faire user ainsy qu'il sera ordonné. » La licorne était aussi le symbole de la pureté — nous ne voyons pas son application en la circonstance — et celui de la victoire, rien ne résiste à la puissance de sa corne — elle justifierait mieux le triomphe de la courtisane — mais c'était encore un talisman précieux, préservatif de toutes les maladies et contre poison par excellence : Charles IX ne vidait jamais sa coupe avant d'y avoir fait tremper un morceau de licorne. Pour nous, dans le tableau en question, cet animal fabuleux ne figure que par hasard, à titre décoratif. Bref, en insistant sur la signification de la licorne, M. Guiffrey nous semble trop chercher la petite bête.

(2) *Revue de l'art ancien et moderne.*

(3) D'après Mme de Genlis, au XVIIe siècle, les femmes ne posaient que pour la tête ; les peintres prenaient des modèles pour la gorge. Cette délicatesse de décence finit avec Louis XIV : « Les femmes s'habillaient alors en Vénus de Médicis. »

(4) Bouchot, les *Femmes de Brantôme*, p. 193.

leurs poitrines, enveloppées ou non d'une gaze légère qui en
rendaient les contours encore plus captivants. Pourquoi Mmes de

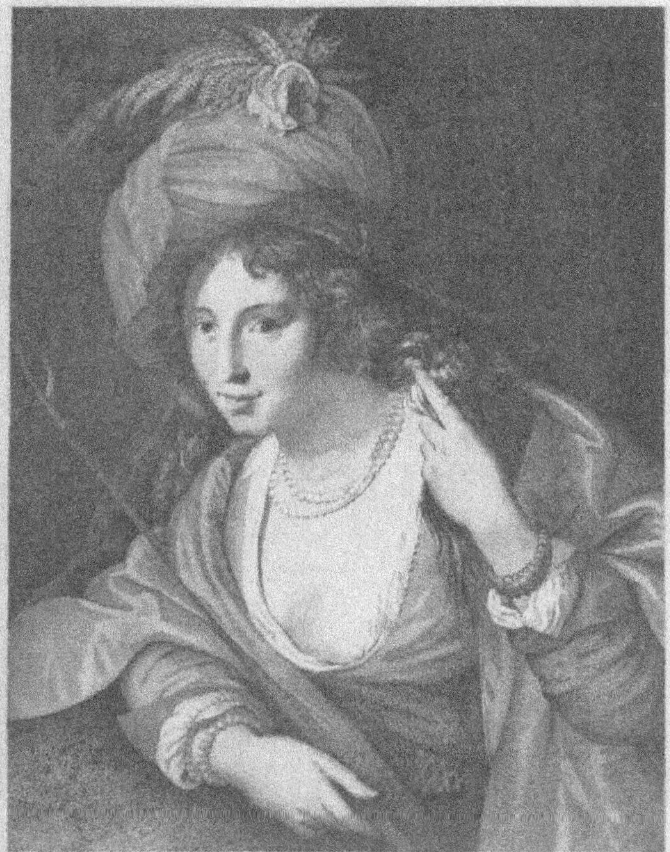

Fig. 106.

Sauves et de Retz qui, d'après Bouchot, se dépouillèrent, dans
certaines circonstances, de leurs vêtements, auraient-elles hésité à
le faire en présence d'artistes qui se proposaient d'immortaliser

leurs charmes fugitifs? Sans doute au XVIᵉ siècle, les femmes
eurent des accès de pudeur exagérés, par exemple à l'égard des
médecins : pour leurs couches, elles préféraient les sages-femmes
aux accoucheurs, et l'on rencontrait des jouvencelles qu'inquiétait
l'idée « de paraître nues au jugement dernier »; mais ces réticences pudiques ne les empêchaient pas d'avoir un goût immodéré
pour les Vénus païennes et, comme le fait remarquer leur indulgent et galant avocat, « le puritanisme outré du moyen âge provoque
une réaction audacieuse du réalisme, qui alla jusqu'à sculpter, sur
leurs tombeaux, les corps nus d'Anne de Bretagne et de Catherine de Médicis (1). »

Au XVIIᵉ siècle, grâce à la corruption des mœurs (2), que de
beautés, égarées dans le pays du Tendre, montrent leurs mamelons sur des toiles licencieuses! Voici d'abord Mᵐᵉ de Thian-
ges, une des *Reines de Paris* qui, devant un de ses portraits,
reconnaissait qu'elle avait « la gorge belle » et la montrait à tout
venant. Elle finit dans la dévotion, dit Mᵐᵉ de Sévigné et « cache
sa gorge ». La jeune Marie de Rohan (fig. 156), mariée à Charles,

(1) Il ne fallait pas que les mœurs fussent bien austères pour que Clément
Marot pût se permettre d'adresser les étrennes suivantes à l'une des filles de
l'escadron volant de la reine, Sidoine de Mervilliers, dite Merlurillon, âgée de
quatorze ans à peine — Il n'y a que le premier pa... pa qui coûte —

> Si quelqu'un pour son estreine,
> Vous étreine,
> Je veux donner, ou à peu près,
> Au bout de neuf mois après,
> L'âme pleine.

(2) Le rigorisme excessif du duc de Mazarin était heureusement exceptionnel.
Il fit détruire un certain nombre de chefs-d'œuvre que Richelieu avait réunis
dans son palais et qui ne choquaient nullement ce cardinal, sous prétexte que
les femmes qui y figuraient étaient trop décolletées. Le même cagot défendait
aux villageoises de traire les vaches dans *l'intérêt de leur chasteté*, et aux
nourrices de donner à téter le vendredi et le samedi. « Il enseignait aux filles,
écrit un contemporain, dans quelle position pudique elles devaient battre le
beurre ou filer. » Il n'est malheureusement pas le seul à avoir eu des idées aussi
saugrenues et désastreuses pour l'art. Ghiberti (1381) rappelle les idiotes per-
sécutions de Constantin, qui fit renverser et mettre en pièces toutes les statues
et les peintures *impudiques* et les châtiments sévères dont on menaça quiconque
en ferait des nouvelles, « ce qui amena l'extinction de l'art et des doctrines qui
s'y rattachent ».

Un autre cornichon, confit en dévotion, Sublet des Noyers, surintendant des
finances sous Louis XIII, fit brûler un tableau de Michel-Ange, une *Léda* de
toute beauté, que le grand artiste exécuta à Florence pour Alphonse, duc de
Ferrare. « Cette Léda, dit Roger de Piles, dans sa *Vie des peintres*, était représentée dans une passion d'amour si vive et si lascive que M. des Noyers l'a
depuis fait brûler par principe de conscience. » Le béat benêt!

duc de Luynes, connétable de France, peinte par Morcelsi, à dix-
huit ans (1618). Citons ensuite la belle et honnête M⁰ᵉ Deshou-
lières, deux qualificatifs difficiles à accoupler, surtout à l'époque
(fig. 157). Cette beauté du corps et de l'esprit (1) suit le goût du
jour et expose à tous son sein de déesse, redoute imprenable, devant
laquelle le grand Condé, lui-même, fut obligé de capituler ; peut-
être est-ce ce même sein qui, rongé par un cancer, l'emportera le

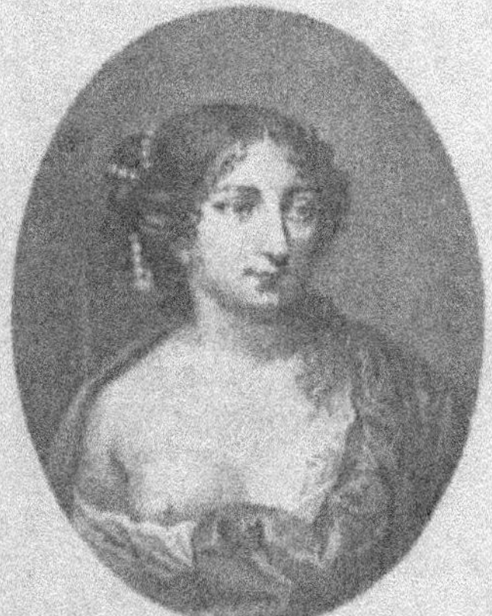

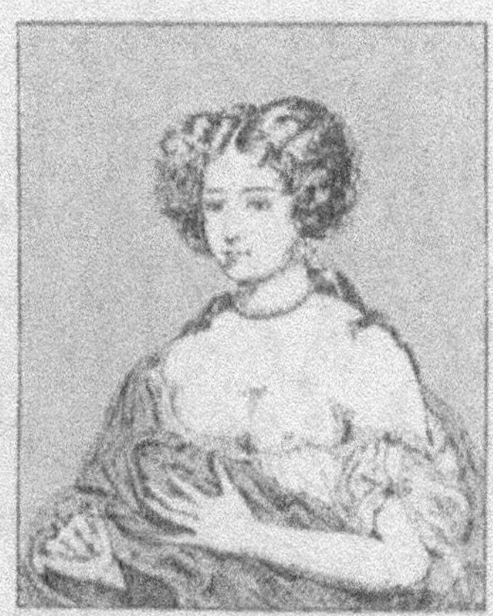

Fig. 157. — Rambert del. ; P. Simon sc.　　　　Fig. 158.

17 février 1694, comme plus tard Mᵐᵉ de la Popelinière, que Voltaire
appelait Polymnie, muse de la poésie lyrique. Le chantre des fades
moutonneries avait le mot pour rire et sa houlette enrubannée se
changeait parfois en un fouet malicieux et satirique (2), témoin son
fameux sonnet où, prenant parti pour la *Phèdre* de Pradon contre
celle de Racine, elle attaquait sans pitié l'auteur et ses interprètes,
en particulier sa tendre *amie*, La Champmeslé (3).

(1) Dans la seconde moitié du siècle suivant, nous retrouverons son Sosie chez
Sophie Arnould, dont la bouche et la poitrine étaient aussi pleines de saillies.

(2) Voir sa chanson sur Jacques Testu, abbé de Belval, qui entreprit, mais
inutilement, la conversion de Ninon de Lenclos.

(3) De mœurs plus que légères, elle était grosse de son galant et sa servante
l'était de son mari, en même temps ; c'étaient des époux assortis.

> Une grosse Aricie, au cuir rouge, aux crins blonds,
> N'est là que pour montrer deux énormes tétons,
> Que malgré sa froideur Hippolyte idolâtre (1).

Le gracieux pinceau de Pierre Mignard découvre le bouton gauche de la sémillante nièce de Mazarin, Maria Mancini Colonna (2) (fig. 158), candidate éphémère au trône de France, qui ne paraît pas être autrement gênée de cette licence ; c'était peut-être la seule chose qu'elle eût de bien dans sa personne. A l'époque où elle parut au Louvre, elle manquait de séduction, au dire d'une mouche de la cour, Mme de Motteville : « Elle avait de longs bras, décharnés, un cou d'oie, un teint jaune, des yeux rudes, une bouche grande et plate ». Cette description donne à penser que si le portrait de Mme de Motteville n'est pas flatté, celui du grand peintre pourrait bien l'être un peu. Avait-il, comme Daniel Dumoustier, peintre du roi, le bon esprit d'embellir ses modèles ? « Ils sont si sots, disait-il, qu'ils croient être comme je les fais et m'en paient mieux. » Pourquoi le peintre d'Elisabeth d'Angleterre a-t-il été assez maladroit pour reproduire fidèlement son royal modèle ? Il lui en a coûté d'avoir le poignet tranché. Mais revenons à la Mancini : Lucien Perrey a raconté les aventures de cette charmeuse exotique, dans un fort volume, *Une princesse romaine au XVIIe siècle*. L'ouvrage est illustré d'une magnifique eau-forte, copie du portrait peint par Mignard. Mais pour ne pas choquer les yeux de lecteurs trop collets-montés, l'aquafortiste a dissimulé la chatoyante fraise du sein sous un pli de la guipure de la chemisette. Où la pudeur va-t-elle se *nicher?* Nous espérons que les documents historiques reproduits par l'auteur ont plus d'exactitude que le graphique du frontispice, maquillé

(1) La partie adverse, attribuant ce sonnet au duc de Nevers, riposte par un autre, où l'on maintient sa sœur, Marie Mancini, duchesse de Bouillon :

> ... Une sœur vagabonde, aux crins plus noirs que blonds,
> Va par tout l'univers promener deux tétons
> Dont, malgré son pays, Damon est idolâtre.

Le duc, piqué au vif, réplique par un troisième sonnet contre Racine ; il ne croyait pas si bien dire en parlant de l'auteur du premier, sans le connaître :

> ... Ce fut une Furie, aux crins plus noirs que blonds,
> Qui leur pressa du pus de ses affreux tétons,
> Ce sonnet qu'en secret leur cabale idolâtre.

(2) Son arrivée à Rome fut saluée par cette Pasquinade de mauvais goût : « la Vache est attachée à la Colonne. »

sous ses auspices et expurgé *ad usum Delphini et puellarum*.
Lady Harley se laissa décolleter jusqu'aux mamelons par le pin-
ceau de Caspar Netscher; ce portrait figure au musée de Buda-Pesth.
Freminet a représenté l'altière et blonde Mme de Montespan, qui

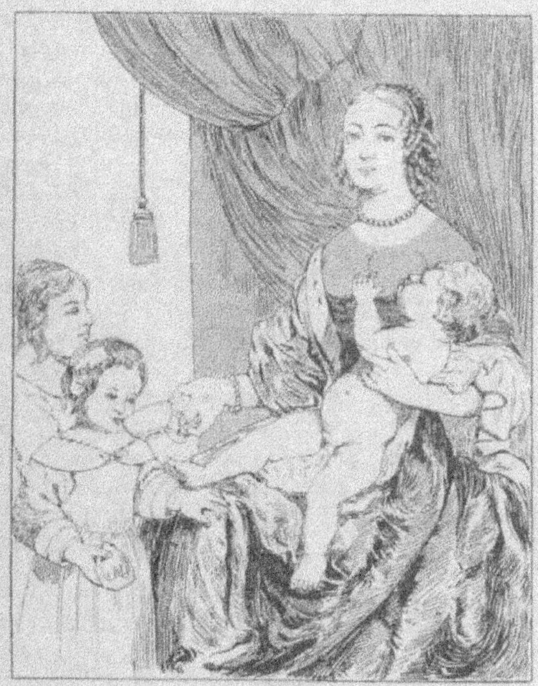

Fig. 159.

« crève d'embonpoint », en *Charité* (fig. 159). L'attribution n'était
pas heureuse, car « la plus belle femme du royaume », comme elle
se qualifiait modestement, mais « une sale personne », au dire de
la Palatine, avait un cœur sec, un cœur « vernis »; elle n'était
occupée que de sa parure et de ses intérêts : il fallait bien entretenir les ardeurs de son royal amant et conserver le renom de
« merveille de la France », que son habile rivale, Mme de Mainte-

non, lui avait généreusement octroyé. Ce tableau figure actuellement à la chapelle de la Sainte-Trinité, au palais de Fontainebleau. Voici les réflexions qu'il suggère à Michelet ; elles sont sévères, mais justes : « Elle avait déjà vingt-sept ans. C'était une fort belle Poitevine, enjouée, grande et grasse. Son portrait (à Fontainebleau) la représente assise, nourrissant de jolis enfants, dont l'un tette avidement ses beaux seins pleins de lait. Eh bien, ces attributs touchants, cette plénitude charmante de la seconde jeunesse, qui éclipse la première, ici ne charment pas du tout. On ne la sent vraiment pas mère. Pas un enfant n'irait à elle. Elle n'aimait pas les enfants, ni les siens même, ni personne. Avec ce grand luxe de chair, cette richesse de vie et de sang, qui souvent donne au moins certaine bonté physique, une nature ingrate perce pourtant. Le peintre en appelant ce portrait-là *La Charité*, a l'air de se moquer de nous. » Par une condescendance maladroite, un émule de Daniello Ricciarelli (1), a voilé en partie le bas de la poitrine d'une gaze transparente qui moule les moindres détails, de sorte que l'enfant qui est au sein tette en réalité la mousseline ajoutée après coup. O pudeur, que de bêtises on commet en ton nom !

Après « la grassette, la maigrette » dirait Ronsart. Quand La Vallière, qui « marchait en cane », se fut retirée aux Carmélites, sous le voile noir et le vocable de sœur Louise de la Miséricorde,

> Car de l'amour à la dévotion
> Il n'est qu'un pas.

on la représenta souvent en *Madeleine repentie*, mais jamais avec le costume traditionnel ; tel, par exemple, le portrait de la belle pécheresse, par Le Brun (Munich), d'une attitude trop théâtrale pour une pénitente qui a renoncé aux joies de ce monde. Dans un seul tableau, celui du château d'Azay-le-Rideau, elle apparaît le torse à demi dégagé de tout vêtement, les cheveux dénoués, jouant avec souplesse sur ses épaules et sa gorge luxuriante. L'attribution est plus heureuse, car avant sa disgrâce, la favorite de Louis XIV approuvait, avec Ninon, cette doctrine épicurienne du médecin Bernier : « l'abstinence des plaisirs est un grand péché. » Avant de jeter ses parures aux orties, pour se recouvrir du cilice de la

---

(1) Peintre qui, sur l'ordre de Paul IV — le culottier — habilla les nudités du *Jugement dernier* de Michel Ange.

pénitence, sœur Louise fut représentée en déesses du paganisme :
Diane, *Hébé*, *Aurore*, par Mignard, Girardon, Coysevox. Dans la

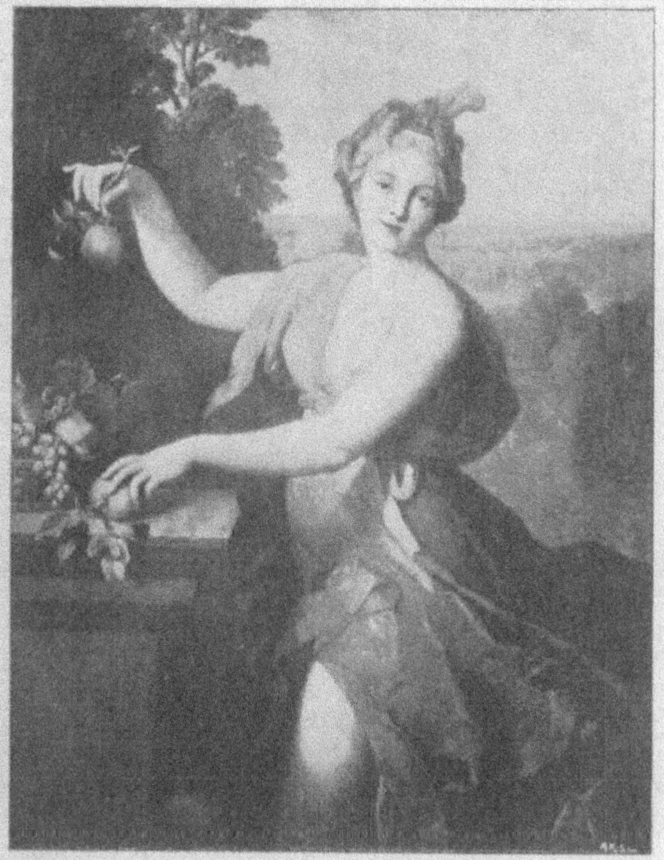

Fig. 160. — D'après la photographie de Weinwurm Antal.

collection du château, dont nous venons de parler, figurait le
portrait de Mme de Sévigné avec un corsage « gourgandine »
amplement ouvert, sans la moindre dentelle, sans le plus petit

« compère » pour estomper d'une ombre légère la poitrine de l'épistolière.

L'Académie des Arts de Buda-Pesth possède le portrait de Mᵐᵉ de Maintenon, Françoise d'Aubigné, en *Pomone* (fig. 160), par Giov. Fr. Romanelli ; elle était alors dans tout l'éclat de sa jeunesse et de sa beauté. Ce sont bien là les « deux grands yeux forts mutins, le très beau corsage et la paire de belles mains » que le cul-de-jatte Scarron reconnaissait à sa fiancée, quand on dressa son contrat de mariage. Nous ne sommes pas habitués à voir sous cet aspect frivole la prude et dévote renégate, qui mêlait à sa piété un peu trop d'ostentation et que la Palatine qualifiera bientôt de « vieille ordure, de répopée, de ratatinée ». Nous nous la représentons plutôt à Saint-Cyr, où elle se retira après la mort de son époux morganatique, pour se livrer à des travaux manuels et faire, comme elle l'écrivait à Mᵐᵉ de Caylus, « de fort jolis lacets ». Mais on reconnaît bien les yeux « noirs, brillants, doux, passionnés, pleins d'aspect », que lui donne « une femme qui suait l'encre », Mᵐᵉ de Scudéri. De même la Montespan lui écrivait, un jour, dans une de ses couches : « J'ai besoin de vous voir ; mais, au nom de Dieu, ne venez pas jeter vos grands yeux noirs sur moi dans l'état où je suis... »

Nous allions oublier Mˡˡᵉ Duclos, qui avait toutes les beautés, corporelle et spirituelle, mais la reine de théâtre ne se trouvera pas déplacée à côté de la marquise d'Aubigné, devenue, par la grâce de ses grâces, reine de cour ; n'est-ce pas un rôle de comédie et parfois de tragédie que l'emploi de femme de Louis XIV ? Largillière a peint l'actrice en *Ariane abandonnée* ; tout à sa douleur et au souvenir du cruel Thésée, elle néglige de rentrer son sein, en état de vagabondage ; distraction dont profite la galerie.

Ne quittons pas le xviiᵉ siècle sans jeter un coup d'œil rétrospectif sur les œuvres des portraitistes qui se sont illustrés chez nos voisins d'Outre-Manche. Aussi bien l'extrême licence de la cour de Charles II nous fournira une récolte suffisante. Avant son règne, l'élégant pinceau d'Antoine Van Dyck célébrera la beauté langoureuse de Vénétia, Lady Digby, dans un décolleté savoureux, sans être excessif ; à l'inverse de Rubens — qui préfère, comme l'Allemand, au dire de Montaigne, l'avaller au goûter, c'est-à-dire les corsages adipeux et les rondeurs phénoménales — le peintre flamand s'éprend du galbe aristocratique et de la taille élancée des Anglaises. Avec Peter Lely, les attitudes équivoques se multiplient, les seins s'émancipent : devant le peintre de la cour, la belle Cleveland et Louise de Kéroualle, maîtresses de Charles II, Nell Gwyn, la comtesse Ossory (fig. 161) et tant d'autres « se dévêtent la gorge » en entier, avec hardiesse ; bien avant Danton, leur mot d'ordre est : « de l'audace, et encore de l'audace ! ». Les décolletés de G. Kneller ont un peu plus de réserve : il s'arrête aux boutons, tel le corsage de Mrs Soams. Plus tard, Reynolds donnera le portrait de Théophila Palmer, qui devint Mrs G. Watkin, dans un tableau allégorique : l'*Espoir nourrissant l'Amour* (fig. 162).

Rappelons que la beauté ensorcelante d'Emma Harth, future lady Hamilton, fut peinte en *Vénus*, en *Cléopâtre*, en *Phryné*, par George Romney, l'un des artistes les plus populaires de l'Angleterre, qui en fit sa maîtresse et son modèle préféré. Enfin le *Recueil choisi de procès*, en 12 volumes, contient,

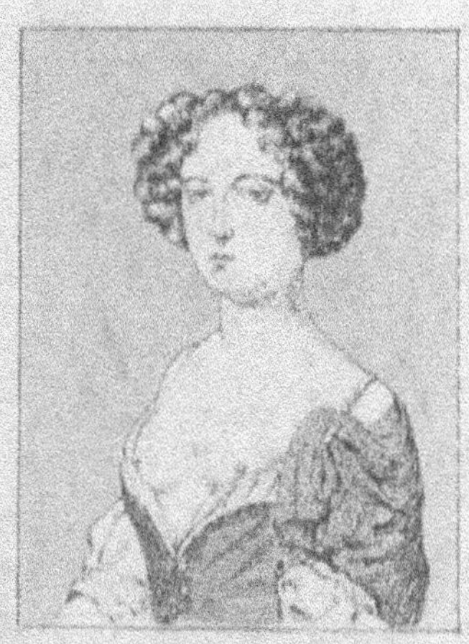

Fig. 161.

comme les *Contes* de La Fontaine, des gravures licencieuses ; celle de milady Abergavenny, par exemple, exhibe deux énormes tétons, au chevalier Lyddel, en s'écriant : « Tu m'es nécessaire comme l'air que je respire (1) ! »

Passons au xviiie siècle. Déjà, vers la fin du siècle précédent, les dames de qualité commencent à se faire représenter en déesses de l'Olympe, montrant leur poitrine avec le mépris du *qu'en dira-t-on*, et cette originalité sera bientôt une mode (2). C'est ainsi que

(1) Hector France, loc. cit.

(2) Mme de La Haie, grand'mère de Mme de Genlis, s'était fait peindre en *Vénus* à côté de son fils en *Cupidon*. G. Valck exécuta le portrait de Mademoiselle de Bournonville en *Diane*, avec le sein gauche à nu.

Nous concevons fort bien que La Du Barry se laisse peindre en *Diane*, par Nattier — cette œuvre est charmante, pleine de la grâce du xviiie siècle et tout

252 LES SEINS DANS L'HISTOIRE

le ciseau de Coysevox déshabilla, pour la transformer en *Diane chasseresse*, le haut et le bas du corps de la gracieuse, spirituelle et peut-être légère Marie-Adelaïde de Savoie, épouse du duc de

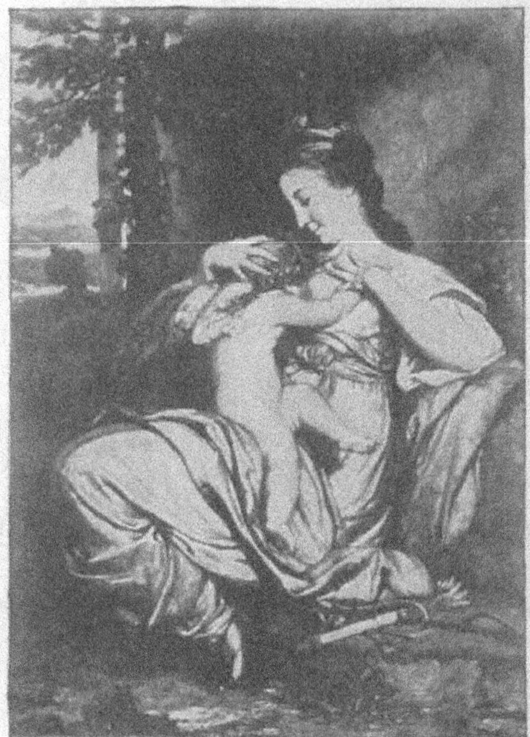

Fig. 162.

Bourgogne. Cette statue à peine vêtue, que MM. R. Pinset et J. d'Auriac ont reproduite dans leur *Histoire du portrait en France*, a été faite pour le duc d'Antin et placée à Petit-Bourg. On trou-

vera dans le commerce une reproduction photographique d'un
portrait de la duchesse de Bourgogne, avec ses deux mamelons
prenant l'air à la lisière du corsage (fig. 162 *bis*), mais, en y regardant de près, on reconnaît le buste magnifique de la toile qui figure

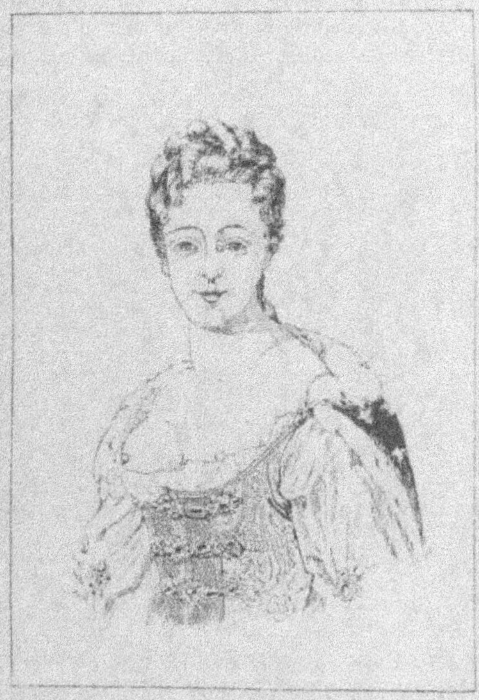

Fig. 162 *bis*.

à Versailles et qu'un industriel peu scrupuleux a dénaturée. Nous
connaissons, d'Antoine Coypel, le portrait de Catherine de Seyne (1)
en costume de *Didon*, exhibant un sein des plus vivants bien
qu'ensanglanté. Mais il paraît que ce sein ne fut pas fait d'après
nature. Nattier l'a aussi reproduite en costume du temps « ne

(1. *Curios. art.*, fig. 83. Elle débuta dans Hermione, en janvier 1725, « toute
nue et toute vêtue d'or » : le jeune roi lui avait fait présent d'un costume de
8000 livres. A. Houssaye, *Princesses de comédie et Déesses d'Opéra*.

montrant que discrètement sa gorge et pour cause » écrit A. Houssaye. Elle s'appuie sur une urne, la Seine : « De Seyne, de la seyne, à la Seine, » comme on disait alors. Raoux, le « peintre des grâces », eut la malice de peindre en *Vestale* Mlle Perdrigeon, connue pour ses mœurs légères. « La mythologie, dit Charles Blanc (1), subsistait encore fort à propos pour fournir aux demoiselles de l'Opéra un costume, c'est-à-dire une occasion de se mon-

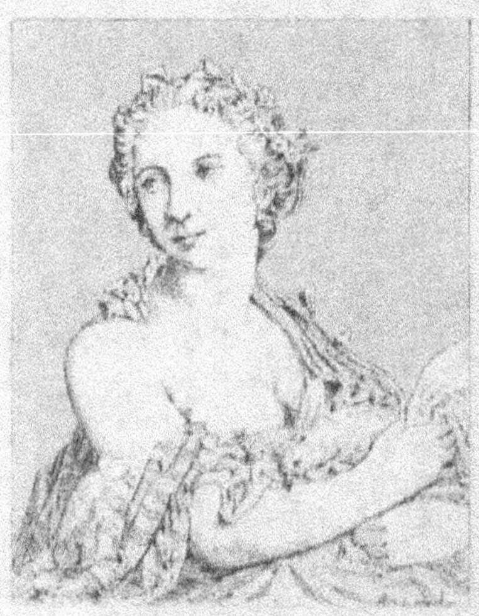

Fig. 163.

trer à demi nues ou en galant déshabillé. Mlle Journel voulait qu'on la peignît en *Diane*, dans *Iphigénie* ; Mlle Quinault (fig. 163) posait en *Amphitrite*, traînée par des chevaux marins ; Mlle Prevost, l'ex-petite Fanchonnette, se couronnait de pampres, sous prétexte de se faire peindre en *Prêtresse de Bacchus*... Enfin sous les traits d'une *Naïade*, figurait Mlle Carton... Naturellement, la cour et la ville, qui étaient à l'unisson, se disputaient les places dans cet Olympe. Les duchesses blondes ceignaient la ceinture de *Vénus* ou tenaient à la main la faucille de *Cérès* ; les marquises brunes portaient sur l'épaule le carquois de *Diane* et Mme de Seno-

(1) *Histoire des peintres.*

san entretenait, comme M⁰ᵉ Boucher, sur l'autel de *Vesta*, un
feu qui, à tout moment, menaçait de s'éteindre. »

Mˡˡᵉ Contat, paraît-il, fut statufiée en *Vénus callipyge*, et
Mˡˡᵉ Colombe se fit peindre en *Pomone*, offrant ses « pêches »
— de l'espèce tétons de Vénus — au dieu des jardins. Mˡˡᵉ Gaus-
sin, de la Comédie-Française, qui se révéla dans les *tableaux
anacréontiques*, où elle faisait admirer sa gorge damnatrice sous

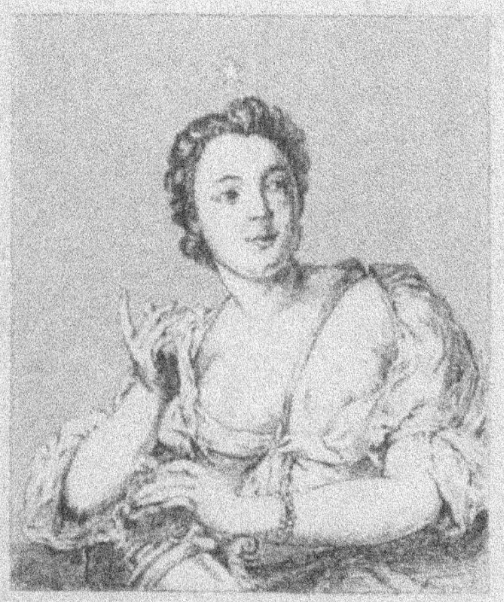

Fig. 161. — Marie-Anne de Mailly, marquise de Tournelle, duchesse de Châteauroux. La photographie de ce tableau se trouve chez Braun, Clément et Cⁱᵉ.

la métamorphose de Vénus, Junon ou Diane, fut aussi portraiturée
par Nattier, vêtue ou plutôt dévêtue en vestale du xvⁱⁱⁱᵉ siècle ;
son portrait est au Théâtre Français : « elle ne prend guère souci
de cacher son sein », ajoute A. Houssaye, à qui nous empruntons
encore ce document.

E. de Lyden raconte, dans le *Théâtre d'autrefois*, que, pendant un entr'acte du *Devin de Village*, à l'Opéra, où assistait le
jeune roi de Danemark, Mˡˡᵉ Grandi, l'une des plus jolies figurantes, lui fit passer son portrait en pied, miniature exquise, où
elle était représentée en costume de *Diane*, sortant du bain ; et il
paraît que « l'Ours » — c'était le nom donné au monarque par ces
demoiselles du ballet — tint à s'assurer lui-même de la ressemblance,

Mme de Caylus prétend que la duchesse de Berry, si fantasque, si passionnée, l'image même de la Régence, posa dans le costume classique de *Chloé*, pour l'illustration de la fameuse « édition du régent » de *Daphnis et Chloé*. Mme de Lattaie possédait un portrait de la fille du régent, en *Europe*, offert par sa rivale à son

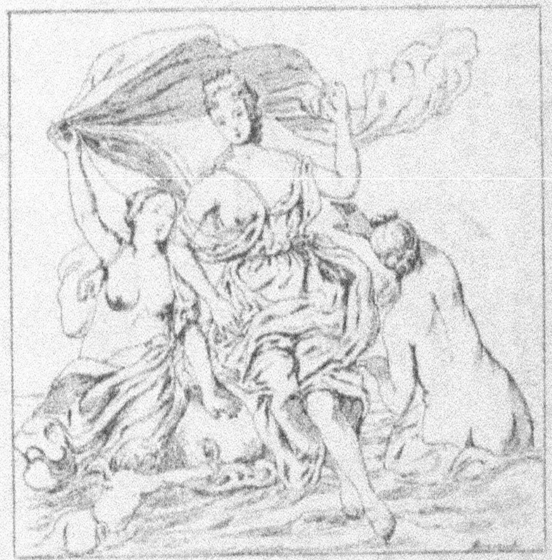

Fig. 163.

mari : « elle se fût bien gardé de le conserver, dit-elle, si la maîtresse de son mari n'avait été qu'une simple particulière ». Santerre peignit en *Ève* Mme de Parabère, avec l'assentiment de son seigneur et maître, Philippe d'Orléans. « Comme le roi Candaule, écrit A. Houssaye, il lui dévoila les beautés de sa maîtresse : Mme de Parabère fut une autre Nissia. Je ne suppose pas que Santerre fut un autre Gygès. » Nattier, le peintre en titre du sérail de Louis XV, sacrifia également au mauvais goût du jour : il a reproduit les traits et les contours des quatre filles de ce monarque, dans les *Déesses des quatre éléments*, et ceux de Mme de Châteauroux, dans la *Nuit* et en *Point du jour* (fig. 164).

Le même artiste nous a montré, en entier, le sein gauche de la marquise de Flavacourt (collection du comte B. de Castellane).

Dans les galeries de Versailles, sous le n° 3739, Françoise-Marie de Bourbon (Mlle de Blois), duchesse d'Orléans, en *Amphitrite*, le sein droit complétement à nu, se joue sur un dauphin, au milieu des naïades (fig. 165).

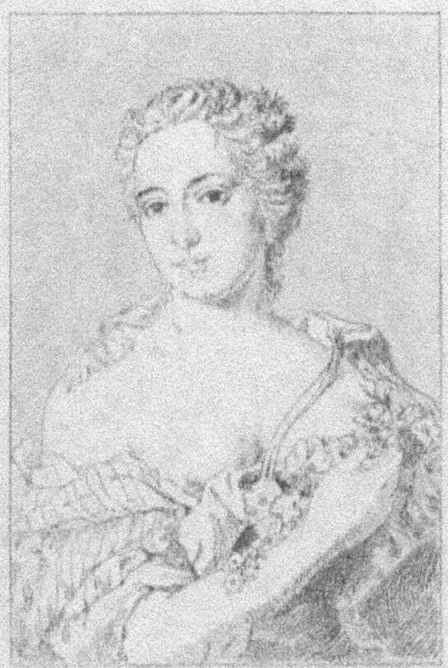

Fig. 166.

D'après la chronique des ateliers, la première maîtresse de Louis XV, Mme de Mailly, aurait servi de modèle pour l'exécution de la *Madeleine* dévêtue du Louvre. Une autre favorite du roi « Bien-aimé », la néfaste et ambitieuse Jeanne-Antoinette Poisson, marquise de Pompadour, recherchait les caresses du pinceau et les morsures du ciseau : elle sera l'*Aurore*, avec Nattier (Marseille) ; *Flore*, avec Boucher (Versailles) et dans ce dernier tableau, l'un de ses boutons se confond avec les fleurs qu'elle tient à la main (fig. 166) ; elle posera pour la *Diane* de Coustou ; pour l'*Abondance*

d'Adam l'aîné (fig. 167) ; pour l'*Aurore* de Vinache (fig. 168) ; pour
l'*Amitié* de Pigalle, la main droite sur le cœur et la poitrine au
soleil ; enfin Bouchardon la fera figurer — comble de l'ironie —
parmi les quatre *Vertus*, supportant la statue de son royal pacha,
en compagnie de Mmes de Mailly, de Vintimille et de Châteauroux, ses émules. Les estampes françaises et étrangères l'ont souvent représentée, sans le moindre linge, sous le titre de la *Jeune*

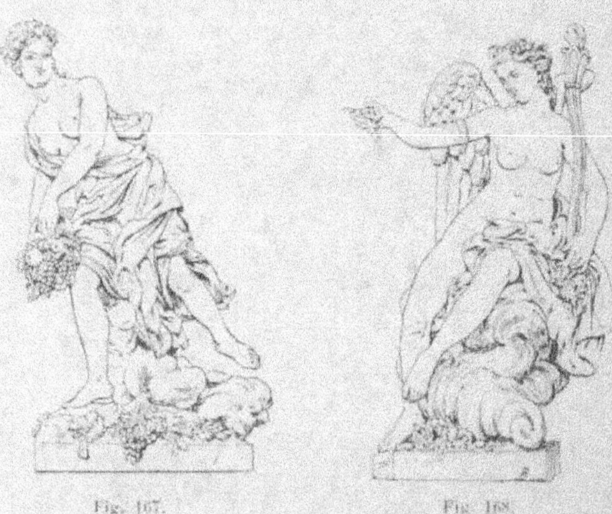

Fig. 167.   Fig. 168.

femme à sa toilette et son chien (fig. 169). Finissons-en avec les
favorites de Louis XV : à la vue du magnifique buste de la Du
Barry, sa dernière idole, immortalisée par le ciseau de Pajou, on
est tenté d'excuser les folies du vieux roi, et Voltaire n'exagérait
pas quand il s'écriait, devant un de ses portraits : « L'original est
fait pour les dieux ! » Mécontente de Drouais, qui la peignit en
Muse (salon de 1771) et en *Flore* (salon de 1773), elle s'adressa à
Greuze. La *Muse* est gazée, en partie, d'une draperie légère et transparente, qui se retrousse au-dessus du mamelon gauche.

Après ce long défilé d'impures, la vue se reposera sur le frais et
gracieux portrait de la toute jeune Charlotte Helvétius, par Charles
Loo, dit *Carl Van Loo* (fig. 170) : la beauté, l'esprit et la bienveillance,

les trois qualités de sa mère,
se reflètent sur sa mignonne
figure; quant au bouton de
rose de son sein en fleur, il est
bien en évidence pour symboliser le printemps de la vie.

Avec Mme de Créquy, nous
laisserons de côté les divinités
du paganisme, pour nous
occuper d'un tableau religieux : le sacré après le profane. La marquise attribue à
Van Goyen une peinture du
château d'Heymont, qui représente sa belle-fille sous les
traits de la Vierge allaitant
Jésus, c'est-à-dire le petit-fils
de la marquise; mais le
peintre hollandais, mort en
1615, est bien antérieur à

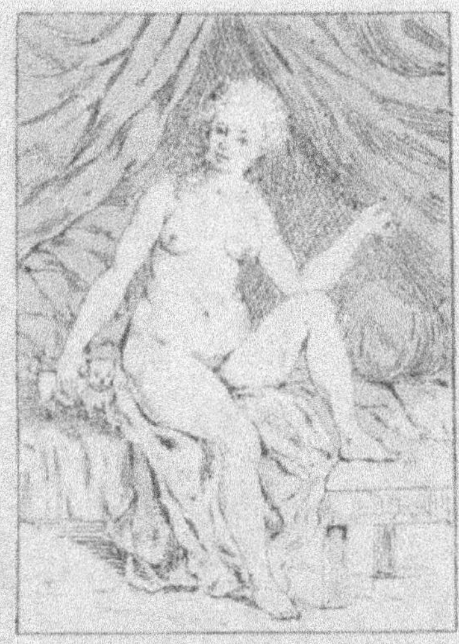

Fig. 169. — D'après la gravure de
J. Weiss, reproduite dans le *Décolleté
et le retroussé*, de J. Grand-Carteret.

celle époque, et le tableau
est plutôt de Philippe Van
Dyck. Au moment où l'é-
pidémie de lactomanie
sévit en France, le fils de
la marquise fit graver cette
œuvre par Massart, sous
ce titre : *La plus belle des
mères* (1). La gravure est
bien connue des amateurs
d'estampes et porte la dédicace de la marquise avec
ses armes en cartouche.
Voici la critique que celle-
ci fait de l'œuvre du graveur : « Cet artiste mo-

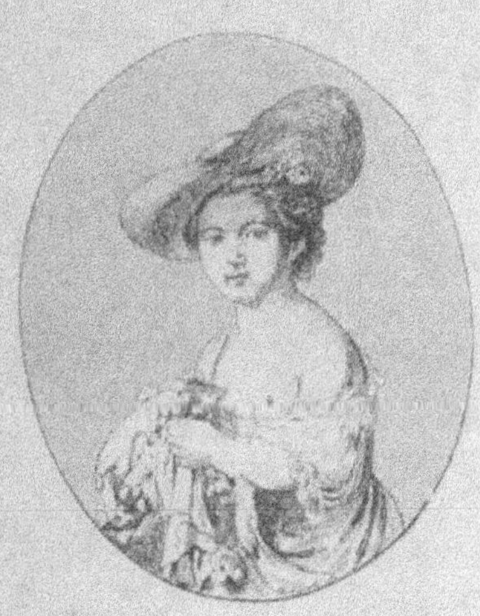

Fig. 170

(1) *Ouvr. cité*, fig. 28.

derne est loin d'avoir reproduit la physionomie franchement farouche et la curieuse naïveté de l'original ; mais à qui la

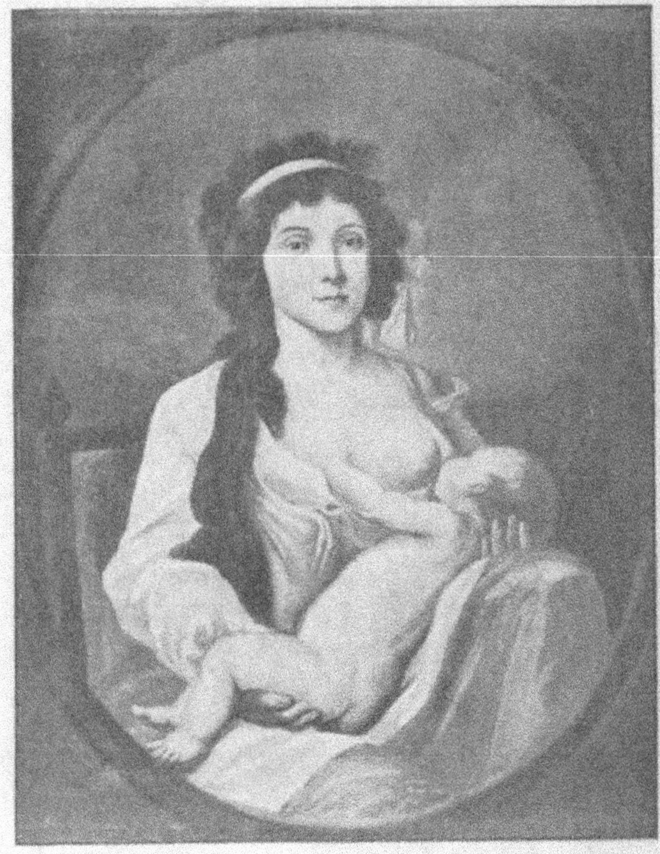

Fig. 171.

faute ? Ce fut un acte de complaisance envers ma belle-fille, à qui le graveur avait dédié *La Plus belle des mères*, et dans cette œuvre-ci, du même graveur, où vous représentez l'Enfant Jésus dans le giron de la Vierge, on me permettra de vous dire (1) qu'il ne s'est rien trouvé de ressemblant, sinon votre portrait. »

La campagne lactophile, entreprise par l'auteur d'*Émile*, explique les nombreuses toiles de l'époque, où des mères de toutes les classes de la société découvraient leur sein nourricier, caressé par un petit polisson en état d'ivresse lactique. Cette attitude donnait une contenance aux mains, toujours maladroites dans les

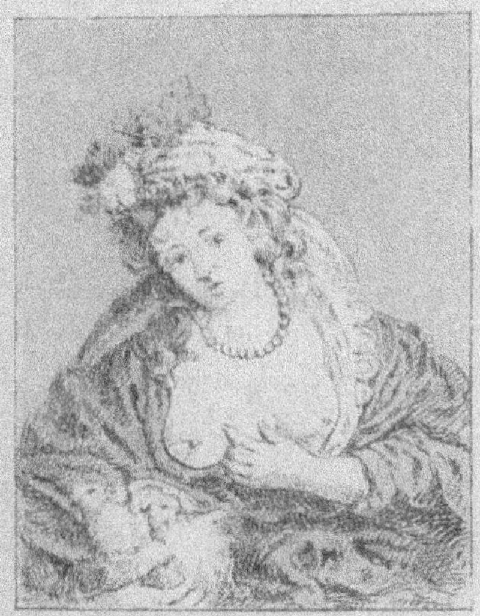

Fig. 172 (2).

tableaux de famille. La figure 171 est le portrait d'une jeune femme, peinte par Beaucourt, au Cap, en 1789, remplissant son devoir de mère dans la pose la plus naturelle et la plus gracieuse; la noble exilée perpétuait ainsi, à l'étranger, le bon exemple. A défaut d'enfant à nourrir, les dames désireuses de suivre les fantaisies de la mode et de montrer leurs seins en peinture, se faisaient représenter : les unes, donnant à téter à de petits chiens; d'autres, taquinant, giclant leur lait dans le bec de

(1) La marquise, dans ses *Souvenirs*, s'adresse à son petit-fils, Tancrède, qui mourut avant son aïeule.

(2) Reproduite dans le *Décolleté et le retroussé*, de J. Grand-Carteret.

pigeons pattus, comme la *Nourrice* de Gaspard Mensch (fig. 172).
Une toile de notre galerie (fig. 173), qui rappelle les types flamands et l'éclat du coloris de Jordaens, semble avoir inspiré l'œu-

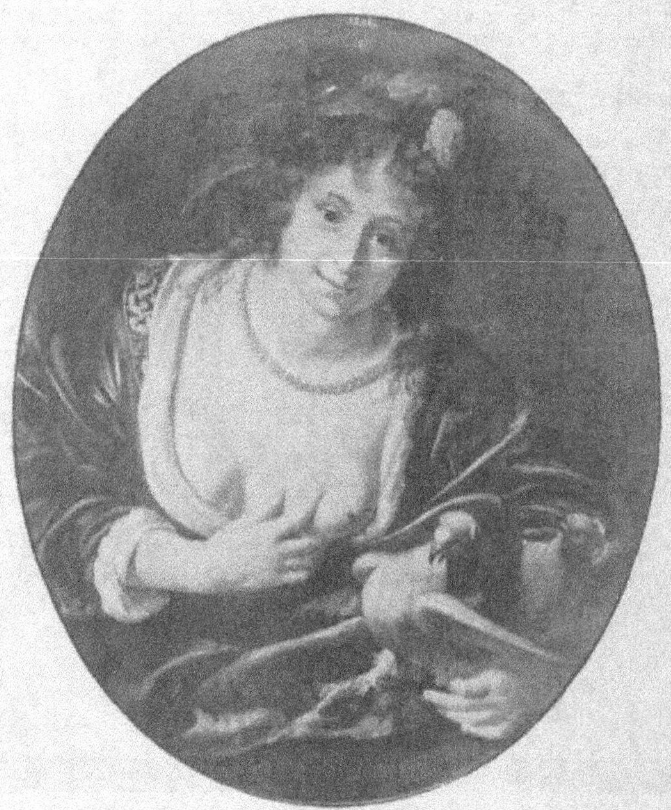

Fig. 173.

vre précédente. Plusieurs critiques s'adressent à ces compositions
similaires : développement insuffisant des seins, gonflés de lait par la
maternité ; absence de la coloration pigmentée, si caractéristique,
de l'aréole d'une femme qui vient d'accoucher ; enfin, inexpérience
de la jeune femme qui se presse le sein entre le médius et l'index,

comme si elle l'offrait à un enfant, au lieu d'utiliser la puissante
pince du pouce et de l'index, nécessaire pour obtenir la douche
lactée.

Marie-Antoinette a servi de modèle à l'*Amphitrite* (fig. 173 *bis*) de
Pajou, exécutée en l'honneur de la naissance du Dauphin (1781) : la
reine, sommairement vêtue, assise sur des dauphins, tient le nouveau-né dans ses bras et le regarde avec tendresse. La manufacture
de Sèvres ne possède qu'une copie de ce groupe; l'original, en
biscuit, pâte tendre, a été adjugé à
la vente San Donato, au prix de
17 900 francs. James Gillray, qui
oublie la licence de la cour de
Charles II, manque de mémoire et
de générosité lorsqu'il caricature, en
Messaline, cette reine imprudente,
frivole et prodigue, mais non débau-
chée. Le même satirique anglais,
plus brutal que grivois, montre, en
compensation, la princesse de Galles
découvrant la maîtresse de son mari,
l'ignoble Jersey, dans le lit conjugal.

Duplessis nous a laissé le portrait
de la malheureuse duchesse de Lamballe (1), dont l'artiste a peint les
deux boutons roses, émergeant d'une
guipure immaculée.

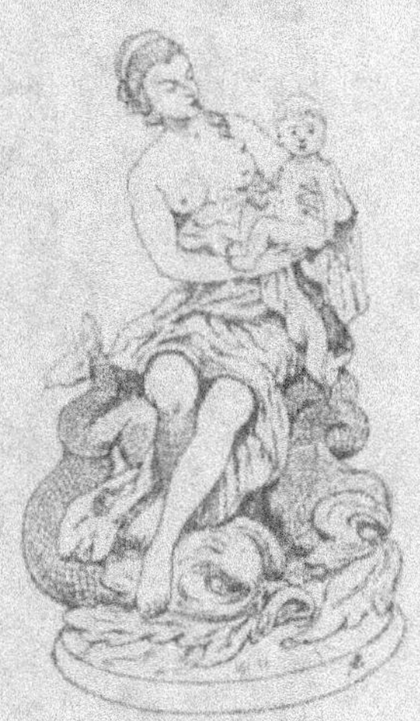

Fig. 173 bis.

Dans sa *Diane*, Borel a reproduit
les traits langoureux de Sophie de Ruffei, marquise de Monnier
— *in bel corpo anima bella* — la douce maîtresse de Mirabeau,
« enlacé dans ses passions comme Laocoon dans ses serpents »
(fig. 174).

À ces gracieuses figures, opposons celle de Théroigne de Méricourt (fig. 175). Ce portrait, d'après une gravure anonyme, à la
manière noire, montre à nu le sein de la fougueuse exaltée; mais
il est probable qu'il n'a pas été pris sur le vif, bien que cette
virago se préoccupât fort peu du qu'en dira-t-on. Une autre

(1) Anecd. hist., fig. 35.

héroïne de la Révolution, Mme Tallien, qui après la réaction du
9 thermidor — dont elle fût l'âme — donna le signal des fêtes et

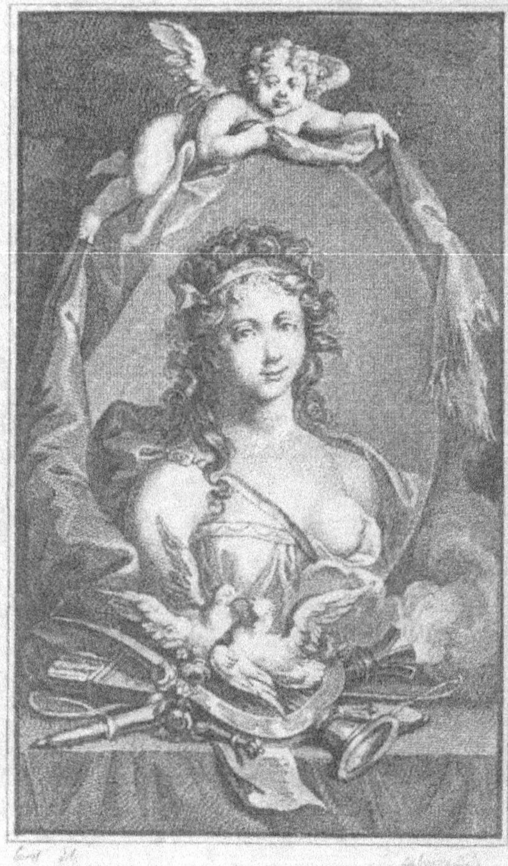

Fig. 174.

du luxe, se promenait en public la gorge découverte et laissait
deviner les parties les plus secrètes de son corps, sous les transpa-
rences d'une tunique de gaze ; c'était promettre un portrait autre-

ment déshabillé que celui de la figure 175 *bis*, où le bouton du sein gauche se cache mal derrière la bordure en dentelle de sa chemisette.

Mlle Rosalie Duthé, actrice de second ordre, mais courtisane *di primo cartello*, figure déjà dans nos *Curiosités artistiques* (fig. 84) avec les deux seins complètement émancipés de la tutelle du corsage; elle se fit encore représenter en *Danaé*, recevant une

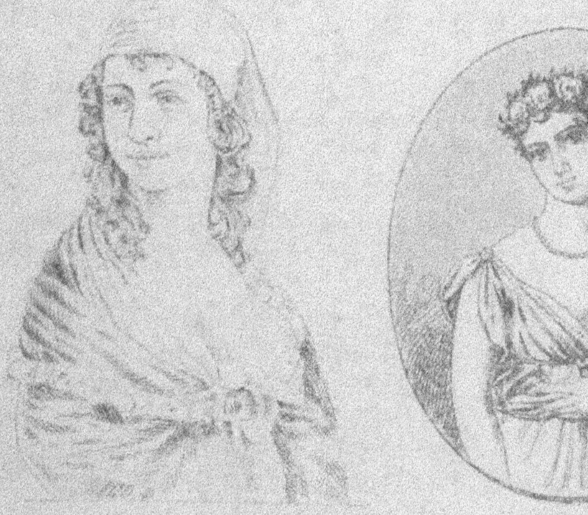

Fig. 175.   Fig. 175 bis.

pluie d'or dans le « tonneau des Danaïdes ». C'est elle que l'on chargea de l'éducation amoureuse du duc de Chartres, père de Louis-Philippe; il paraît que l'élève fut digne de sa maîtresse. Le roi trop chrétien Charles X, en rupture de banc d'œuvre de chair, l'avait aussi honorée de ses faveurs; c'était une manière de princesse du sang : » comme une cabotine de notre époque, à qui les planches servent de trottoir, elle eut pu mériter le surnom de *Passage des princes* (1) ». Cette hétaïre des coulisses avait pour camarade une actrice du même théâtre des Variétés, Ozy, dite *Callipyge*, qui était fière, à juste titre, de ses mamelles postérieures et les décolletait volontiers dans l'intimité.

(1) *Gr. dict. univ. du XIXe siècle.*

Nous avons déjà parlé de la trop célèbre lady Lyons, qui offre plus d'un trait de ressemblance avec notre contemporaine Clara Ward, ci-devant princesse de Chimay (1) : elle fut portraiturée en *Bacchante*, couchée sur le bord de la mer, par Mme Vigée-Lebrun, pendant son séjour à Naples, où son mari, lord Hamilton, fut ambassadeur d'Angleterre. Au musée de Montpellier se trouve le portrait d'une autre lady ***, en *Psyché*, peint par un artiste de cette ville, François Fabre. Ne serait-ce pas plutôt celui de la célèbre comtesse d'Albany qui, dit-on, épousa secrètement l'élève de David à Florence et le fit son légataire universel, en 1824?

Girodet avait peint le buste d'une actrice du théâtre de la République, Mme Simons Candeille, maîtresse du Girondin Vergniaud. L'actrice s'étant permis quelques critiques sur la ressemblance, le peintre piqué coupa la toile en morceaux et l'expédia à Mme Simons. Il poussa sa vengeance plus loin encore : il composa un tableau où sa cliente était représentée en *Danaé*, lapidée, non de louis d'or mais de gros sous. Au premier rang figurait un énorme coq d'Inde rappelant les traits du célèbre orateur girondin. Arsène Houssaye, d'après, sans doute, le récit de Georgette Ducrest dans ses *Mémoires sur l'impératrice Joséphine*, attribue cette aventure à une autre actrice, Mlle Lange, qui épousa, en 1797, un carrossier belge, Simons, dont le père s'était marié précisément avec Mlle Candeille, belle-mère de la première ; toutes deux ayant porté le nom de Simons, la confusion s'explique naturellement.

L'époque napoléonienne nous fournira plusieurs documents plus ou moins authentiques. Nous connaissons déjà le dessin satirique de James Gillray, où Mme Tallien et Joséphine dansent nues devant Barras. Pas plus véridique n'est la Lætizia, décolletée, que Napoléon fit placer, par ordre, dans le tableau du *Sacre*, de David, bien qu'elle n'y eût pas assisté. Pauline Borghèse, la plus désirable des sœurs de Bonaparte, aimait à se faire admirer nue par son entourage, pendant sa toilette du matin. Constant mentionne cette coquetterie dans ses *Mémoires* : « Souvent un intervalle assez long séparait le moment où on lui offrait sa chemise de celui où on la lui passait ; pendant ce temps, elle se promenait

---

(1) Un mot entendu devant la vitrine d'un marchand de photographies, à la vue des nombreuses cartes-albums représentant la princesse en 32 poses et sans costume : « En voilà une qui aime à se faire tirer ! »

dans sa chambre avec autant d'assurance que si elle eût été totalement vêtue. » Son plus grand plaisir était de faire apprécier ses formes, dont elle connaissait la perfection, par les artistes qui, disait Napoléon, s'accordaient à la comparer à la Vénus de Médicis; elle n'eût pas été duchesse, qu'elle fût devenue modèle d'atelier pour le nu d'ensemble. Sa statue, faite par Canova (1), en *Vénus Victrix* la pomme à la main, a été moulée sur sa propre chair et elle en reproduit fidèlement les contours, dignes de l'antique. On prétend que la princesse, voyant hésiter Canova pendant l'opération du moulage, lui aurait dit : « Mais allez donc! de quoi avez-vous peur? — De devenir amoureux de ma statue. — Allez toujours, Canova, vous êtes un flatteur (2) ». Une dame lui demandait comment elle avait pu poser ainsi toute nue : « Oh! dit-elle, il y avait du feu dans l'atelier ». Cette statue, chef-d'œuvre de distinction et de grâce, est le plus bel ornement de la villa Borghèse. Quand elle fut

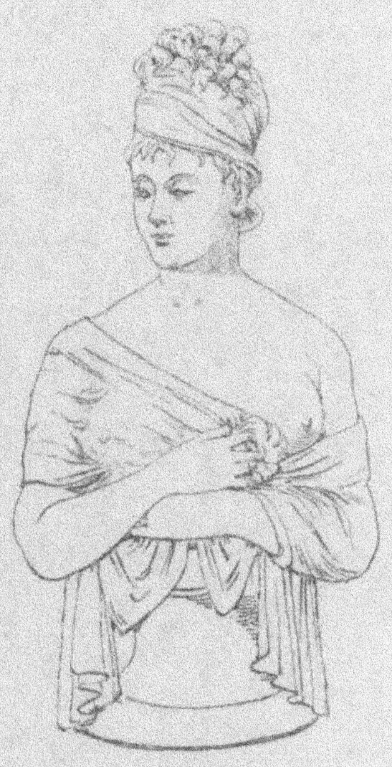

Fig. 176.

exposée, pour la première fois, on fut obligé de la protéger par une enceinte contre les poussées de la foule. Versailles possède un portrait de Pauline par Robert Lefèvre, qui date de 1825, l'année de sa mort; la « reine des colifichets » était alors âgée de

(1) Cartes, art., fig. 85.

(2) Joseph Turquan, *loc. cit.* Ce dialogue pourrait bien être apocryphe. Canova imitait si parfaitement la nature qu'on disait, à sa louange, « qu'il embellissait ses modèles au lieu de les copier. »

46 ans et commençait à s'assagir ; elle est vêtue d'une chemise de dentelle et d'une tunique grecque, à travers laquelle cependant très visiblement les bouts de sein transparaissent.

Pour la modique somme de 12 francs, on peut se procurer aux Beaux-Arts un moulage du buste de M™ Récamier, découvrant en entier son sein gauche (fig. 176). A l'exemple de David, François Gérard représenta l'hospitalière et spirituelle beauté de l'Ab-

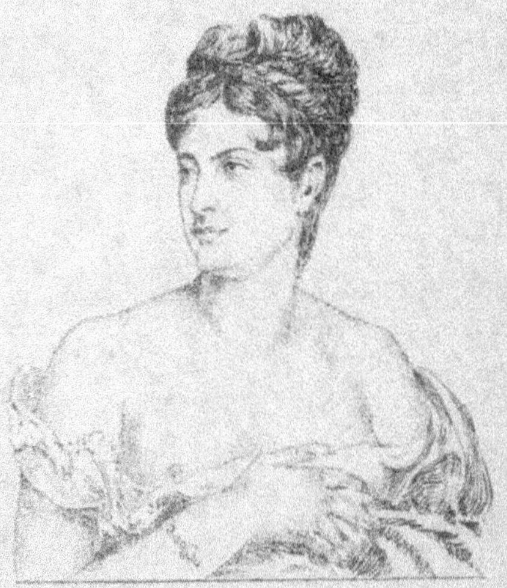

Fig. 177.

baye-aux-Bois, après le bain, mais dans une pose différente de la conception du maître ; les mamelons font saillie sous la chemisette en fine batiste. Le même peintre nous a laissé le portrait de la célèbre tragédienne M™ George Wesmer, le mamelon du sein droit à découvert (fig. 177). L'amie de l'empereur avait de puissants appas et la salle entière soulignait dans *Cinna*, la tragédie favorite de son amant, le vers où elle s'écriait :

Si j'ai séduit Cinna, j'en séduirai bien d'autres.

La terrible *Némésis* de Barthélemy fait allusion à ses avantages

physiques et à une autre liaison avec le « prince de la critique »
de l'époque, montrant

. . . . Jann,
Sous les appas de George imperceptible nain !

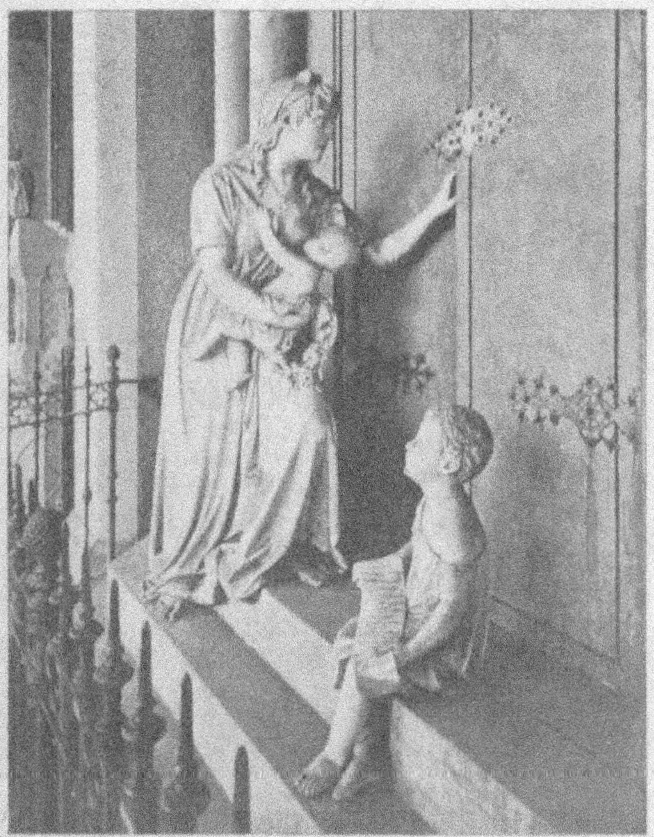

Fig. 178. — D'après la photographie de Brogi (Florence)

En 1813, la belle M⁽ᵐᵉ⁾ Charlotte Fossetta, par amour de l'art,
servit de modèle à Dannecker, pour sa célèbre *Ariane*, portée sur

un monstre mythologique et personnifiant l'Allemagne triomphante.
Elle s'offrit à l'artiste, chez qui elle fréquentait, en lui disant :
« Vous êtes sûr que mon corps pourrait être véritablement utile à
votre art ? C'est bien, disposez de moi, si vous pensez pouvoir
créer une œuvre originale et géniale (1) ».

Deux salles de la *Nouvelle résidence*, de Munich, sont ornées
des portraits des trente-six favorites du dévot roi, Louis de Bavière.

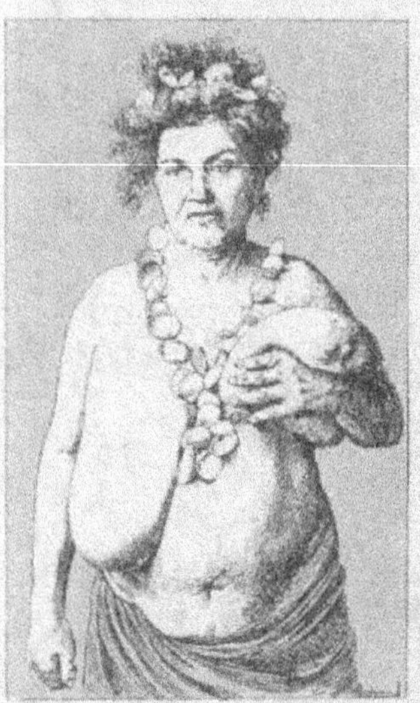

Fig. 178 *bis.*

On y remarque celui de la
fameuse aventurière Lola Mon-
tès, de mœurs plus que légères ;
il est vrai que la légèreté est la
vertu primordiale de toute danseuse.

A l'Hôtel de ville de Vienne,
une immense toile de Hans
Makart représente la célèbre
tragédienne Charlotte Wolter,
en *Messaline*, le sein droit à nu
et — discrète flatterie de l'artiste — le bouton seul est dissimulé sous la feuille d'une rose,
que l'épouse de Claude tient à
la main.

Au *Campo Santo ou Cimitero
monumentale* de Milan, — qui
ressemble à un Salon de sculptures, aux mille veilleuses vacil-
lantes, comme autant d'âmes de
trépassés — un caveau de la famille Maccia, dû au ciseau de
S. Grippa (fig. 178), attire particulièrement l'attention : la veuve,
qui donne le sein au dernier-né, entr'ouvre la porte du mausolée,
comme pour appeler l'absent.

On vend en Egypte une photographie de la maison Zangaki, représentant la nourrice du négus d'Abyssinie, nue jusqu'à la ceinture, « le menton aers (appuyé) au pis », suivant le langage des
trouvères (fig. 178 *bis*). Elle est atteinte d'hypertrophie mammaire

<hr>

(1) G. Beyer, cité par le Dr Stratz dans la *Beauté de la femme.*

et c'est sans doute à cette cascade de chair qu'elle doit l'honneur d'avoir allaité un dauphin abyssin : sous les tropiques, on ignore encore que les meilleures mamelles ne sont pas les plus grosses.

Revenons en France. Une des plus belles peintures décoratives de Chaplin, le plafond du Salon des Fleurs, aux Tuileries, détruit par la Commune, en 1871, représentait l'impératrice Eugénie, en *Vénus*. Entourée des Arts et des Grâces, les Génies lui apportaient dans une corbeille un Amour, sous les traits du Prince Impérial (1).

La trop célèbre Cora Pearl qui, sous le second Empire, occupa le

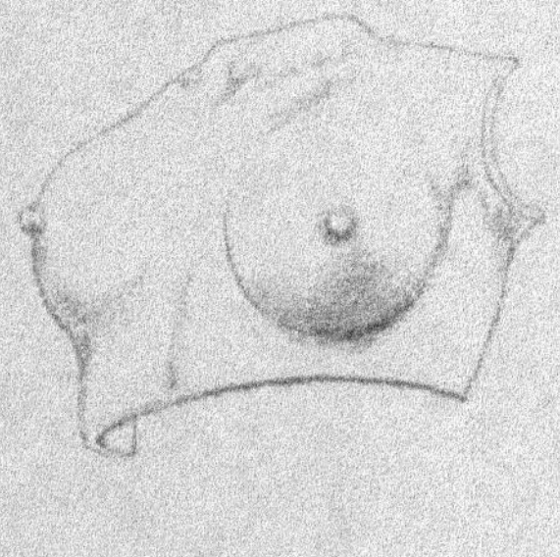

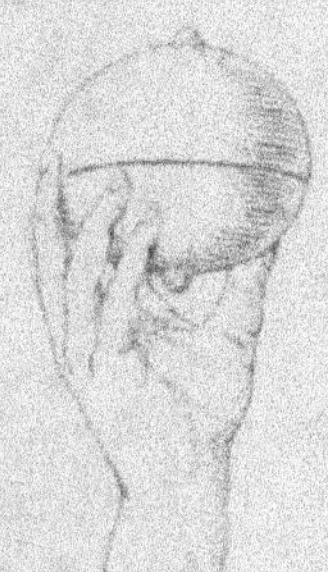

Fig. 179.   Fig. 180.

haut du trottoir, eut la fantaisie de faire mouler sa poitrine (fig. 179) et sa main. Celle-ci, en l'air, tient un sein, l'autre sein fait couvercle (fig. 180). Le tout en onyx. Gallois fit sa statue en douze séances. Pendant une pose, raconte l'hétaïre, Mᵐᵉ Desmard frappe et supplie qu'on lui ouvre ; elle demande la permission de venir voir de temps en temps où en sera la statue, prenant un plaisir extrême à ce qu'elle appelait « la contemplation de l'art et de la nature ». « Elle-même avait un peu passé par là. Je dis un peu, Gallois n'avait fait que son buste. « — L'art est une belle chose, mais la nature est bien au-dessus, s'écriait mon admiratrice, en appliquant son oreille sur ma poitrine. Quel dommage, ajoutait-elle, que le ciseau ne puisse reproduire ces palpitations légères qui sont la vie. » Gallois souriait et je me disais à part moi : « — Il me sculpte et elle m'ausculte. »

(1) Claude Vento, *les Peintres de la femme.*

De l'aveu du modèle, la copie en marbre du corps nu est parfaite, mais la tête peu ressemblante. En 1874, le sculpteur Clésinger sollicita l'honneur de faire son portrait :

... Je vais exécuter une statue, et je désirerais vous prendre pour type ; c'est vous dire que je saurai sculpter sur le marbre, non seule-

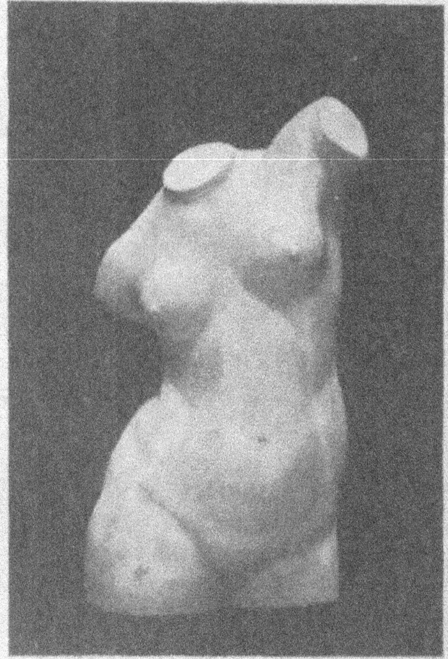

Fig. 181.

ment les beautés plastiques, dont la renommée est arrivée jusqu'à moi, mais aussi la vie et les indéfinissables passions dont ce charmant corps est animé...

Autre moulage de femme ; nous donnons, figure 181, le torse de la jeune négresse qui a posé pour la fontaine de Carpeaux ; rien ne distingue ce corps de celui d'une Européenne bien faite, ni même de la perfection d'un antique.

Prosper d'Epinay déclarait le buste de Mlle Eugénie Fiocre, danseuse de l'Opéra, par le même sculpteur, « le plus beau de notre époque », et à sa vue, il éprouva une impression si vive qu'il exé-

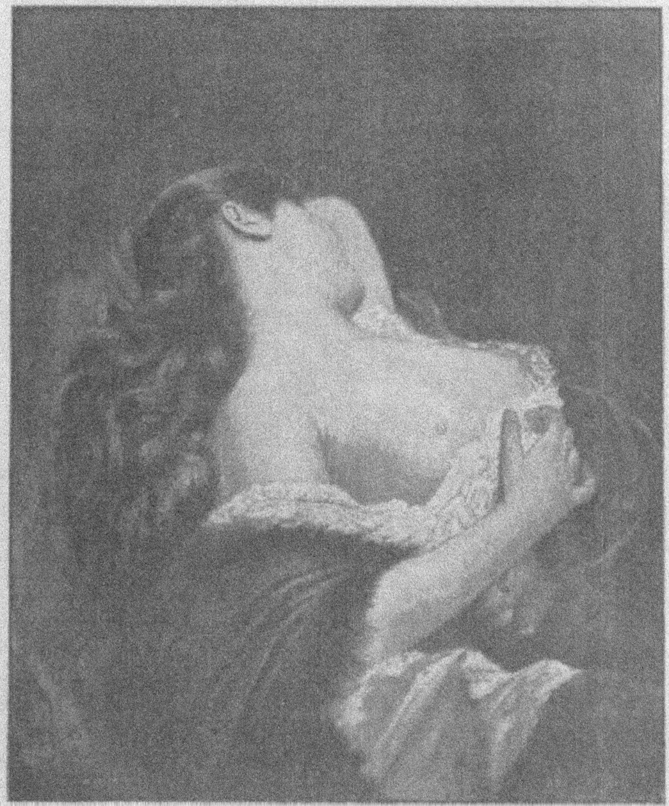

Fig. 182.

cuta celui de la jolie comédienne Marie Magnier. Ce buste a l'un des seins découvert, l'autre voilé sous une draperie ; un souverain très amateur de belles femmes, en tomba éperdûment amoureux ; mais n'oublions pas qu'il doit toujours mettre consciencieusement en

pratique la devise de son royaume : « l'Union fait la force ».
« Pourquoi, écrivait-il à l'artiste, en couvrir un ? Vous rendrez

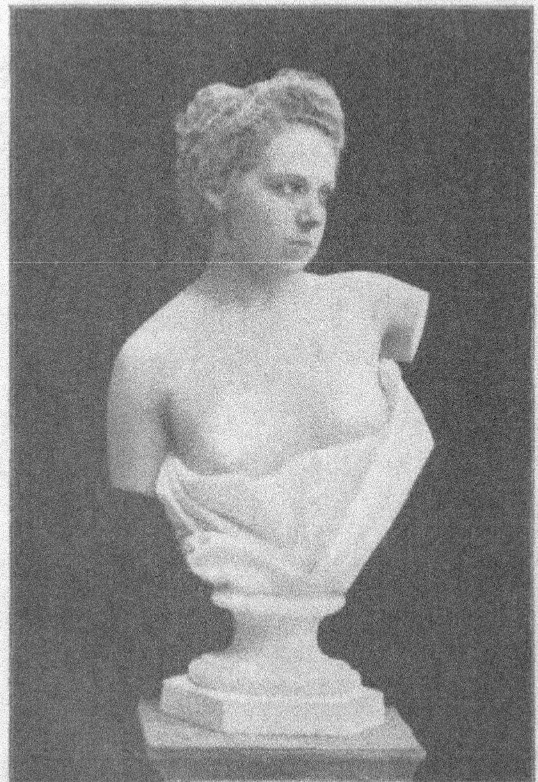

Fig. 182 bis.

l'autre jaloux (1) ! » Compliment que releva Albert Mallac dans un
sonnet inspiré par ce buste de « demi-reine » :

> Un sein me laisse voir son contour adouci ;
> L'autre, qu'un fin tissu de lin dérobe à peine,
> Jaloux semble vouloir se dérober ainsi.

(1) Claude Vento, *loc. cit.*

La *Callirhoé*, du même artiste, est le portrait d'une femme du
monde qui fut autorisée, par son mari, à poser dans l'atelier du

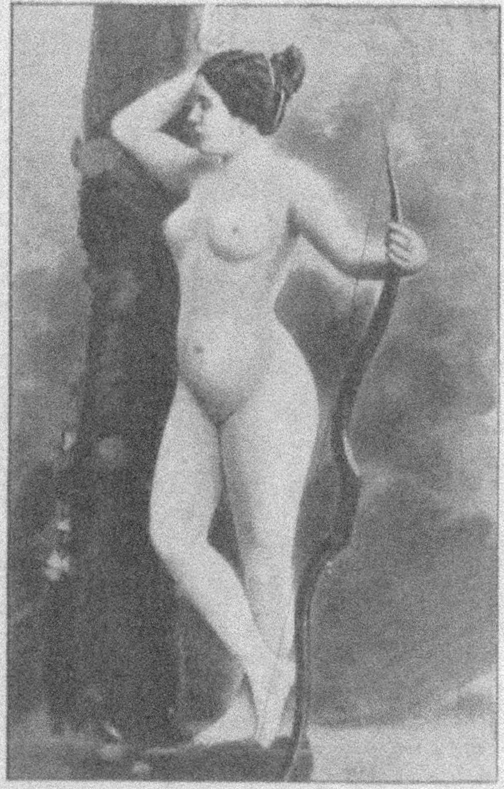

Fig. 102 ter.

peintre, mais complètement habillée, pas même décolletée. D'Épinay tint parole : il habilla... de gaze son modèle, de sorte que
dans la statue « tout transparaît, rien ne paraît ». Quant à l'œuvre
capitale du maître, *Ceinture dorée*, qui contribua pour lui à la
« bonne renommée », dédaignée par son sujet, elle est la synthèse
de plusieurs beautés aristocratiques : l'une a prêté la finesse de sa

main, une autre la cambrure de son pied ; une troisième posa pour la taille, d'autres pour « tout ce que l'on peut rêver ! ».

La brune Coralie Brache, danseuse à l'Opéra, une merveille de beauté et de grâce, passe pour avoir prêté les traits de son visage et les ondulations de son corps à la *Vérité* de J.-J. Lefèvre, que chacun peut admirer au Louvre ; mais le maître, tenu au secret professionnel, nie le fait et semble même ignorer jusqu'au nom de la savoureuse ballerine.

Un portrait de femme, attribué à Courbet, dont la chaude carnation et l'ampleur des formes rappellent celles de la *Femme au perroquet*, en plus habillée, exhibe une poitrine sans peur et sans reproche ; mais la coquette rosit de tant d'audace et cache sa figure rieuse, à la façon des Orientales ou des autruches (fig. 182).

De toutes les publications illustrées, d'après nature, *Paris la nuit*, de la collection du *Panorama*, est celle qui reproduit, avec le plus de vérité, les charmes secrets de nos séduisantes actrices ou professionnelles-beautés. La plus audacieuse, mais aussi la plus voisine de la perfection est Mlle Emelen (fig. 182 *bis*) : elle expose un buste modelé par les grâces et d'une pureté de ligne que Praxitèle n'eut pas désavoué. On sait que M. Massenet a donné à cette artiste lyrique, déjà célèbre à l'étranger, la consécration parisienne qui lui manquait, en lui confiant l'interprétation du prince Charmant, de *Cendrillon* : son ramage égale son plumage ! Dans la même galerie figure, avec honneur, la gloire des tableaux vivants, Suzanne Duvernois, dont la pose de prédilection est celle de la *Diane* au bain (fig. 182 *ter*). Lise Fleuron et sa sœur Méaty, autre belle de nuit, nous montrent tous les trésors que peuvent avantager ces attitudes hardies, savamment inclinées et fort appréciées des « plongeurs ».

A la vitrine des marchands de photographies sont exposés les charmes de demi-mondaines ou de théâtreuses réservés à l'intimité. La captivante Marville, Reutlinger *fecit*, se cambre ainsi nue jusqu'aux hanches, sans le moindre maillot ; pour tout vêtement, une guirlande de roses trémières tenue entre ses doigts appliqués sur ses mamelons. Au milieu de ces déshabillés aphrodisiaques, trône en souveraine l'ex-princesse déchue, non « Chimé — rique », dont nous avons déjà parlé et qui est venue s'échouer dans les bras d'un violoniste tzigane « Rigo — lot » ; elle arbore le nu complet, recouvert d'un maillot translucide. Ignorait-elle, la belle pécheresse, que le violon, lui aussi, a une âme et des nerfs, ses cordes ? Les poses préférées de la princesse capiteuse et capitonnée, sont en Phryné ou en Phébé, couchée sur un croissant (fig. 183).

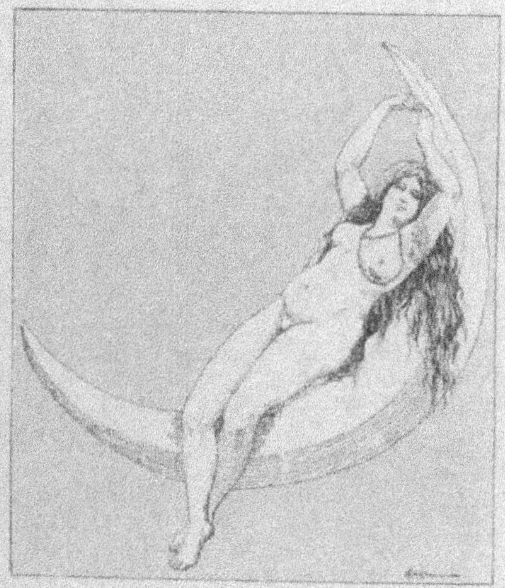

Fig. 183.

Au Salon de 1900, le portrait de Mⁱⁱ Cora Laparcerie, peint par M. Édouard Zier, a obtenu un légitime succès d'art et de curiosité ; la comédienne au masque tragique, belle statue dont on sent trop le froid du marbre, apparaît superbe dans son rôle de *Fausta*, enveloppée nue dans des voiles vert-pomme ; à travers l'étoffe légère que les anciens appelaient « de l'air tissé », s'estompent les contours de ses charmes qui faillirent coûter la vie à l'un de nos jeunes gynécologistes.

Il est rare que, dans les Salons des beaux-arts, nos actrices exposent d'autres monts que ceux

> Qu'en nos climats les gens nomment tétons.
> Car, quant à ceux qui sur l'autre hémisphère
> Sont étendus, plus vastes en leur tour,
> Par révérence on ne les *montre* guère.

Rarement, en effet, ces « monticules » ou « globes d'arrière », que La Fontaine ne *nomme* pas, attirent l'attention du public. Exceptons Buda-Pesth, si l'on en croit la plaisante aventure arrivée, en 1902, à Mme Arnika Heygi (1). Le Conseil municipal avait commandé, à un sculpteur émérite, une statue de la *Czarda* qui devait décorer la façade du théâtre. Pour symboliser cette danse, le statuaire n'avait pas cru pouvoir choisir un plus joli modèle que Mme Hegyi, une des actrices de Pesth les plus renommées pour son talent et sa luxuriante beauté. Mais lorsqu'il s'agit de mettre en place la statue, on s'aperçut que ses formes opulentes débordaient, avec excès, de chaque côté du pilier. La Commission des Beaux-Arts, avisée, en délibéra

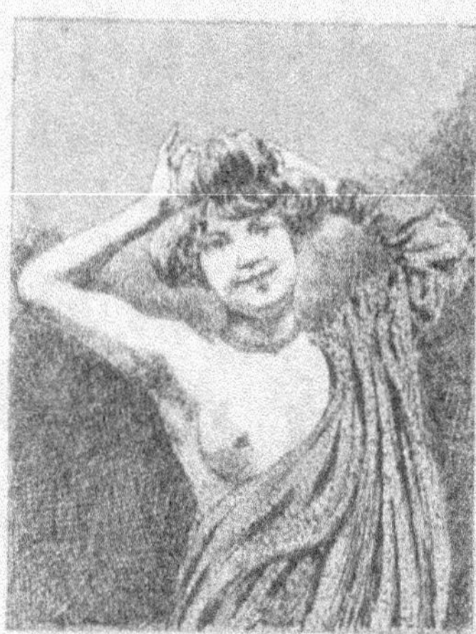

Fig. 185 *bis*.

et prit une résolution énergique. Estimant qu'une coupure s'imposait, elle fit venir un praticien qui, armé de son ciseau, ramena en quelques retouches la plantureuse image de Mme Hegyi aux proportions éthérées et modestes d'une jouvencelle de Botticelli : ne la comparons pas toutefois à la *Danse* de Falguière, où nous ne devons rechercher de Cléo que sa figure supérieure.

Paul Dollfus, l'auteur de *Modèles d'artistes*, étrille de belle façon les maris aveugles ou complaisants, qui permettent à leurs femmes d'exposer leur triomphante nudité dans un costume trop semblable à celui des pensionnaires que « Mme Tellier » fait descendre au « Salon » : « C'est sans doute l'orgueil de se dire : Cette gorge que vous admirez, cette nuque que vous contemplez,

(1) *Le Théâtre et la Mode.*

ces beautés que vous devinez et que la toilette ne cache pas, tout cela est à moi, m'appartient. Et si je vous permets de le regarder, j'ai seul le droit d'y toucher. C'est sans doute la joie de se faire ces réflexions satisfaisantes qui a amené M. G... à autoriser sa femme à se faire portraicturer par M. Sargent, épaules et bras nus,

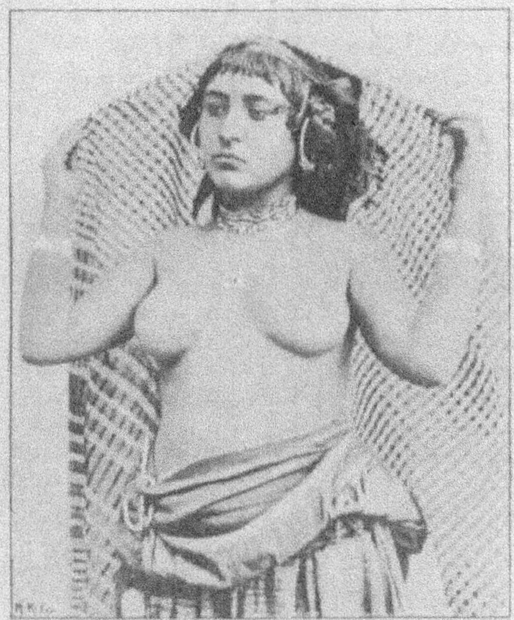

Fig. 183 bis. — D'après la photographie de Garrigues (Tunis).

torse moulé par un corsage papillon, un sein à l'air, et l'autre à peine caché, souligné plutôt par le corsage. D'autres auraient gardé cette toile pour eux. M. G... a autorisé M. Sargent à l'exposer. C'est d'une belle crânerie, et bien Régence ».

Une « belle inconnue », ornée d'une poitrine digne de l'antique, a eu la fantaisie, fréquente au XVIIIe siècle, de prendre la pose énigmatique du sphinx, animal mystérieux et dévorant — comme celui de Thèbes — qui personnifie le mieux « l'éternel féminin » (fig. 254).

Sous cette forme aussi ou sous celle de tout autre monstre, les Turcs obtiennent le portrait de leurs épouses, autrement interdit par le Coran.

M. Leydet, juge d'instruction, a fait saisir des photographies de Amélie Hélie, dite *Casque d'Or*, où la reine des « Apaches » laissait voir une gorge par trop décolletée (1). L'éditeur poursuivi a protesté en objectant que partout on exhibe des femmes dans une tenue plus légère. La figure 183 *bis* rappelle l'attitude et le déshabillé de cette tapageuse célébrité, qui ne méritait « ni cet excès d'honneur ni cette indignité ». Mieux partagées, les danseuses algériennes et tunisiennes ont toute liberté de se montrer, en chair ou en photographie, nues jusqu'à la ceinture ; cette latitude est donc une question de latitude (fig. 183 *ter*).

La manie des cartes postales ne pouvait manquer de s'emparer des poses plastiques ou des tableaux vivants, avec ou sans maillot ; un spécimen de la série intitulée *Loges d'artistes* (fig. 184), nous donnera une idée d'un pareil dérèglement ; ce groupe, qui pourrait faire pendant au Jugement de Pâris, semble réunir un trio de candidates à un concours de bustes : aux plus belles pommes, la pomme !

Les photogravures de portraits dénudés s'étalent jusque sur les couvertures de certains romans : des mamelles de bonne volonté aguichent les acheteurs, pour la grande gloire de la littérature contemporaine : tels, la *Vierge de Babylone*, roman antique de Prosper Castanier ; *Pauline ou les amours d'une fille de ferme*, de Georges Beaume ; *Sensualité amoureuse*, de Jean Lorain ; la *Bague brisée*, de Pierre Guédy ; le *Miroir de l'Amour, les Danses voluptueuses*, etc., enfin l'*Encyclopédie amoureuse* est ornée de 132 illustrations porno, c'est-à-dire photographiques.

A l'étranger, mêmes exhibitions licencieuses aux vitrines des marchands d'estampes. Sous la rubrique *Studii* (études), on vend, à Milan, des académies de beautés indigènes dans le costume le plus primitif. La nudité de l'une d'elles est voilée d'un simple

---

(1) Elle montrait en entier l'une des « gourdes » de son jardin « potager » pour nous servir du jargon du monde où la gigolette fréquente. D'ailleurs Amélie reconnaît qu'elle a « le corset facile » et n'est pas de celles que la nature a trop généreusement donné : « Je connais, écrit-elle, bon nombre de marchandes de poissons qui seraient très vexées d'avoir, sous leur médaille, une paire de nénés aussi gamins que ceux que je ballade avec moi ; — au reste, Mundia et Leca, qui sont des gens de goût, n'auraient point combattu comme des preux, pour quelque épaisse morue débordant de toutes parts ? »

tablier de pâtissier (fig. 184 *bis*), plié en deux, portant, sur une planchette, ses seins affriolants, au milieu de pommes naturelles, avec cette inscription : « Des pommes, messieurs ». A Rome, sont offertes des cartes postales où de jeunes Italiennes, au torse nu, symbolisent la *Force motrice*, le *Téléphone*, l'*Écriture*, la *Photographie*, la

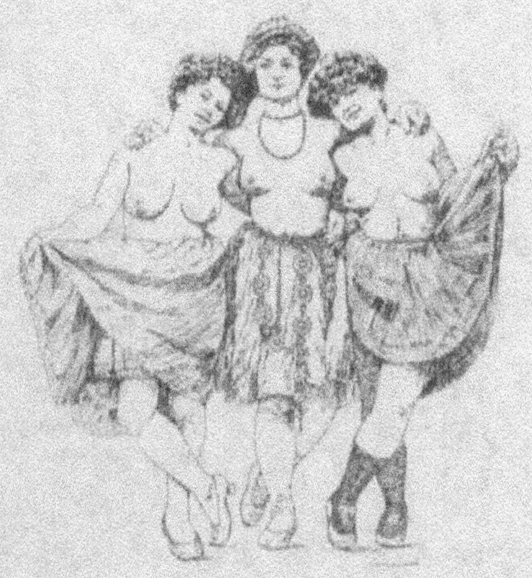

Fig. 184.

Lumière électrique, etc. Par ses attractions féminines exposées aux étalages, Vienne ne le cède en rien aux autres capitales du monde civilisé et syphilisé, bien au contraire : si l'on en croit Victor Tissot (1), à côté du pittoresque cortège d'actrices viennoises « presque aussi économiquement vêtues qu'Ève avant le péché », toutes les dames et les demoiselles de l'aristocratie « possédant des grâces qui n'ont pas besoin d'être relevées par les artifices de l'art », s'exposent aux suffrages des passants et se vendent en photographie. Parlerons-nous des photographies maquillées, que nous avons vues à Bukarest ? Certaine nous est restée dans le souvenir : elle se composait de deux personnages, l'un vrai, l'autre fictif ; le vrai

(1) *Vienne et la vie viennoise.*

était une jeune déclanchée, dans le simple appareil, occupée à lire
ou relire, aux pieds de son lit, une épître enflammée, tandis qu'un
vieux voyeur — celui-là imaginaire — se pâmait d'aise en relu-
quant, par le trou de la serrure, les seins

> De la beauté qui va se livrer au sommeil.

Comme complément de cette étude du nu chez la femme, nous
parlerons des célébrités mas-
culines, dont les statues montrent au moins leurs mamelles,
sinon « un homme vraiment
nu » comme dit Cathos.

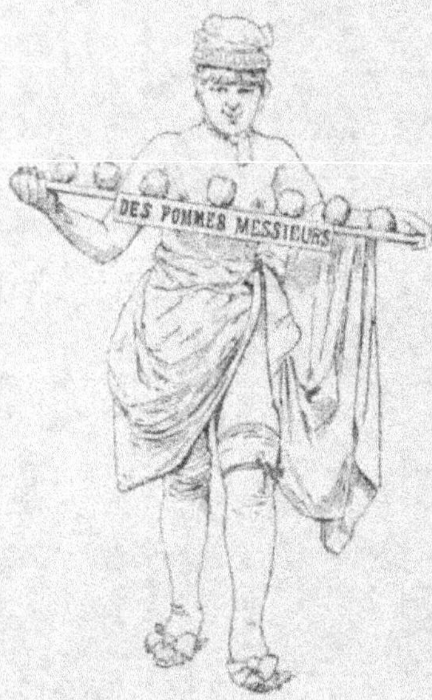

Fig. 184 bis.

Dans l'antiquité, c'était de
règle : Auguste, Domitien,
etc., étaient représentés, par
la statuaire, en tenue dont
Musset pare Hassan.

A la Renaissance, Michel-
Ange campe Julien de Mé-
dicis, sur son tombeau de la
chapelle Saint-Laurent, à
Florence, dans une nudité à
peu près complète, mais non
choquante, grâce au presti-
gieux ciseau du plus puissant
sculpteur que l'art ait produit.
Pour se venger de messer
Biagio da Cesena, camérier
de Paul III, qui avait dénoncé au pape sa magnifique conception
du *Jugement dernier*, « comme plus propre à une salle de bain
qu'à une chapelle », Michel-Ange le peignit nu, au milieu des
damnés, sous la forme de Minos, avec les oreilles d'âne de Midas,
et un serpent qui le dévore « par où il a le plus péché ».

En septembre 1770, Pigalle représenta Voltaire assis, tenant un
rouleau d'une main, une plume de l'autre, mais complètement nu,
sous prétexte qu'un génie semblable ne devait pas craindre de
revêtir, devant la postérité, le costume de la Vérité, qu'il aimait
par-dessus tout. Le seigneur de Ferney, pressenti sur cette fantai-

sie d'artiste, répondit : « Nu ou vêtu, il ne m'importe. Je n'inspirerai pas d'idées malhonnêtes aux dames, de quelque façon qu'on me présente à elles ». Cette œuvre est à l'Institut de France.

Callamard et Canova firent de même pour Bonaparte. Le marbre de Canova figure un immense dieu Mars, vêtu seulement d'un manteau de guerrier, plié et négligemment jeté sur l'épaule gauche, mais qui ne recouvre rien ; son épée est posée à côté de lui : il tient, de la main droite, une Victoire, et, de la gauche, un sceptre. Cette statue, qui ne choquerait pas, s'il s'agissait d'Apollon, d'Adonis ou d'Antinoüs, provoque le rire par sa nudité outrancière, en raison du personnage exposé : impossible de reconnaître dans ce colosse, en peau, le « *petit* caporal » de la tradition (1). Sa place, au milieu de la cour du musée le plus important de Milan, n'est pas non plus très bien choisie : elle fait baisser les yeux des visiteuses et invite les visiteurs à la raillerie ; l'un d'eux a crayonné ces vers peu luisants sur le socle :

À Milan, cour Bréra,
Sculpté par Canova (2),
Surgit Napoléon en costume peu digne :
Il n'a pour vêtement qu'une feuille de vigne !

Le premier mari de Pauline Bonaparte, le général Leclerc, appelé le « blond Napoléon », en raison de sa ressemblance avec son beau-frère, est représenté dans sa statue de Versailles, aussi nu que Hoche, son voisin, transformé en Léonidas par un ciseau original.

Pajou exécuta, en marbre, Buffon, non pas avec des manchettes, mais tout nu, comme la Nature, qu'il a scrutée avec autant d'ardeur que de bonheur ; le grand naturaliste est en compagnie d'un chien de berger qui lui lèche le pied.

Enfin, nos nécropoles, cimetières ou cryptes d'églises, renferment nombre de monarques, reines ou personnages de marque, soit en bronze, soit en marbre, couchés sur leur sépulture, les seins à nu ; dans cette attitude horizontale, ils ne choquent nullement l'œil le moins indulgent, mais debout, ils s'exposeraient, comme ceux que nous venons de nommer, au ridicule.

---

(1) Passe encore s'il s'était agi de l'empereur Héliogabale, qui paraissait devant ses légions de Syrie, du haut d'un char « où il étalait aux yeux sa nudité railleuse », dit Richepin.

(2) Le célèbre sculpteur s'autorisait, paraît-il, de la statue nue de Septime Sévère, pour représenter notre Empereur dans le même costume.

CHAPITRE III

SUR LE CORSET

Ses variétés. — Il n'est pas donné à toutes les tailles féminines de mesurer 42 centimètres, comme celle de Mlle Polaire, dont le buste squelettique fut longtemps en évidence dans une vitrine de la place de l'Opéra, et force est bien aux « grenouilles » qui — contrairement à celle de la fable — veulent se faire aussi fines qu'une guêpe (1), de recourir aux appareils constricteurs (2) imaginés pour violenter la ligne et profaner l'œuvre de la nature :

> Beaux papillons manqués, qui pour être plus minces,
> Bardent leurs flancs épais d'un corset et d'un busc.

En vertu du pouvoir discrétionnaire de la mode, un type l'emporte sur les autres, pour un temps donné, car les modes passent

---

(1) A leur intention, nous avons modifié la fable de La Fontaine :

> La Grenouille vit un Endor
> Qui lui sembla de belle taille.
> Elle qui se trouvait grosse comme un ballon,
> Envieuse, se serra, et souffre et se travaille
> Pour égaler l'animal en maigreur.
> Disant — « Regardez bien, ma sœur,
> Est-ce assez ? Dites-moi, n'y suis-je point encore ?
> — Nenni. — M'y voici donc ? — Point du tout. — M'y voilà ?
> — Vous n'en approchez point. » La chétive pécore
> Se serra tant qu'elle creva.

(2) Avant d'emboîtiller leur gorge dans des corsets bardés d'acier, les coquettes de tout temps se sont préoccupées, comme les poupées armaturées du XVIIIe siècle de

> Presser de tout côté la molle corpulence,
> D'un sein qui s'émancipe et prend trop de licence.
> On fait avec grand soin rembarrer son état
> Lorsque, pour se produire, il a besoin d'appas.

Les appareils constricteurs variaient selon les époques : bandelettes, larges ceintures, chemise ou le blusant lacés, etc. Nous rappellerons, avec J. Houdoy, certains auteurs qui signalent ce travers : Aristénète (IVe siècle) : *Quanto brivia-*

comme les caprices. Celui qui tient le record actuel est le corset *droit en avant*, qui supprime le ventre au bénéfice des rotondités supérieures et donne à la femme l'aspect du pigeon boulant (fig. 185). Si l'on en croit le poète Alexis Isostasion, la courtisane de l'antiquité connaissait déjà l'art d'aplanir son abdomen : « N'a-t-elle pas assez de hanches, on les renfle par artifice, de sorte que ceux qui la voient ne peuvent s'empêcher d'admirer cette croupe

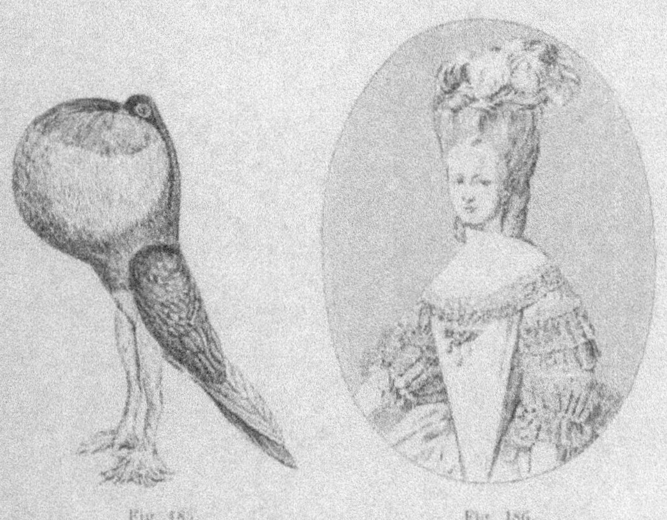

Fig. 185.   Fig. 186.

empruntée. A-t-elle un gros ventre, grâce à des ressorts qui font l'effet des machines droites, dont se servent les comédiens, on lui renfonce le ventre en arrière ». Rien de changé, de nos jours, que le procédé.

Les « corps » droits avaient déjà fait leur apparition sous

---

nae strophium cogebant acerrasles papillæ ! (Avec quel effort les seins juvéniles repoussent le strophium !) Saint Anselme de Canterbury (xi° siècle).

rursus et apte / In ordinem comprimat collegit (pm sua). (De nouveau et avec art elle comprime ses seins dans le moindre espace). Enfin on lit dans le *Speculum naturale*, de Vincent de Beauvais (xiii° siècle) : *Fascia, cingulum quo pectus et papillæ comprimuntur. Fascia*, bandeau au moyen duquel sont comprimés la poitrine et les seins.

Henri III (1) et son successeur, témoin le buste en entonnoir de Gabrielle d'Estrées (fig. 50). Nous retrouverons les tailles en V au xviii° siècle : celle de M™ de Penthièvre, duchesse d'Orléans, est visible au Musée de Versailles (fig. 186).

Un couplet d'une chanson de Lep-Houss et Lindex, le *Ventre*

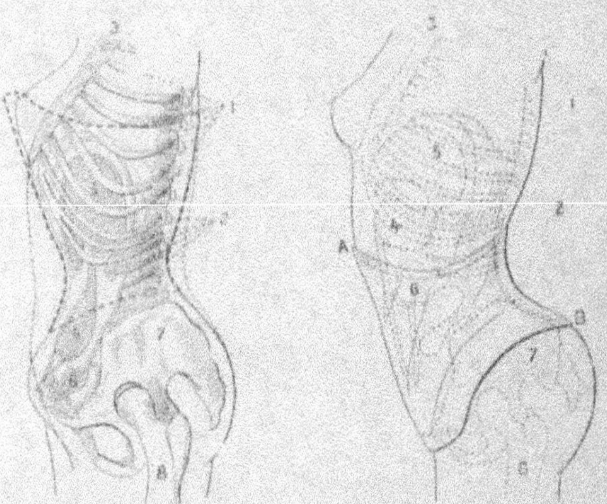

Fig. 186 *bis*. — Rapports du corset habituel et du modèle préconisé par M™ Gaches-Sarraute (2).

en exil, fait allusion à cette mode prohibitive de l'embonpoint abdominal qui avantage le haut et rétrécit le bas :

> La Femme alors supprima ses viscères,
> Plus d'appétits, surtout plus de petits...
> Ah ! sanglez bien vos entrailles de mères,
> Dans les corsets de Monsieur Leoty !

Le crayon malicieux de E. Barcet *castigat ridendo* le même ostracisme : Une cliente se plaint à son docteur de souffrir du ventre : « — Pourquoi, répond l'homme de l'art, n'essayez-vous

(1) *Anced. hist.*, fig. 157, 158.

(2) Les figures 186 *bis* et *ter* sont tirées de l'ouvrage de M™ la doctoresse Gaches-Sarraute ; *Le Corset, étude physiologique et pratique* ; Masson, édit.

pas du corset à la mode ? Il le supprime ! C'est plus simple ».
Donc le corset droit ou *abdominal*, dont la formule pourrait être :
« Rentrez-moi ceci, sortez-moi cela », fait remonter le ventre, mais

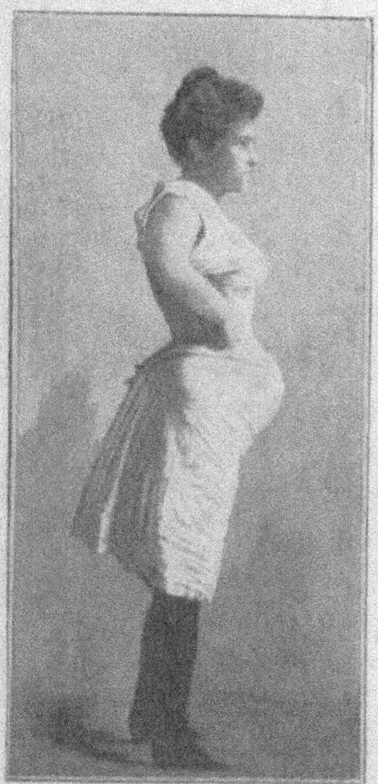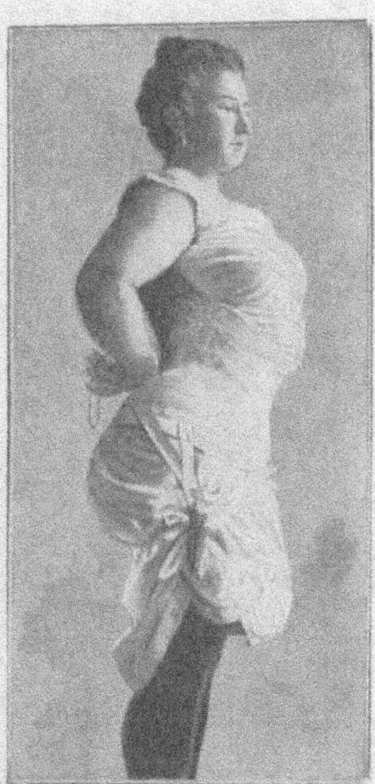

Fig. 186 *ter*. — Corset ancien et nouveau. Gaches-Sarraute.

il empêche — contrairement aux corsets *thoraciques* — la compression de l'estomac et des côtes ; tels sont les avantages du corset hygiénique inventé par une doctoresse, Mme Gaches-Sarraute.
Une seule objection sérieuse à ce corset abdominal : il ne soutient
pas les seins ; les femmes ne peuvent admettre que ces tumeurs
pectorales soient abandonnées à leur propre poids. Mais notre émi-

nente praticienne ne s'arrête pas à cette critique : l'expérience lui
a démontré que beaucoup ont besoin d'avoir le ventre soutenu et
que bien peu ont les mamelles assez volumineuses pour réclamer

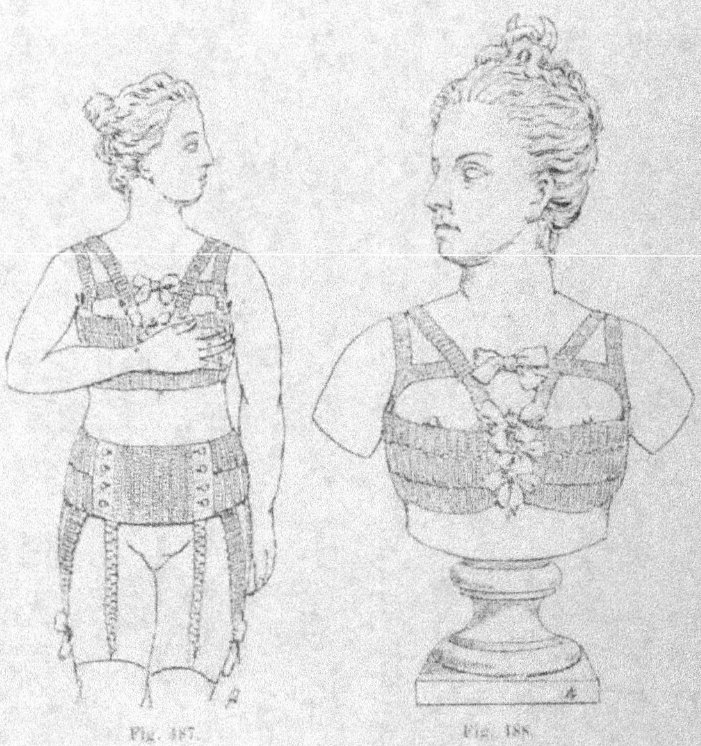

Fig. 487.   Fig. 488.

un tuteur ; aux femmes mieux pourvues, elle conseille une brassière spéciale.

Une autre doctoresse, Mlle Tylicka, a consacré sa thèse (1) à la
question du corset, que l'auteur considère comme un détestable
instrument de supplice. La terrible révolutionnaire propose aussi
de le remplacer par une brassière en toile forte, à l'exemple des
Arlésiennes. En cas de maigreur excessive, notre intransigeante

____

(1) *Du Corset, ses méfaits au point de vue hygiénique et pathologique*, (1899).

conseille l'usage de bretelles : concession facile quand on porte déjà la culotte. Le port de la brassière, comme aux enfants, nous sourit assez ; les femmes à tous les âges ne sont-elles pas de grands enfants :

> La femme, enfant malade et douze fois impure,

a dit l'un de leurs apologistes.

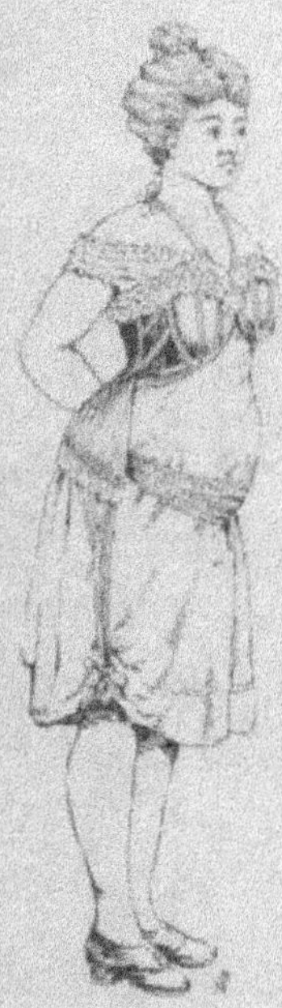

Fig. 189.

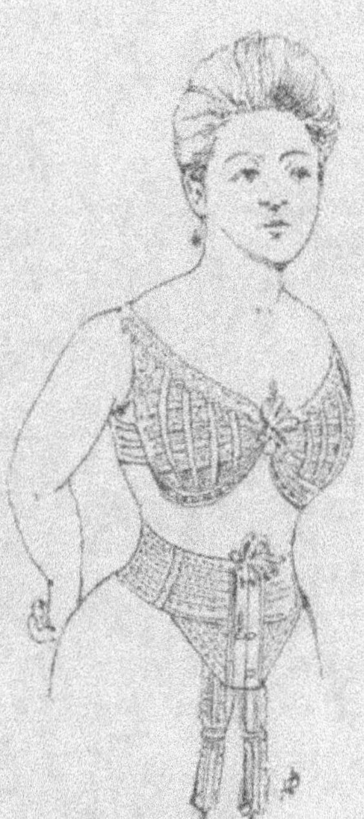

Fig. 190.

Mᵐᵉ Olga de Grimewitch, encore une doctoresse, d'origine slave, a préconisé « le Callimaste », en grec « beauté des seins ». Ce corselet est une sorte de suspensoir des seins, formé de bandes en tissu élastique analogue au « crêpe Velpeau » ; harnais léger qui a au moins l'avantage d'être peu encombrant (fig. 187). Dans les vitrines de l'Exposition, cet appareil suspenseur était appliqué sur un buste de Diane (fig. 188), dont les formes rigides et mesurées semblaient protester sous cet accessoire humiliant.

Du reste, dans toutes ces innovations, les brassières tiennent la corde, avec les sous-ventrières ; leur vocable varie suivant les fabricants. C'est ainsi que nous avons les *Serrettes*, de A. Claverie ; le *Péri* (fig. 189), sa discrétion est telle qu'il « glisse sans appuyer » sur les organes essentiels de la digestion ; il a, en outre, la prétention « de mettre d'accord la Faculté et l'élégance » : l'élégance, soit ; mais la Faculté… bien difficile ! Continuons l'inventaire.

Le corset de la *Doctoresse*, simple bande mammaire, a eu l'honneur d'être adopté par Mme Wanda de Boncza, des Français, dont la taille fluette avait plutôt besoin de postiches ; l'*Invisible*, l'*Idéal*, autre support, muni de bretelles légères, utilisé surtout pour le peignoir ou la robe Empire ; la *Brassière* Darbo-Goguey, de jour et de nuit, de chambre et de voyage ; le *Mamellia*, de la Samaritaine ; le *Corselet-gorge* de Mme veuve Cadolle (fig. 190). La brassière *Sylphide* permet d'obtenir « l'allure du jour et ce joli mouvement en avant qui caractérise les Parisiennes ». *En avant, marche !* Avis aux « marcheurs ». Le *Sans-Gêne*, en tissu élastique d'une seule pièce, avoue quelques baleines, mais « garanties neuves », ce qui implique que les baleines des vieux corsets resservent à perpétuité, tout comme le castor et la pluche de nos vieux chapeaux.

L'*Expansible* se décerne modestement le brevet de « corset scientifique » par excellence. C'est un moule « euplastique » en tissu tout d'une pièce aussi et sans couture ; grâce à lui, « la taille, jadis empâtée, s'allonge et s'affine » ; avantage fort appréciable pour les Célimènes sur le retour. « Avec une coupe légèrement modifiée », cet accapareur remplace la ceinture hypogastrique et devient l'*Antiptosique*. Autre appellation non moins pédante, quelque peu torturée pour une sous-ventrière : le *Scientifique de santé*, formé de trois sangles élastiques sous-ombilicales ; même critique pour *le Doctoresse (sic)* et *le Doctorat* (re *sic*), édifiés sur les principes de Mme Gaches-Sarraute. Quand nous aurons signalé le *Mystère*, lancé en octobre 1899, et la *Jupe corselet*, imaginée par M. Drouillet, nous n'aurons passé sous silence, croyons-nous, aucune création baleinière importante (1). Pour la bonne bouche,

____

(1) Nous allions oublier la dernière création de Léoty, qui est un appareil intermédiaire entre les corsets ordinaires et les ceintures orthopédiques. L'idée

nous réservons la curieuse *Ceinture d'allaitement*, de la maison Alibert (fig. 191, 192) ; cette brassière de toile « empêche la déformation des seins et permet d'allaiter sans ôter la ceinture », à la satisfaction de la coquetterie et de la pudibonderie, bien qu'il soit, pensons-nous, plus immoral de montrer les bouts que le tout. Il va sans dire que Mme Alibert, la géniale créatrice de cette trouvaille, et dont la maison mère est à Paris, possède une succursale à

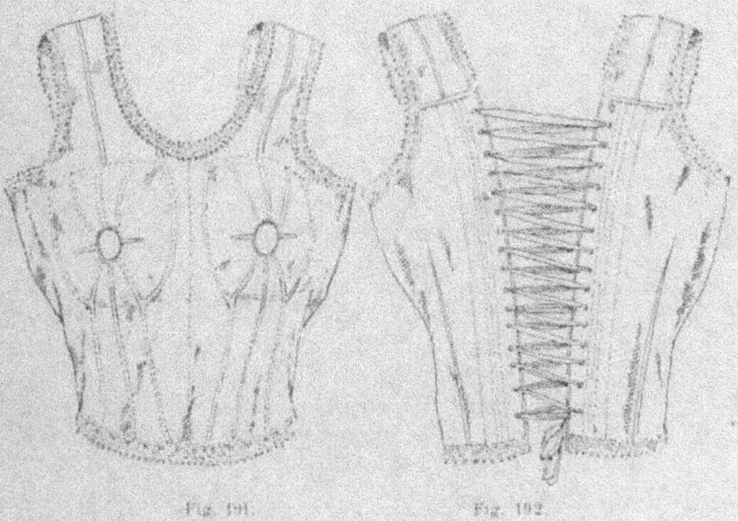

Fig. 191.   Fig. 192.

Londres : un semblable masque doit avoir le plus grand succès dans cette pudique et hypocrite Albion où, paraît-il, nombre de prudes, mariées, revêtent des chemises de nuit avec fente discrète (1).

Dans le même pays, d'après le Dr Stratz, le trousseau de toute jeune mariée renferme une ceinture qui s'adapte à sa taille et

mère vient d'ailleurs d'un praticien de la Faculté de Lyon, le Dr Genevet. Ses avantages sont ceux de toutes les sangles ventrières, puisqu'il en est muni; en se confondant avec le corset, la ceinture peut se passer de sous-cuisses : le busc en fait l'office et l'empêche de remonter.

(1) La même maison établit ses corsets droits abdominaux — dont elle revendique la priorité (1896) — d'après « mannequin moulé sur modèle vivant », qu'on se le dise.

qu'elle porte dès le jour de son accouchement, pour conserver ses formes juvéniles. Au dire du même auteur, les Indiennes se sanglent aussi fortement le ventre après leurs couches, avec la *gurita javanaise* (fig. 193). Ce bandage descend au milieu de la cuisse et se compose de deux pièces de toile superposées et cousues en leur milieu ; celle de dessous est unie et les extrémités de l'autre sont divisées en une dizaine de lanières que l'on serre à volonté.

Les méfaits du corset. — La nature, pour soutenir et protéger nos organes, nous a gratifié d'un corset osseux et cartilagineux, la cage thoracique, où les baleines sont remplacées par les côtes et le busc par le sternum ; mais des industriels avides et coupables ont imaginé un corset secondaire, artificiel, qui donne aux déshérités : taille mince et cambrée, hanches et gorge saillantes. Tout au plus le corset ne devrait-il servir qu'à soutenir le ventre et les jupes, mais il est devenu un instrument de parure et surtout de torture. « La Parisienne, dit le Dr Bertherand, ne comprend pas qu'une Chinoise se brise les pieds pour être à la mode de Pékin, et elle se brise l'estomac pour être à la mode de Paris » ; or, la snobinette parisienne donne le *la* du « chic » à tous les mannequins féminins de France et de l'étranger, et, à son mauvais exemple, les brebis cosmopolites de Panurge se « brisent » le torse avec ensemble et conviction. Comme notre confrère J. Bernier, qui vivait dans la seconde moitié du XVIIe siècle, nous demanderons, inutilement d'ailleurs, aux suppliciées volontaires, s'il « ne vaudroit pas mieux paroître un peu moins grande et moins droite que de s'écraser les poulmons, par une vanité dont on peut bien dire :

Quid non mortalia pectora cogis?

(A quoi ne pousses-tu pas les poitrines mortelles?) Voilà une plaisante interprétation d'un vers bien connu (1).

Au sévère et long réquisitoire que nous avons dressé ailleurs (2) contre les tailles ficelées et saucissonnées, nous n'avons à ajouter ici que peu de détails. Mlle Tylicka, qui était à même de faire des essais *in animâ vili* — on n'est jamais trahi que par les seins, pardon, les siens — soutient et démontre, dans sa thèse, que le

---

(1) Virgile ; *Énéide*, Liv. III, v. 56.

(2) *Anecd. hist.*, p. 302 et suiv.

corset est un accessoire de toilette antihygiénique, qui refoule en dedans les cinq ou six dernières côtes, provoque des troubles fonctionnels de tous les organes thoraciques et abdominaux, et elle conclut à sa suppression radicale : la mort sans phrases. Les enfants des Steppes ont une horreur instinctive des entraves.

Autre inconvénient signalé par Mᵐᵉ Gaches-Sarraute : les goussets du corset, faits d'une étoffe imperméable, favorisent l'accumulation de la sueur au-dessous de la glande mammaire et s'opposent à l'élimination des sécrétions sudorales, ce qui nuit à la nutrition de l'organe. Mais c'est surtout l'appareil digestif qui souffre de la constriction, d'autant plus que les malades évitent, avec intention, de signaler leurs malaises. « Elles ne veulent pas avoir mal à l'estomac, ajoute la doctoresse, et accusent volontiers leur système nerveux, de peur de voir toucher à leur corset ». De fait, une femme « n'avoue jamais » qu'elle se serre ; il faut, avant tout, ne pas paraître énorme. Certes Avinain ne se doutait guère, en lançant à ses émules son fameux conseil ultime, que la gent féminine l'appliquerait surtout à sa toilette[1].

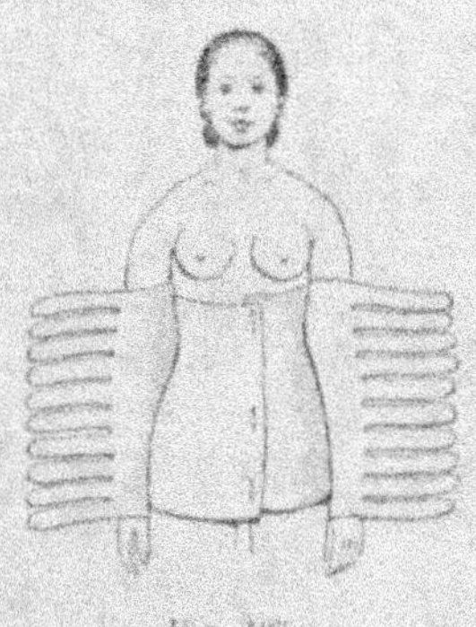

Fig. 182.

Un nouveau danger du corset : les jeunes coquettes, pour faire fine taille, se privent non seulement de nourriture et s'exposent à tous les inconvénients d'une alimentation insuffisante (chloro-anémie, neurasthénie, syncopes, vapeurs (2), gastralgie, entéralgie,

(1) MM. Roth et Chapotot ont montré les déformations que subit le squelette sous l'influence du corset inextensible et le Dr Laborde a présenté à l'Académie de médecine des épreuves radiographiques saisissantes.

M. Rémy a communiqué à l'Académie une note relative à un squelette de femme du XVIIIᵉ siècle, présentant des déformations du thorax causées par l'emploi du corset : courbure exagérée du sternum, torsion des cartilages costaux, rétrécissement du thorax, en certains points, qui peut se chiffrer par la proportion de 20 p. 100 du diamètre habituel ; c'est un exemple curieux des aberrations des anciennes modes. (*Le mouvement thérapeutique.*)

(2) Voici d'après H. France, les différentes recettes, employées en Angleterre, contre les vapeurs (les spirits ou esprits affaissés), suivant leurs causes : colère, assa fœtida ; jalousie, corne de cerf (un souvenir de la médecine des signatures

dyspepsie flatulente, vomitante, etc.), mais encore font des « repas de mouton », c'est-à-dire suivent à la lettre le « régime sec » et suppriment toute boisson; résultat: avec quelques centimètres de taille, elles gagnent souvent une appendicite. C'est, nous le savons, la cause de la mort de la séduisante actrice des Français, dont nous venons de parler, et qui était si fière de la finesse de sa taille. *Caveant femellæ !*

La constriction du corset est, suivant les docteurs Richer et Stratz, une des causes principales de l'accumulation de la graisse aux hanches et aux cuisses des Européennes. Cette constriction transforme, de plus, l'estomac en gourde et trace sur le foie deux sortes de sillons artificiels (1). Mais le Dr Lücke ne s'expose-t-il pas au reproche de vouloir trop prouver, en accusant les jarretelles, qui relient les bas au corset, de dévier les jambes ?

Rappelons enfin, avec Pinard, qu'il n'y a pas de meilleur instrument abortif que le corset : il décolle l'œuf et l'expulse avec la plus grande facilité : *tutò, citò et jucundè;* avis aux matrices amatrices. Gerdy a rapporté l'observation d'une actrice de l'Odéon qui, pour dissimuler sa grossesse, se faisait sangler outre mesure avant d'entrer en scène : un soir, la constriction fut telle qu'elle succomba à son imprudente coquetterie.

Faits divers. — **Antiquité du corset**. — Une statuette en bronze, trouvée dans les fouilles de Troie (3), montre une femme en cheveux, dont le vêtement, composé d'un corsage ajusté et d'une jupe à volants plissés, est beaucoup plus voisin du costume moderne que de celui des Athéniennes du temps de Périclès. C'est pourtant ainsi que les femmes s'habillaient en Grèce, vers le XVIIe siècle, avant Jésus-Christ.

Déjà le *chitonisque* (χιτωνίσκος), corsage ajusté, se portait tantôt sur le chiton, sorte de camisole sans manches, tantôt et plus souvent sous ce vêtement. Un bas-relief tout récemment découvert

cornes par cornes); accès de mère, plumes brûlées; chaussures étroites ou corsets serrés, un verre d'eau-de-vie.

(1) Voir *Traité d'Anatomie* du Dr Poirier.

(2) *Le mouvement thérapeutique*

(3) Reproduite dans l'*Histoire de l'art* de Perrot et Chipiez (VI, fig. 359) et dans la *Vie publique et privée des Grecs et des Romains*, de G. Fougères.

en Crète, dans le palais du roi Minos, confirme ce détail de costume (1).

En Étrurie, on se faisait une fine taille par des artifices de toilette, faciles à distinguer sur une pâte antique, dans le portrait d'une femme étrusque, nommée Scylla : le corps se rétrécit au-dessus des hanches comme s'il était maintenu dans un corset (2).

Autrefois, les femmes turques croyaient que le corset était une sorte de cuirasse, imposée par les maris à leurs femmes, pour s'assurer de leur fidélité et dont eux seuls avaient la clef, comme pour les ceintures de chasteté ou « anneaux de Venise ».

D'après Gaston Deschamps, dès que le corset moderne fit son apparition sur les côtes de la mer Égée, les lettrés l'appelèrent στηθόδεσμος, littéralement, le *lien de la poitrine* ; mais les Athéniennes trouvent ce mot trop long et trop savant : elles disent de préférence τὸ κορσέ.

Armures de femmes. — Les voussures des seins, au dire du bibliophile Jacob, n'étaient pas indiquées dans la cuirasse que portaient jadis quelques femmes guerrières. Il en était de cette partie des armures féminines comme des corsets en fer du musée de Cluny (3) : une voussure unique du poitrail métallique emboîtait les deux mamelles et leur permettait de s'entrechoquer au galop des haquenées. C'est ainsi que les sculpteurs et les peintres façonnent la cuirasse de Jeanne d'Arc. Fredk. Graves, dans le portrait de l'héroïne, observe la tradition, mais agrémente son armure de deux boutons en fer, correspondant à ceux des seins. Cependant, Misson, en 1688, dit avoir remarqué au petit arsenal du Palais royal de Gênes, quelques cuirasses faites pour des femmes « comme on en peut juger par la forme du sein ». Elles auraient servi, en 1301, à de nobles Génoises, dans une croisade contre les Turcs. Le président De Brosses, qui a vu ces cuirasses, trouve que « les corps en sont larges et courts et ridiculement bossués par devant. On dit que c'est à cause des tétons. S'il est vrai, ces braves chevalières les portaient gros et pendants ». Il y en avait 32 ; elles ont été vendues, en 1815, au prix de la vieille ferraille, par les Anglais

(1) *Revue de Paris*, 15 mars 1902.
(2) Voir Winckelmann, *Hist. de l'art chez les anciens*.
(3) *Anecd. hist.*, fig. 155, 156.

qui tenaient Gênes. « Une seule, dit Alexandre Dumas, a échappé à cette spéculation de laquais, encore ne m'a-t-elle point paru bien authentique. »

En terme militaire, on appelle « tétine » de cuirasse la saillie interne produite par une balle qui s'amortit sur cette armure.

Licences des tailleurs de corps. — Au XVIII° siècle, où « le tailleur pour femmes » faisait fureur, les satiriques de la plume et du crayon ont eu beau jeu (1) ; telle l'estampe du *Tailleur* (fig. 194) qui « serre » de près le « corps » de sa cliente. Le Dr René Fauvelle rappelle, dans les *Etudiants en médecine sous le Grand Roi*, d'après le passage du *Gage touché*, imprimé en 1612, les privautés que se permettaient les tailleurs pour dames :

La jeune fille s'était plainte que son corps la pressoit un peu d'en haut, le tailleur le tira avec les dents par devant pour lui faire prendre la forme qu'il devoit.

Ces chevaliers du buse et de la couture étaient, depuis longtemps, couturiers... pardon, coutumiers du fait, comme le constate une scène de la *Farce du Couturier* : Il faut, dit la « Chamberière »,

> Il fault, sire, que vous soyez
> Mon cousturier ; mais je vouldroye
> Que ce fust bien fait.

> LE COUSTURIER

> Que je voye
> Se vostre corps est droictement
> Pour porter un bon vestement.
> Ouy ; vos hanches sont espesses,
> Fendue en corps et haultes fesses,
> Je m'esbahy s'on ne se tue,
> Quand une foys serez vestue,
> A vous avoir en mariage.

Sur les lacets. — Avant l'importation des corsets italiens, par Catherine de Médicis, le lacet était l'agent de constriction des bustes féminins. Au XIV° siècle, déjà, on recherche les tailles fines ; et la cotte hardie moule si hardiment les corps des élégantes de

---

(1) *Anecd. hist.*, fig. 169.

l'époque, qu'elles semblent cousues dans leurs robes. Un siècle
plus tard, sous Louis XI, les lacets continuent à étrangler la taille :
« Les robes sont si étroites par le *faux du corps*, écrit Pierre des
Gros, que à peine peuvent les dames dedans respirer et souventes
fois grand douleur y souffrent, pour faire le corps menu. »

Au pays d'origine du corset, les lacets jouaient un rôle prépondérant dans la toilette des dames. Du XII° au XVIII° siècle, les riches

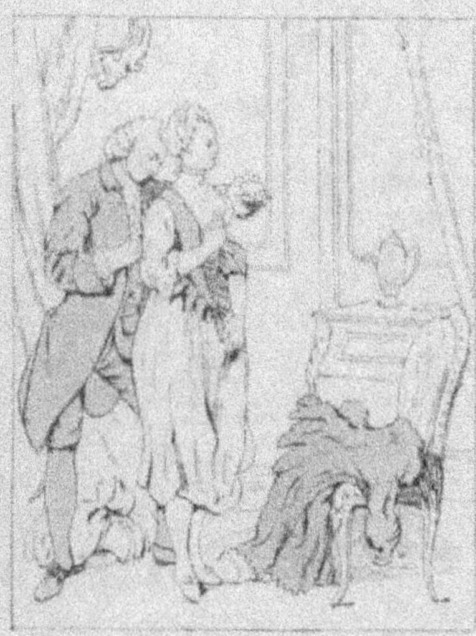

Fig. 104.

Vénitiennes avaient sous le *pallium*, longue tunique sans manches,
la *pettorina*, corsage ou justaucorps ouvert sur la poitrine et
retenu avec des lacets, qui laissaient entrevoir la gorge (1). Au
XVI° siècle, Michel-Ange affuble le torse nu de sa *Sibylle Libyenne*,
d'un corselet, lacé sur le côté, mais trop court pour contenir ses
seins. Le peintre Profi habille son *Hécube, aveuglant le roi de
Thrace Polymnestor*, d'un corsage analogue. La *Lucrèce* de
Quentin Matsys, porte une robe lacée en avant (fig. 46), et dans
un tableau de Bassano, nous retrouvons le même lacet sur la

____

(1) Rossi, *Raccolta sui costumi Veneziani*.

vertueuse Romaine qui préféra la mort au déshonneur. Vers
la fin du xvii° siècle, les corsages des Anconitaines étaient lacés de
quatre côtés et par conséquent taillés en tulipe, comme ceux des
courtisanes vénitiennes.

En France, sous Louis XII, la robe était souvent lacée par
devant, comme dans le costume génois, introduit à la cour vers
cette époque : on imitait la belle Thomassine Spinola qui, à Gênes,
s'éprit follement du roi et sollicita le titre de sa *maîtresse de cœur*,
en lui offrant celui d'*intendie*. On sait qu'elle mourut de douleur
au bruit de la mort du roi ; le « Père du peuple » la pleura, mais
n'en mourut pas. La figure 93, que nous empruntons, avec les
détails précédents, au bibliophile Jacob, est copiée sur une
estampe italienne de 1500. La robe est fort échancrée et lacée
par devant ; elle laisse entrevoir la chemisette blanche dont les
dessins sont d'or comme le lacet.

Au xvii° siècle, le corset portait double laçage, un devant,
l'autre en arrière ; et, pour le retirer, il suffisait de défaire l'un des
lacets ; ainsi procède la *Courtisane amoureuse*, Constance, des
Contes de la Fontaine : pressée de se délacer, elle a recours à un
poignard :

> Le prend, le tire et coupe ses habits,
> Corps piqué d'or, garnitures de prix.

Nos pécheresses contemporaines n'ont plus de ces impatiences
pour ouvrir leur corset : il leur suffit de dégrafer le buse.

C'est surtout au xviii° siècle que les lacets firent fureur. En
1762, J.-J. Rousseau, s'imaginant « qu'il ne pouvait prendre la
plume sans alarmer toutes les puissances de l'Europe », résolut
de ne plus écrire et « l'ours », mal léché, que Mme d'Épinay avait
eu l'habileté de prendre dans ses lacets, se mit à en faire.
Mlle D'Ivernois, fille du procureur général de Neufchatel lui fit
demander, pour le jour de ses noces, un lacet de sa façon : il lui
envoya le premier qu'il confectionna, avec ce billet : « Le voilà,
Mademoiselle, ce beau présent que vous avez désiré. S'il s'y trouve
du superflu, faites, en bonne ménagère, qu'il ait bientôt son
emploi. Portez sous d'heureux auspices cet emblème des liens de
douceur et d'amour, dont vous tiendrez enlacé votre heureux
époux, et songez qu'en portant un lacet tissu par la main qui traça

les devoirs des mères, c'est s'engager à les remplir. » Il fit le même présent à la sœur cadette, Isabelle, qui « ne l'a pas moins mérité par l'intention ; mais, elle n'a pas eu le bonheur de pouvoir faire sa volonté ».

S'agit-il de lacets pour robes ou pour corsets ? Nous inclinons pour ces derniers qui, à cette époque, étaient très longs et de la couleur du corset. Ses nuances toutefois étaient limitées, celles des étoffes variées à l'infini ; citons, parmi les plus extravagantes, la couleur *ventre de puce en fièvre de lait ! Ab una disce omnes.* Nous ne sommes plus au temps de Clément Marot, où la couleur du corset était différente de celle des lacets :

> Elle vous avoit un corset
> D'un fin tissu, lacé d'un lacet
> Jaune (1) qu'elle avoit fait exprès.

Les lacets auraient-ils vécu ? Une révolution importante dans l'histoire du corset s'opère en ce moment : l'arbitre des élégances corsetières, Léoty, vient de lancer un « buse », qui porte son nom, pour « remplacer tous les laçages et au besoin le lacet ». Qui vivra, verra.

Corset accusateur — En 1768, le vicomte de Bolingbrok avait introduit une demande en divorce contre sa femme, Diane Spencer, fille du duc de Marlboroug, accusée d'un commerce adultère avec l'écuyer Tophan Beauclere ; Elisabeth, la femme de chambre de la vicomtesse, fit une déposition dont l'exactitude nous semble contestable : « Un jour, dit-elle, en la laçant, j'observai l'ampleur de ses reins. Plus le temps avançait, plus les deux bouts de son corset avaient de peine à joindre. Au troisième mois, il me fut impossible de les rapprocher ». Elisabeth exagère quelque peu : la matrice gravide ne s'élève au-dessus du pubis, pour prendre définitivement domicile dans le ventre, qu'au quatrième mois de la grossesse. Une autre domestique charge moins sa maîtresse : « Je remarquai, à la vérité, un peu plus d'embonpoint dans Madame ; ses corsets ne lui allaient plus si bien. Une de ses

---

(1) Le jaune, dans le blason des couleurs, signifiait alors « jouissance » ; de nos jours, on en fait la couleur des ménages à trois : elle n'a donc pas perdu sa signification.

femmes, qui avait observé la crue de ses reins, me dit qu'elle était grosse ; mais, moi, qui n'avais nulle raison de le croire par tout ce que j'avais vu de sa conduite, je soutins que la pauvre dame était hydropique ». En effet : une hydropisie de neuf mois (1).

Autrefois, à l'Opéra de Paris, on n'engageait pas de femmes mariées, parce qu'elles étaient trop souvent « incommodées du *mal de ceinture* et dont il falloit *élargir le corps* ».

Corsets en peau. — Mme Tylicka (2) rapporte une anecdote, attribuée à Réveillé-Parise, dont l'héroïne est une beauté célèbre sous le premier Empire. Cette dame, ayant entendu dire que la peau de renne était complètement inextensible, en fit venir une du Nord ; on en forma un sac, ouvert aux deux extrémités, dans lequel elle se fit coudre la poitrine et le ventre, ce que les Américains appellent « une combinaison ». Mais cette nouvelle espèce de cilice ne put être supportée que peu de mois, « il n'y eut pas moyen de résister à cause des suffocations et d'indéfinissables malaises ». Ce maillot inamovible, véritable robe de Nessus, devait laisser à désirer, surtout sous le rapport de la propreté.

La grande époque du corset en peau est l'année 1877 : la mode était à l'extra-collant, et le corset — *ipso facto* — fut supprimé, comme tenant trop de place : le corsage suffisait. Mais bientôt les raffinées trouvèrent que la chemise aussi était encombrante et l' « inexpressible » suivit le sort du corset, pour céder la place à la peau de chevreau savamment ajustée, jouant le rôle de la mastothèque, où la sarigue renferme ses mamelles et ses petits.

Usages singuliers du corset. — Lacets et corsets, pour certains esprits, sont des fétiches de la plus haute valeur. On a trouvé, récemment, dans le lit d'une fille galante, dont l'assassin est resté inconnu, un fer à cheval autour duquel étaient enroulés plusieurs lacets de corsets (3). D'après une superstition, fort répandue dans la classe de la basse galanterie, le fer à cheval faciliterait les entreprises et les rendrait fécondes.

Rien n'est plus superstitieux qu'un joueur ; Alphonse Lemonnier

(1) H. France, *loc. cit.*
(2) *Loc. cit.*
(3) *Gazette médicale d'Algérie.*

dil avoir connu un auteur dramatique, « plus joueur que joué »,
qui n'allait jamais au cercle, sans porter sur lui le corset de sa
maîtresse, une sociétaire de la Comédie-Française, réputée pour
une porte-veine, une mascotte. Mais le corset en question avait été
donné par l'actrice à sa femme de chambre, qui s'en était servie

Fig. 193.

quelque temps avant de le céder à l'ami en question. Et malgré
cette souillure, l'auteur assurait que ce corset fétiche lui avait
toujours porté chance.

Dans le monde où l'on aime, le corset devient la poste restante
de Cupidon ; de là, par allusion à la nouvelle boîte du service des
Postes, dont M. Mougeot était le Directeur, le nom de « mougeotte » (1), donné à ce dessous de toilette. Une gracieuse com-

____

(1) En 1831, une « cachette » était déjà synonyme de cachette.

position de G. Lami nous montre la « mougeotte » du *Courrier
français* (fig. 195).

L'auteur des *Sœurs de Napoléon* raconte une historiette, qui
mentionne le même usage du corset. La grande-duchesse de Berg,
Caroline, qui avait une liaison avec le général Junot, se trouva
subitement indisposée à la Malmaison : « L'impératrice Joséphine
s'empressa auprès d'elle pour la délacer et, en ouvrant son corsage,
une lettre qui s'y trouvait tomba à terre. Elle la ramassa et
reconnut l'écriture ; elle la lui mit aussitôt dans la main pour ne
pas être soupçonnée d'en avoir seulement remarqué l'écriture et
eut la délicatesse de la tenir fermée dans la sienne, pendant tout
le temps que dura l'évanouissement de sa belle-sœur. Lorsque
Caroline reprit ses sens, elle s'aperçut de la discrète attention de
l'impératrice : « C'est une lettre de Murat », dit la princesse, en
dissimulant mal sa mauvaise humeur et en répondant à une inter-
rogation qu'on ne lui faisait pas ».

Autre anecdote, où le corset joue encore le rôle de boîte aux
lettres. Une femme d'Aversa, dont le mari venait d'être condamné à
mort, résolut de demander sa grâce au roi Nasone ; à pied, elle
accourt à Naples : Ferdinand était à la chasse. La pauvre femme,
harassée de fatigue, s'affaisse sur les marches du palais royal et
s'endort profondément. De retour, le roi l'aperçoit et, voyant une
pétition dans son corsage, il la prend, la lit, puis écrit : *Fortuna e
duorme* (la Fortune vient en dormant) ; il signe et remet le
papier où il l'avait trouvé. A son réveil, la solliciteuse apprend le
retour du roi et veut entrer au palais, mais le garde s'y oppose et
la malheureuse s'en retourne, désespérée, à Aversa. L'avocat de
son mari se charge alors d'adresser la requête à un autre personnage, lorsque la dépliant machinalement, il vit la signature royale
qui équivalait à une grâce.

En Grèce, le corset — nouveau miroir aux alouettes — est utilisé pour la chasse au mari : les appas font ici l'office de l'appeau
qui appelle l'étourneau. About raconte l'histoire d'un étranger qui
se laissa prendre à ce piège à baleines. Attiré dans une famille des
environs d'Athènes, la fille de la maison, belle, mais non rebelle,
accuse une indisposition subite et feint une syncope ; au lieu de la
secourir, tout le monde s'enfuit, père, mère, frère et servantes. Le
galant visiteur, resté seul, s'empresse auprès de la petite rouée et

délace son corset. Aussitôt, les fuyards rentrent, se précipitent sur
l'audacieux, qui déshonore le toit hospitalier, et le conduisent, couteau sous la gorge, devant le prêtre; puis, ce qui est plus grave,
devant le consul. Avis aux amateurs de *flirt*, qui cherchent à
« plumer la dinde », suivant l'expression espagnole; qu'ils évitent
de se faire « plumer » à leur tour,
s'ils vont en Grèce : les maîtres
chanteurs y abondent.

Vous doutiez-vous de l'existence
des corsets-surprises, articles de jeux
de société, appelés *Corsets indiscrets*
(fig. 196) ? On appuie sur un bouton
dissimulé à la base, et aussitôt sort,
par l'orifice supérieur, le torse élégant « d'un jeune et beau fiancé »,
dit le prospectus.

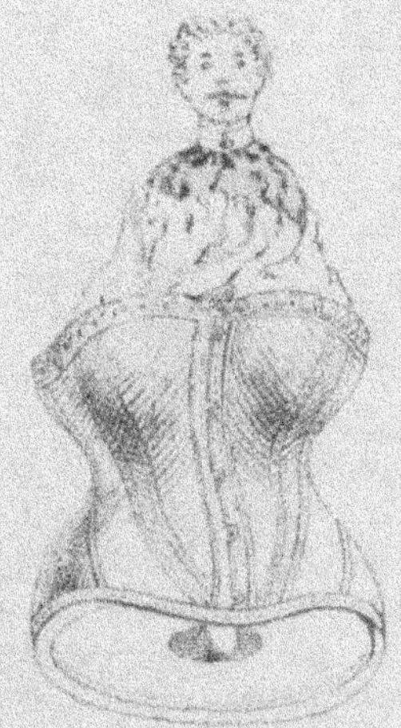

Fig. 196.

Corsets d'hommes. — Pour les
jeux olympiques, les Grecs se ceignaient les reins du ζωστήρ et les
Romains, du *cingulum;* le *campestre*
était le caleçon des athlètes ou des
jeunes gens qui s'exerçaient au
Champ de Mars. On sait qu'à Rome, les efféminés seuls ne portaient
pas de ceinture.

En France, au XIVe siècle, les gipons ou justaucorps, rembourrés
de crin, font saillir la poitrine des seigneurs avec excès; on prétend, dit Roger Milès, que cette coutume fut amenée par l'usage
des cuirasses bombées. A la Renaissance, on ajoute un buse au
haut du pourpoint, qui prend le nom de *corsetos*, et les deux sexes
s'en couvrent la poitrine. Henri II, sans pitié pour son « couturier »
accusé de luthéranisme, le laisse condamner au bûcher comme
hérétique et assiste à son supplice. Sous François II, en vertu de
la mobilité de la mode et de la loi des contrastes qui la régit, ce
buste descend et dessine la *panse* de Polichinelle, digne pendant
des grotesques vertugadins. De là, les plaintes de Montaigne :
« Quand nostre peuple portoit le buse de son pourpoint entre les
mamelles, il maintenoit par vifves raisons qu'il estoit en son vray

lieu : quelques années après le voyla avallé jusques entre les cuisses ; il se mocque de son austre usage, le trouve inepte et insupportable. »

Bientôt le satirique Agrippa d'Aubigné, en vers indignés, traitera Henri III de « putain fardée » et corsetée :

> Pensez quel beau spectacle, et comme il fit bon voir
> Ce prince avec un busc, un corps de satin noir...,

Avec Henri IV, la bosse d'estomac des mignons disparaît et les pourpoints s'affranchissent de leurs buscs ; les hommes abandonnent la rigidité du corsage à la gent caractérisée par « les cheveux longs et les idées courtes ». Le fils de Louis XIV portait un corps baleiné « pour lui tenir la taille ferme » et, ajoute son valet de chambre, Dubois, pour le protéger contre les coups de son brutal gouverneur, M. de Montausier. (Dr Cabanès, les *Indiscrétions de l'histoire*.)

De nos jours, les *sportsmen* et les officiers de tous les pays portent le corset ; mais pour ne pas humilier ces snobs internationaux, les corsetiers ont donné à leurs appareils le nom de ceintures. Telles les *ceintures olympiques* et les *ceintures-corsets* de E. Chane. Les spécialistes emploient le coutil, le tissu élastique, le satin, la soie et une peau spéciale « très recommandée ». M. Chane préfère la peau de chien ou du coyotte de Mexique ; d'autres, la peau de daim : l'une portant l'autre. Les buscs et baleines sont remplacés par des tiges d'acier flexible qui, comme le roseau « plie et ne rompt pas ». En France, les lacets tendent à disparaître, pour faire place à deux ou trois sangles élastiques ; ils ne couvrent que les reins et le ventre, tandis que les dandys anglais en sont encore aux corsets lacés de nos grand'mères, qui leur enveloppent abdomen et poitrine. Ces *gentlemen riders* oublient la signification du mot anglais corset, *stays*, qui veut dire « support » ; nous nous demandons ce que ces corsets en coutil noir peuvent bien supporter chez les hommes ? Le ridicule tout au plus.

Nous savons que dans la *Dame aux Camélias*, la Manon Lescaut du xixe siècle (*An. hist.*, p. 299), les artistes hommes se conforment, depuis 1896, à la mode de 1848, époque de la publication du roman de Dumas fils. L'administrateur de la Renaissance constate, dans une lettre adressée à M. Chane, « que ses corsets vont très bien à nos comédiens qui, encore un peu, ne voudraient plus les quitter, surtout les bedonnants ». Albert Lambert fils, en artiste

consciencieux, s'est astreint au corset pour jouer le rôle de Rodolphe,
de la *Vie de Bohême*; à l'Opéra-Comique, les interprètes de la
même pièce se sont montrés moins Brid'oisons de la fo-orme.

Terminons en rappelant, avec le malicieux *Cri de Paris*, un
incident comique qui eut lieu au cours du professeur Ranke,
le physiologue bien connu de l'Université de Munich. Le professeur, en expliquant la différence du tour de taille chez
l'homme et chez le singe, se permit une inoffensive plaisanterie sur
l'habitude qu'ont les dames et les officiers allemands de s'arranger
de fines tailles. Or, parmi les auditeurs, se trouvait le prince George,
fils du prince Léopold de Bavière, jeune homme de vingt ans et
officier à la suite d'un régiment d'infanterie quelconque. Cet ado-
lescent prit mal l'allusion et le professeur, un peu ahuri, dut déclarer publiquement « qu'il n'avait pas eu l'intention d'offenser les
officiers allemands portant corset ». Mais il y a en ce moment à
Munich de paisibles citoyens qui ne peuvent plus se représenter
un singe sans épaulettes.

De la taille des Américaines. — La lecture des recueils admi-
nistratifs est parfois des plus folâtres; tel le grave *Moniteur officiel du commerce*, de Belgique, où se trouve le plus joyeux rapport consulaire qu'on puisse imaginer. Ah! il n'y a pas que les Portugais qui soient gais! Il y est question de la mévente des corsets
français, en raison des caractères particuliers de la taille des Américaines, bien différents de celle des Parisiennes : « Parmi les dif-
férences les plus caractéristiques qu'il convient de signaler, écrit
le consul belge, il est à remarquer notamment que la femme américaine évite de prononcer la rondeur du buste, elle s'attache au
contraire à la dissimuler, tandis que la mode parisienne tient à
l'accuser. Cette façon de considérer ce détail de la toilette a probablement contribué à faire croire en France que les femmes
anglaises et américaines étaient bâties un peu différemment des
françaises... »

La fin du corset. — Pendant les chaleurs tropicales de 1900,
nombre de Parisiennes, à seins et abdomens normaux, ont jeté leurs
corsets par-dessus les corsages; les amants de la nature n'avaient
qu'à se louer de cette innovation et trouvaient que « le geste était

beau ». Les bustes émancipés ne ressemblaient plus à des mannequins d'osier et, sous les corsages légers, les chairs flottantes laissaient deviner leurs contours rondelets et grassouillets.

Sans considération pour les saisons, notre « ralliée », la sainte Russie, prononça l'ostracisme général contre les corsets : plus de tutelle métallique ni baleinée ! Aux termes d'une ordonnance du commencement de 1898, le ministre de l'instruction publique, M. Bogoljewöw, interdit le port du corset aux élèves des écoles supérieures, des gymnases de jeunes filles, des Conservatoires de musique et des beaux-arts : *sursum, cor...sets !*

Notre directeur du Conservatoire de musique, moins exclusif, se contenta d'interdire, aux candidates des concours, le décolletage des bras et de la poitrine, sans s'occuper du corset, qui gêne cependant le jeu de l'appareil respiratoire.

En Roumanie, comme en Russie, le ministre de l'instruction publique a adressé aux directeurs des écoles de jeunes filles la circulaire suivante : « Les expériences basées sur la science et la pratique ayant établi que le corset est nuisible à la santé, qu'il est un obstacle permanent au développement du corps et à l'activité des organes de la respiration, j'arrête que vous devez interdire strictement l'usage du corset aux élèves de votre établissement. » Quel ministre français débarrassera nos filles de ce *carcere duro*, qui ôte à la taille sa souplesse et justifie une fois de plus cette parole du sage : « Les femmes n'auraient pas assez de larmes pour pleurer, si la nature les avait faites comme elles se font (1). »

Théophile Gautier, l'amant du beau et du vrai, était un ennemi déclaré du corset et élevait ses filles en Lacédémoniennes; mais la place publique, en raison des convenances sociales, était limitée à son appartement. Le D' Michaut, dans le *Correspondant médical*, raconte la visite que fit, vers 1866, un de ses amis au célèbre écrivain : en entrant, il ne fut pas peu surpris de voir, dans le salon, jouant sur le tapis, deux jeunes filles complètement nues ; l'une d'elles, Judith, qui devait être plus tard Mme Catulle Mendès, avait alors seize ans. Combien de pères ont les idées du poète, en matière de régénération physique ? Mistral, lui aussi, était par-

---

(1) L'Impératrice du Japon vient de décider que nulle ne pourrait paraître à la Cour, sans gants et sans corsets — ces gantelets de la poitrine. A quand le *smoking* obligatoire pour les sujets de Sa Majesté nipponaise ?

tisan de la suppression du corset. Le chantre provençal entendant, dit-on, discuter dans un salon l'utilité des corsets, répondit à la maîtresse de la maison, lorsqu'elle lui demanda son avis : « Le corset, Madame ? Pourquoi donc se servir de cela ? Les vaches n'en mettent point ». Peu galante, mais bien méridionale la comparaison.

D'après l'*Echo de Paris*, une société de dames de Vienne a décidé la suppression du corset. Le nouveau costume, comprimant les seins et paralysant le libre jeu des poumons, consisterait en un péplum, ajusté par le haut, décolleté ou non, et s'évasant en bas. Le vêtement serait soutenu par les épaules et non plus par les hanches. S'il ne dessine pas les formes, il les laissera du moins deviner et la souplesse du tissu permettra même un certain collant, qui, sans épouser la ligne, ne sera pas dépourvu de charme.

Mais que les corsetiers se rassurent, leur gagne-pain n'est pas prêt de disparaître : l'Ecole municipale Jacquard, leur *Alma parens*, veille et étend sa protection sur la corporation tout entière. Un emploi de « maîtresse corsetière » étant devenu vacant, cette Ecole tutélaire vient d'ouvrir un concours (janvier 1903), dont voici le programme :

1° Une leçon orale après une demi-heure de préparation ;

2° La confection d'un corset de coutil blanc ;

3° La coupe, le baleinage, l'essayage, la rectification, la finission, la garniture d'un corset sur mesure ;

4° Un corset sur mannequin, d'après une forme déterminée par un dessin, une gravure ou une description écrite.

Les concurrentes pourront être interrogées sur l'histoire du corset, son origine, ses avantages, ses perfectionnements, etc.

Le corset dans la littérature (1). — On trouvera à la Bibliothèque nationale une *Boutade contre l'usage du corset*, publiée, en 1855, par un M. Charles D...; elle est toujours d'actualité, mais trop longue pour être reproduite ici. Il propose de changer la dénomination de *Corset* en celle d'*Etrangleur*. Un court extrait indiquera le ton de la diatribe :

... La loi punit certaines tentatives de suicide, elle punit de mort celui qui, parfois, sans beaucoup de réflexion, met avec intention le

____

(1) L'analyse des pièces de théâtre où il est question du corset, sera faite dans nos *Seins à l'Eglise et au Théâtre*.

feu à une cabane ; elle punit aussi de mort le soldat qui frappe, le moins du monde, son supérieur ; mais elle se garde bien, cette même loi, de punir la femme qui, à son nez et à sa barbe, se suicide en s'étranglant les flancs, et, souvent, étouffe son enfant dans ses entrailles...

Xanrof a brodé sur le *Corset avertisseur*, à musique, une de ses plus folles et fines fantaisies (1). Il en énumère tous les avantages avec sa verve antisplénique : c'est le palladium des familles ; la sauvegarde des jeunes filles et des épouses en détresse, car il pousse le cri d'alarme, dès qu'un danseur serre de plus près qu'il ne convient la taille de sa compagne d'un instant : si la danseuse ne crie pas, son corset criera pour elle. Ce corset, dernier cri, est appelé à faire beaucoup de... bruit, si le beau sexe veut l'adopter ; mais nous nous permettrons d'en douter.

Après la prose, les vers. Le corset n'a pas, comme son contenu, inspiré les familiers du Parnasse et l'on compte les rimailleurs qui ont fait vibrer leur lyre en son honneur. Une chanson populaire célébrait, vers 1830, les bienfaits du Corset ; *quantum mutatus ab illo !*

> Ma méthode,
> Vraiment commode,
> Reliant Vénus dans mes lacets,
> Venez m'acheter des corsets.
>
> Mes coussins, de Paris à Rome,
> Ont passé jusque dans les cours,
> Et c'est à bon droit qu'on me nomme
> La tapissière des Amours.
>
> Doux oreillers de notre enfance,
> Fruits séduisants, bouquets de lys,
> Hochets d'amour et d'innocence,
> Mes soins vous auront embellis.
>
> Avec la baleine flexible
> Cernant vos charmes casaniers,
> Je sais bien que l'homme sensible
> S'intéresse à mes prisonniers.

(1) Supplément du *Petit Journal*, 1er juillet 1900.

Maurice Magnier décrit, dans *Paris en Ballades* (1897), ses plaintives impressions, à la vue d'un étalage de *Corsets vides* :

> Parmi les choses que j'abhorre,
> Qui troublent mes esprits chagrins,
> Il en est une plus encore
> Que toutes autres que je crains ;
> J'en perds mes allures timides
> Et j'en ai des rêves malsains.
> Voir aux portes des magasins
>   Des corsets vides.
>
> Il en est de toutes les formes,
> D'ordinaires, d'extravagants ;
> Il en est de petits, d'énormes,
> De grotesques et d'élégants ;
> Ils sont là, flasques et stupides,
> Formant d'incroyables dessins
> Aux vitrines des magasins,
>   Les corsets vides.
>
> Il en est pour les femmes mûres
> Qui contiendraient des seins géants,
> D'autres plats comme des armures,
> Pour les pucelles... d'Orléans !
> Ils semblent tous des invalides,
> Des couvents sans leurs capucins,
> Ainsi pendus aux magasins.
>   Les corsets vides.
>
> D'où venez-vous, gris, bleus ou roses
> Avec vos rubans assortis,
> Asiles qui restez moroses
> Vos habitants étant sortis ?
> Etes-vous veufs d'anciens suicides ?
> Connaissez-vous vos assassins ?
> O victimes des magasins !
>   O corsets vides !
>
> Poitrine marbrée et nacrée
> Que j'approuve tes libertés,
> Quitte la férule exécrée
> Qui cache et froisse tes beautés ;
> Seins, venez aux lèvres humides,
> Seins, nus, en roses essaims,
> Et laissez pendre aux magasins
>   Les corsets vides.

ENVOI

Cependant j'aime, je l'avoue,
O maîtresse, ces délaissés,
Quand sur ta poitrine et ta joue
Sonne la gamme des baisers ;
Dans ces mains, de luxure avides,
Quand je possède tes doux seins,
J'aime alors, loin, dans les coussins,
Les corsets vides !

Pensées et réflexions sur le corset. — Des trois usages du corset, qui figuraient sur l'enseigne d'une corsetière du XVIII⁰ siècle, on a fait une énigme versifiée (1), que le Sphinx eût pu proposer à Œdipe :

Par moi, les forts sont contenus,
Les faibles sont soutenus,
Et les égarés
Ramenés.

*** Remarque du Président DE BROSSES : « En la ville papale d'Avignon, toutes les femmes y ont de fort gros tétons blancs et leur manière de s'habiller avec des corps très mal faits les redouble encore. »

*** Les premières femmes qui portèrent des corsets étaient nécessairement des femmes déjetées, contrefaites ou minées par le temps. Cela remettait certaines choses à leur place et en suppléait quelques autres. Mais le fin fut d'amener à mettre ces cilices les femmes qui n'en avaient pas besoin, et de déclarer *inconvenantes* les tentatives de celles qui refusent de s'y soumettre, et qui, au bout de quelque temps, ne peuvent plus en réalité les quitter. Cela était aussi difficile à amener que si on avait publié la chose en ces termes : « De par la mode, les femmes, qui ne sont ni bossues ni contrefaites, cesseront de manifester cet avantage, et s'arrangeront de manière à ressembler entièrement à celles qui le sont... »   ALPHONSE KARR.

*** La frontière côté nord de l'Empire du Milieu est, en général, excessivement fortifiée par ses travaux de ceinture, de baleine, de cordons, etc., etc. Si on arrive à s'en emparer, de celle-là, c'est que la ville assiégée y a mis de la bonne volonté. Ce qu'il faut se connaître en agrafes, en tout, en épingles simples ou anglaises ! Très bon signe.

(1) *Anecd. hist.*, p. 313.

quand elle n'a pas opposé trop de résistance à cette opération ; elle vous laissera certainement entrer dans la place en maître.

GENSARIC.

*** À l'aphorisme d'Hippocrate, « toute la femme est dans sa matrice », on peut ajouter que « toute la femme est dans son corset »; c'est-à-dire, d'une façon générale, que son hygiène, sa santé, le bon équilibre de ses fonctions dépendent de la manière dont cet accessoire indispensable de la toilette féminine a été compris et exécuté.

*** DÉFINITIONS. — *Corset* : Prison pour femmes. — La taille artificielle. — Niche à seins. — Corbeille à fruits. — Garde-manger des bébés. — Boîte à joujoux des papas.

*** SYNONYMIE. — *Se cotonner, bourrer son corset de coton. Se corseter. — Se serrer, se comprimer, s'étrangler la taille. — Se sangler. — Se ficeler. — Se saucissonner. — Passer la taille à la filière. — La comprimer dans un étau ; l'enfermer dans un étau. Laçage du corset. — Serrement du Jeu de Pommes* (Gerbault).

*** Méditez, jeunes filles, la recommandation d'une mère à sa fille : « Ce qu'on gagne en pointure de taille ou de chaussure, on le perd en visage : yeux battus, traits tirés, pâleur du teint, sans compter le reste. »

*** Ni constriction, ni compression, de la contention seulement ; tels sont les principes fondamentaux qui doivent régir le dispositif et l'emploi des corsets.

Dr COLLINEAU.

*** L'influence du corset est d'autant plus pernicieuse qu'il est plus serré, qu'il monte plus haut et qu'on a commencé plus tôt à le porter.

Dr STRATZ.

*** On renoncera au corset comme on a renoncé à se perforer le nez et à se déformer le crâne.

LETOURNEAU.

*** Parodie d'un refrain populaire, de l'opéra de *Charles VI* :

> Paix au tyran. Toujours chez nous en France,
> Toujours, le corset régnera.

*** La femme n'hésite pas à limiter sa respiration, à se priver de manger et de digérer, à s'anémier, à se ruiner la santé, pour la seule joie de se sentir une taille fine ! Elle sait que son corset la torture et se console à la manière de cette actrice qui me disait lui devoir une joie quotidienne, l'ennui de le mettre le matin étant largement compensé par le plaisir de l'ôter le soir... La femme consent à tout souffrir, pourvu qu'elle perde quelques centimètres de tour de taille ; étrange

émulation ou plutôt *aberration*, les désirs de l'homme *normal* ne pouvant guère être aguichés par ce qu'on est convenu d'appeler une *taille de guêpe*.
Dʳ E. Monin. — Les Propos du Docteur.

∞ L'usage du corset est un mode de suicide lent.

> Que de maux dans un corset,
> Que de morts dont ils sont cause.

Dʳ Démeux.

∞ Dès qu'il y a corset, il n'y a plus de corps naturel.

Taine.

∞ Sous la Révolution (1), on offrait aux gourgandines un assignat de cinq livres avec la signature *Corset*, contrôleur préposé à l'émission de ce papier-monnaie, en leur disant : *Corset contre corset* ». A l'époque de Louis XI, on pouvait dire aux beautés faciles, en échange de leurs faveurs : *Teston* (2) *contre teston*. De nos jours, une jolie solliciteuse en quête d'une protection ou de la signature d'un personnage influent et libidineux, peut offrir : *Sein contre seing* ou même *sein blanc contre blanc-seing*.

∞ Boutade du « Passant », du *Figaro*, sur l'origine du corset : « Je ne crois pas non plus qu'on se soit beaucoup servi du corset dans l'antiquité païenne, au temps où, sans vouloir blesser personne, ont vécu les plus belles femmes. Les statues de nos musées et de nos places publiques n'ont gardé aucune trace de cet objet de dernière nécessité. La Vénus de Milo n'a jamais porté de corset ; elle n'aurait pas pu le délacer. C'est peut-être Cérès, la déesse aux puissantes mamelles, qui a commencé. A moins que ce ne soit tout simplement quelque femme qui était bossue. Car nous oublions trop que le corset se porte par derrière comme par devant. Il n'y aurait même rien de surprenant à ce que ce fût un médecin qui l'ait lancé le premier. Cela expliquerait que presque tous le combattent aujourd'hui.

« Vaine tentative, du reste. La femme est intimement persuadée que le comble de la beauté pour elle consiste à avoir une taille qui tienne dans le trou d'une aiguille. Comme s'il ne suffisait pas qu'elle puisse tenir dans les deux mains ! »

∞ Note sans portée : « Aux baleines, les baleines » ; c'est-à-dire aux poitrines corsées, les corsets.

Le corset dans l'art. — Au Vatican, J. Romain a muni l'*Innocence* (fig. 197) d'un corset à jour qui conviendrait mieux à la *Luxure*. En effet, Jorsa, du *Paris-Vivant*, affuble la poitrine

------

(1) *Anecd. hist.*, p. 281.
(2) Pièce de monnaie qui valait onze sous d'argent.

d'une impure contemporaine d'un corsage analogue, confectionné avec du ruban de velours noir.

En regardant de près les œuvres de Lucas Cranach, exposées à Dresde, le docteur Schlanz a fait des constatations archéologiques qui tendent à réhabiliter le corset. Le *Journal des Débats* publie, à ce sujet, la curieuse note suivante : « Le docteur Schlanz a été frappé d'y voir qu'Ève, Lucrèce et les déesses même

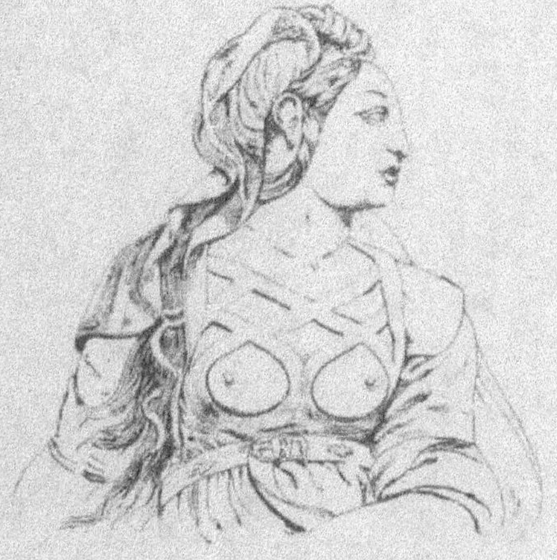

Fig. 197.

avaient le dos rond. L'infirmité de ces figures n'est pas un caprice dépravé de Cranach; car ses portraits de femmes sont également rachitiques et la duchesse Catherine présente un cas de scoliose bien accentué. Albert Dürer, qui dessine un Adam magnifique, infléchit pareillement l'épine dorsale d'Ève. Comme on ne peut douter de la sincérité de ces maîtres, on doit avouer que la femme allemande de la Renaissance avait l'échine tordue. Le docteur Schlanz a trouvé la cause d'une si grande disgrâce dans le costume, qui était bien moins soutenu qu'aujourd'hui de baleines et d'acier. Là est la cause de dégénérescence du type féminin. Poursuivant ses études sur d'autres époques, le docteur Schlanz est arrivé à cette formule générale que toutes les générations sans corset avaient le dos voûté. »

Gillray nous fournira la note gaie à l'étranger avec le corsetier Thomas Payne, prenant mesure d'une constitution toute
neuve à Mme Britannia ; mais cette constitution, qui devait la mettre
à l'aise, gêne tous ses mouvements (1).

Les compositions artistiques et badines, relatives au corset, abon-

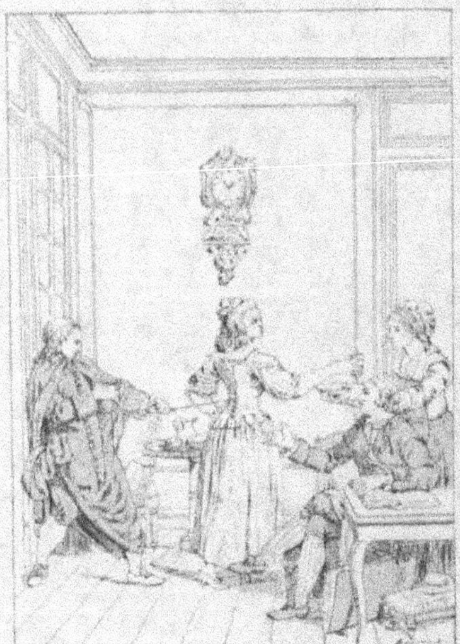

Fig. 198.

dent au XVIIIe siècle et vers 1830 ; mais, quel que soit le talent de
l'artiste, aucun n'a dépassé Wille, avec son croustilleux *Essai
du corset* (2). On trouvera dans le *Panorama*, et surtout dans le
Décolleté et le Retroussé, de J. Grand-Carteret, la reproduction
de plusieurs de ces pièces, telles que le *Lacet*, vignette de Mon-
siau (1796), pour les Œuvres de J.-J. Rousseau (fig. 198) ; le
Lacet raccourci (fig. 199), à la suite d'une fluxion de neuf mois.

(1) Augustin Filon, la *Caricature en Angleterre*.
(2) *Anecd. hist.*, fig. 166.

par Deny; le *Corset*, lithographie bande, de Vallou de Ville-
neuve (vers 1829), imitation du *Coucher* de Devéria (1); l'*Amant
femme de chambre*, gravure anonyme de la même époque, montrant un damoiseau en bras de chemise délaçant ou laçant sa
belle, pour mieux l'enlacer; le *Corset*, de A. Devéria, lacé par
une femme, à sa toilette du matin; le *Lacet*, de N. Maurin, avec
lequel joue un chat, qui profite d'un temps d'arrêt de sa maî-

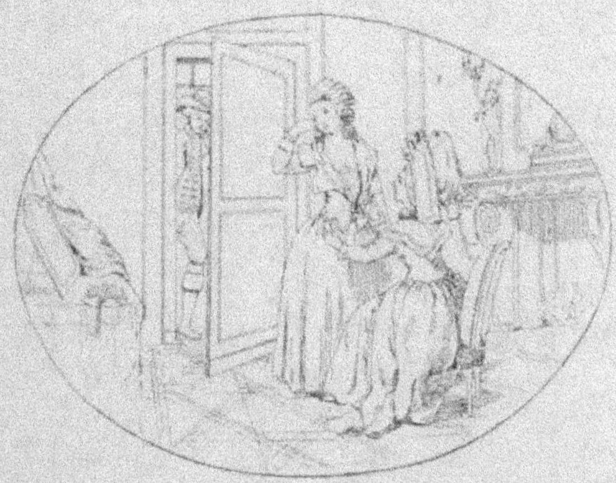

Fig. 199.

tresse, occupée à se mirer dans une psyché; enfin, l'une des mille
et une *Facéties de M. Mayeux*, (C.-J. Traviès *delineavit*), portant
pour légende : « Elle n'est pas piquée des vers, nom de D... ! »
(fig. 200).

Parmi nos contemporains, un fusain de Léon Lhermitte, trop
sombre pour être reproduit : Une paysanne se déshabille, le soir,
et s'apprête à retirer une sorte de corsage faisant l'office de
corset, lacé par-devant; une indigène de Mont-Saint-Père, sans
doute, le pays natal du maître. Voici deux des types chiffonnés
et mouvementés de la nombreuse collection de Henri Boutet
(fig. 201, 202), qui a croqué la Parisienne, dans toutes ses attitudes, surtout au moment où elle met et retire son corset.

(1) *Aném. hist.*, fig. 182.

Après le sévère et le gracieux, le plaisant : une enseigne du peintre Abel Truchet, destinée à une corsetière et primée par le jury du Concours des enseignes (déc. 1902), porte pour dédicace ce jeu de mots : *A tous les Saints* (fig. 203). Le corsetier de la reine Wilhelmine en aurait, paraît-il, commandé une au même artiste, figurant les armoiries de Hollande, avec leur devise si pleine de promesses : *Je maintiendrai !*

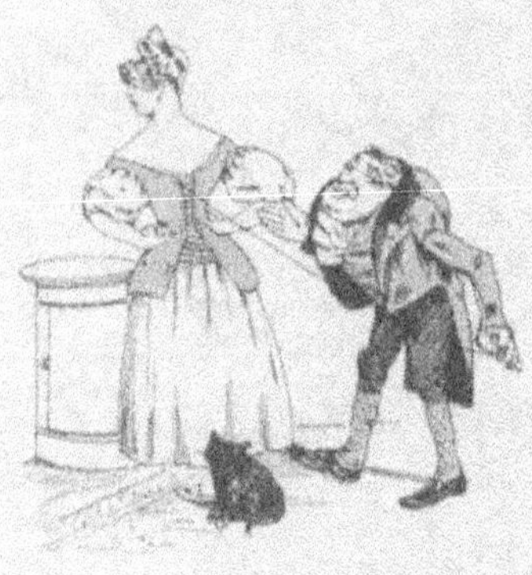

Fig. 203.

Terminons par une revue rapide des caricatures humoristiques de nos périodiques illustrés, légendes folichonnes comprises. Un dessin de Bailly, du *Rire*, représente un « surmené », un « petit crevé », dansant avec une demi-vierge et échangeant ce dialogue, fort vraisemblable, si l'on songe aux mœurs et aux corsages relâchés de nos jeunes acéphales mondaines : « Tiens !... Pas de corset, ce soir ? — T'es bête... Je savais bien que tu viendrais. »

J. Belon, du *Journal pour tous*, nous montre une actrice, qui n'a pas inventé la poudre de riz, dans le cabinet du directeur ; l'imprésario manifeste ses appréhensions au sujet de la censure : LE DIRECTEUR. — Je crains que la 3ᵉ scène du deux ne soit un peu corsée... ELLE. — Mais, Monsieur, si vous préférez, je n'en mettrai pas du tout.

Du *Petit Journal pour rire*, crayon de Lourdey : Une bonne, le genou droit arcbouté sur les reins de sa maîtresse, tire les lacets de toutes ses forces : « Serre tant que tu pourras, dit l'oiselle. — Mais Madame ne pourra pas dîner. — Possible, mais ça fera rager la grande Irma, qui prétend qu'il n'y a qu'elle à Paris qui ait 45 de tour de taille. »

Au moment de « l'Affaire », les Ligues se multiplièrent à l'infini ; H. Gentil, du *Journal pour tous*, imagina la *Ligue contre les corsets*. Dans un premier dessin, un vieux Père la Pudeur, accompagné de deux agents, s'adresse, le chapeau à la main, à

deux turlurettes interloquées : « Mesdames, je vous prie de me
suivre, pour vous expliquer devant la Ligue contre l'abus du corset ».
Au deuxième dessin, les demoiselles ont été déjupées et débusquées
devant le nouvel aréopage. Le Président prend la parole : « Vous
ne nierez pas la présence de deux enfants martyrs dans ces cor-

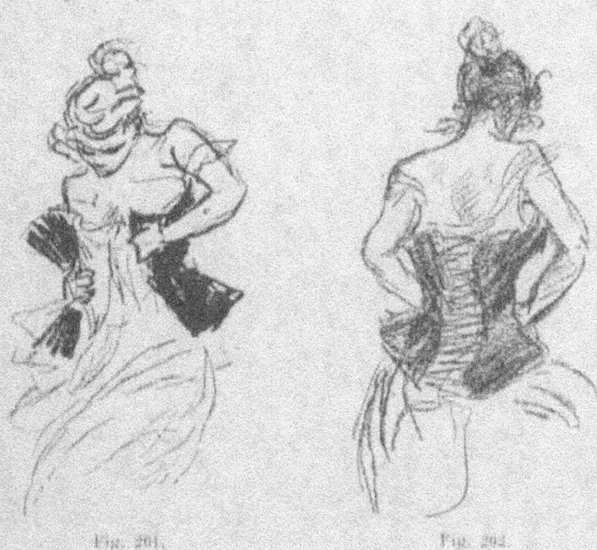

Fig. 201.   Fig. 202.

sages ? ». Le troisième dessin représente le prononcé du jugement :
« Au nom de la Ligue, nous réprimons ces faits ; nous confisquons
les corsets et... leur contenu ».

De J. Engel du *Sans Gêne* : une petite Maréchale, s'habille pour
sortir ; sa mère la lace, tandis que la jeune effrontée lui fait cette
recommandation : « Maman, si tu serres par trop, ils ne seront
jamais fichus de me retirer mon corset ! » Toujours le même ana-
chronisme, comme pour la suivante ; nous ne sommes plus en 1830 !

Bonne précaution. La femme de chambre vient de lacer le
corset de la jeune Églantine de Follebraise : « Avez-vous fait
attention, au moins, Justine ? Vous ne m'avez pas fait un nœud
comme hier ? — Oh ! Madame peut être tranquille... J'ai fait une
boucle qu'un enfant de dix ans pourrait défaire. »

Dialogue de bonnes et belles vivantes, extrait du *Tutu* : « Sans pantalon et sans corset ? — Je préside ce soir un dîner de célibataires ».

A propos de la mode des corsets droits, qui aplatissent le ventre, Baër, du *Supplément*, met en tête-à-tête une concierge et une miséreuse du sixième, chargée d'ans et de famille : « Vous savez que les nouveaux corsets suppriment le ventre ? — Voilà ce qu'il nous faudrait à la maison : comme ça, on n'aurait plus besoin de se le serrer, le ventre. »

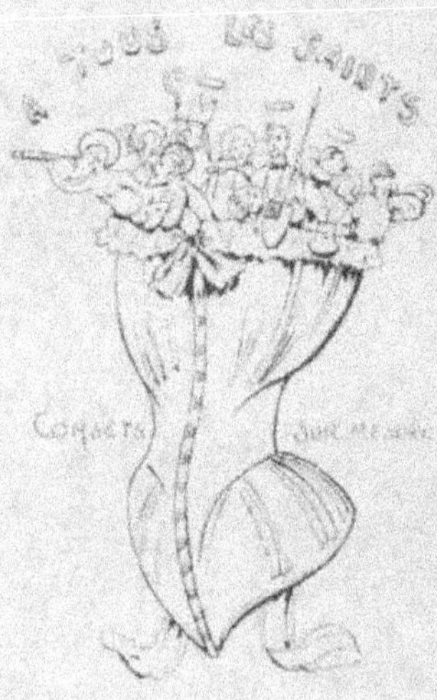

Fig. 203.

APPENDICE

SYMBOLISME ET EFFET DÉCORATIF DES SEINS

Symbolisme des seins. — Par la variété de leur nombre, de leur forme, de leur attitude et de leur état d'activité fonctionnelle ou de repos, les seins ont, dans l'Art, un langage conventionnel,

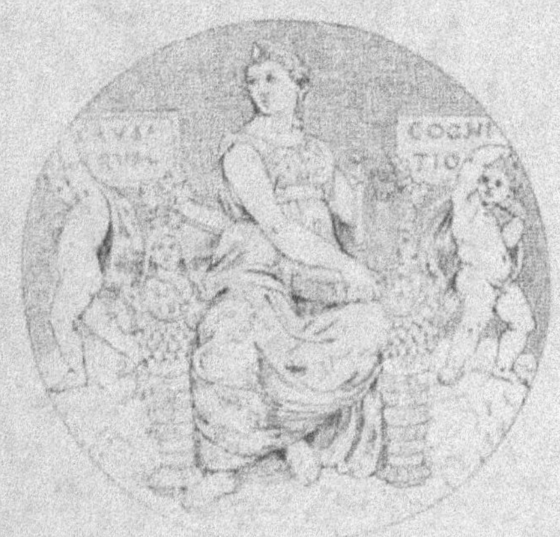

Fig. 205 bis.

souvent utilisé pour les sujets allégoriques et les figures emblématiques (1).

Longtemps les artistes ont représenté la Nature, comme l'Artémise d'Éphèse, les membres inférieurs emprisonnés dans une gaine

(1) Les documents relatifs au symbole de la *Charité* seront réservés pour les *Seins à l'Église et au Théâtre*; nous donnerons aussi, dans cet ouvrage, les figurations de Diane d'Éphèse.

et la poitrine couverte de mamelles; « image mystique, disait

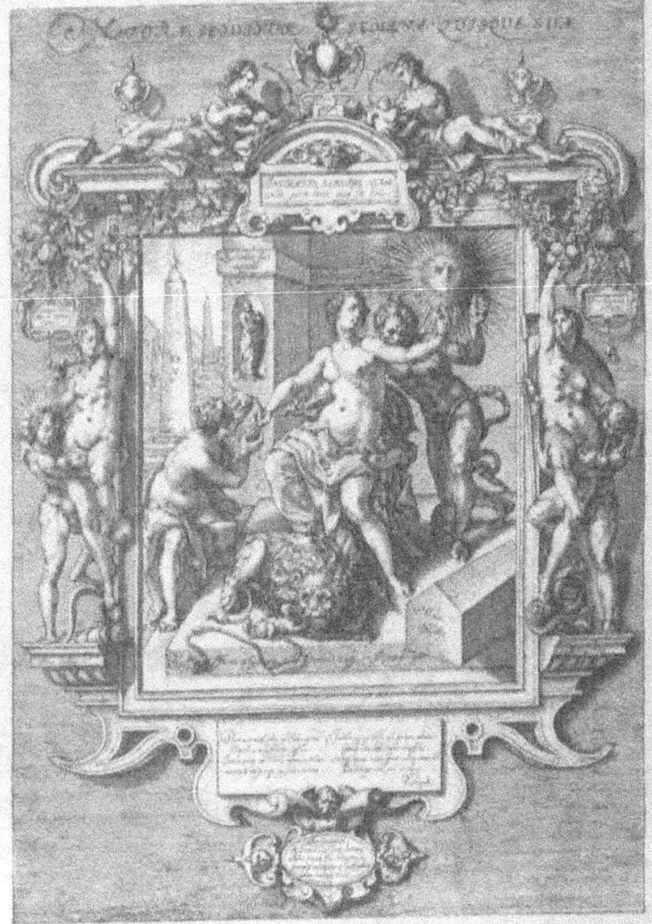

Fig. 204.

saint Jérôme, rappelant que la nature est la mère et la nourrice
de tous les êtres vivants ». Ainsi elle apparaît dans les loges du

Vatican (fig. 203 *bis*), aux côtés de la philosophie « *Cognitio causarum naturæ* » (1), et à Sainte-Marie des Frari de Venise; Fragonard fils a dû s'inspirer de cette antique figuration pour son *Égalité* (2).

Par la suite, les allégories de la Nature perdent leur gaine, et

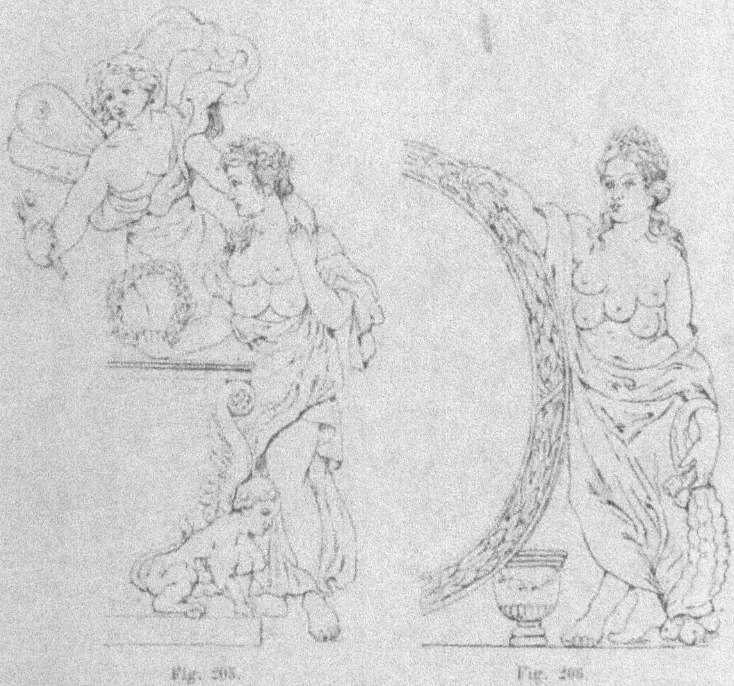

Fig. 205. Fig. 206.

les mamelles sont réduites à quatre ou cinq, six au plus, comme dans une gravure allégorique de Rebel, gravée par Lmoureul (fig. 204), portant pour légende : *Naturæ sequitur semina quisque suæ* (Chacun suit les germes de sa nature). Elle expose, d'un côté, les effets de la Bonté et, de l'autre, ceux de la Méchanceté; au

(1) Une copie est reproduite sur le mur de l'escalier de la bibliothèque Sainte-Geneviève.
(2) *Curios. art.*, fig. 60.

centre, la Nature, binammée, aux prises avec le Bien et le Mal
qui la frappe, en traître, par derrière. L'encadrement oppose, en

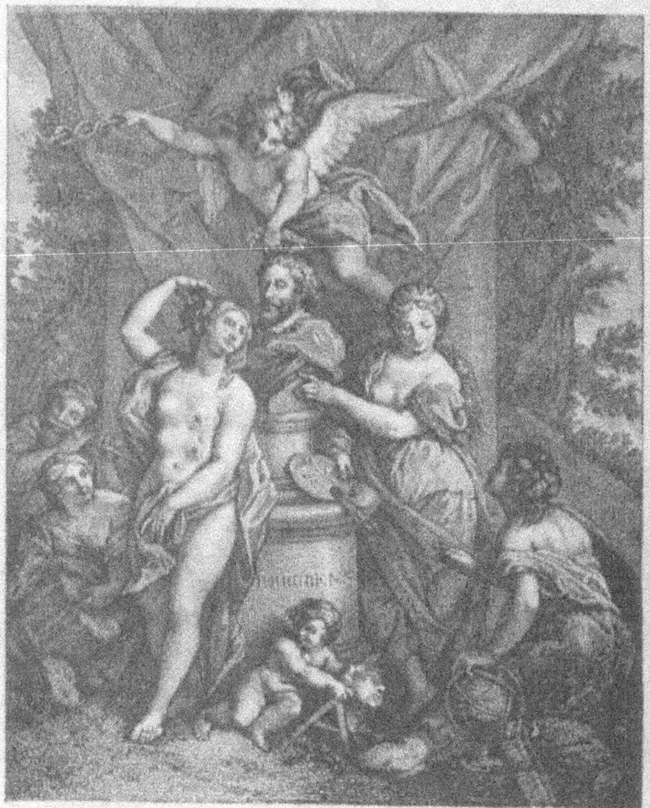

Fig. 207. — A la gloire de Rubens.

haut, la bonne et la mauvaise mère, l'une nourrit son enfant de
son lait, l'autre l'empiffre de bouillie; sur les côtés, deux autres
Natures seximammées, en gésine : le génie du bien reçoit l'un des
enfants et lui inculquera les bons sentiments; le génie du mal

insuffle à l'autre nouveau-né les mauvais instincts. A peine sortis
du néant, nous subissons les effets de la fatalité.

Rubens, le peintre des chairs exubérantes, le chef du natura-
lisme flamand, s'est plu, dans maintes compositions, à modeler les
multiples mamelles de la Nature; qu'il nous suffise d'ajouter au

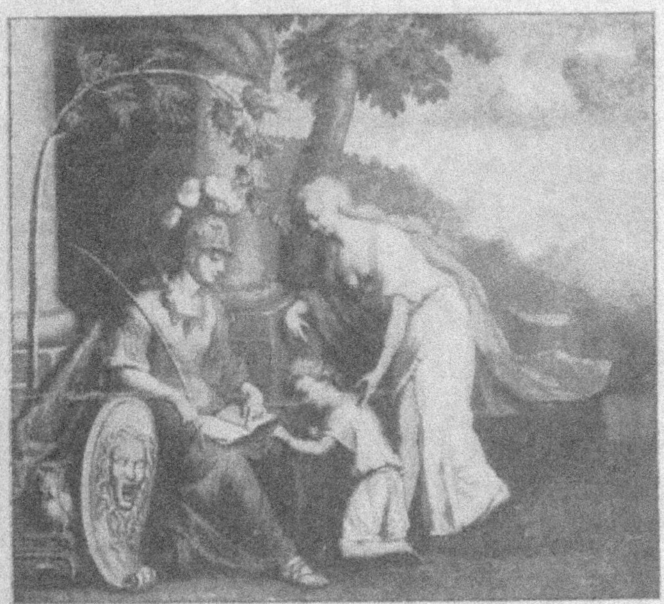

Fig. 208.

Triomphe de la Religion, déjà cité (1) ; la *Nature embellie par
les Grâces*, gravure de Cornelis Van Dalen Junior, et les frontis-
pices de deux ouvrages, *De symbolis heroicis* de Sylvestre Pietra
Santa (fig. 205) et *De Justicia*, par Lesnardo Lessio, de la Société
de Jésus (fig. 206). Ch. de la Fosse a été bien inspiré en plaçant à
côté du buste de Rubens, dans la vignette du frontispice de l'œuvre
du maître, une Nature quadrimammée (fig. 207).

(1) *Curios. art.*, fig. 67.

Le tombeau de Jean-Jacques Rousseau, à Ermenonville, porte aussi une Nature seximammée (fig. 74), pour rappeler, sans doute, que le philosophe de Genève voulait ramener l'homme à l'état de nature. Ce symbole reparaît encore dans la *Nature confiant l'enfance à la science* (fig. 208), de l'école de Coypel, et dans une

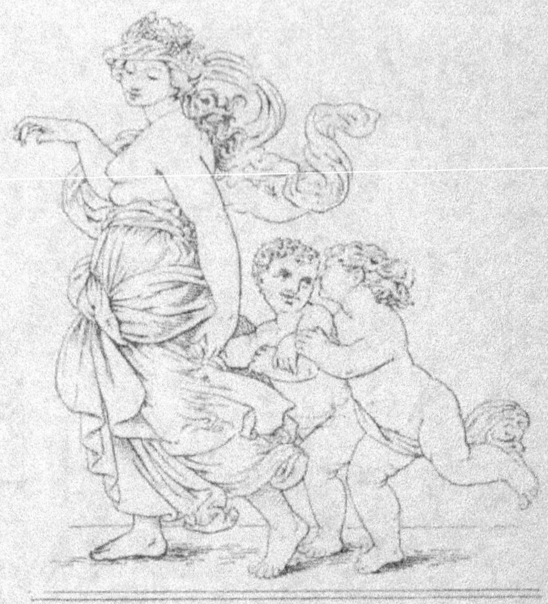

Fig. 209.

gracieuse estampe commémorative de Prudhon, gravée par Copia (fig. 209), portant cette inscription : « Constitution française, fondée par la sagesse des droits de l'homme et des devoirs du citoyen ».

Par exception, les anciens donnaient à la Nature deux mamelles, mais toujours pleines d'un lait qui s'échappait au dehors, en signe de régénération; ils ajoutaient dans la main un vautour, emblème de destruction. Telle elle est figurée sur une médaille de l'empereur Adrian (fig. 210). De nos jours, elle est redevenue bimammée, comme l'indique l'admirable statue polychrome de Barrias, la

Nature se dévoilant (fig. 214), dont notre gravure ne peut donner qu'une faible idée. C'est encore une Nature — peut-être une Flore — que représente la gracieuse allégorie de la bibliothèque de

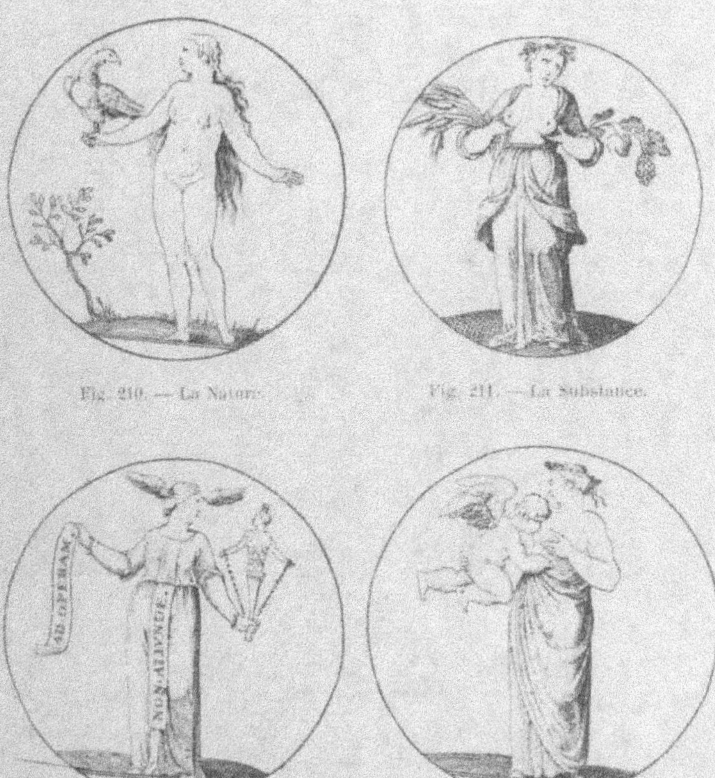

Fig. 210. — La Nature.　　　　Fig. 211. — La Substance.

Fig. 212. — L'Invention.　　　　Fig. 213. — L'Espérance.

Saint-Germain-en-Laye (fig. 215), attribuée à Raoux ou à Nattier.

La *Vérité*, qui est une émanation et l'expression fidèle de la nature, est représentée, suivant les conventions d'ateliers, sous la forme d'une femme nue, sortant d'un puits : pourquoi pas d'un tonneau de vin? La sagesse des nations n'a-t-elle pas dit : *in vino*

Veritas (1)? Au salon de 1899, dans une toile mouvementée,

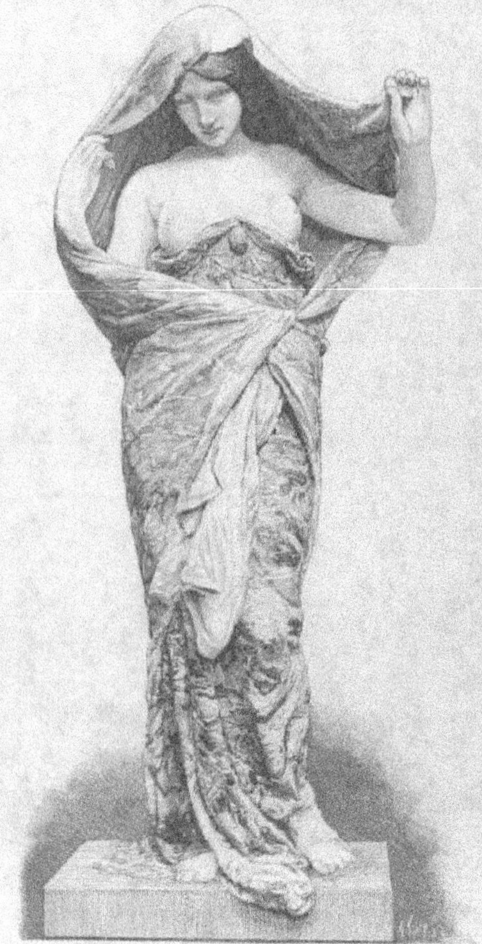

Fig. 214 — D'après l'*Illustration*.

(1) Ce peut être la sentence des partisans du clos Duchaux — le défenseur de l'Alcool-Aliment —; les Anti-Alcooliques — ennemis de l'Alcool-Poison — ne

Nec mergitur! (fig. 216), Debat-Ponsan a revêtu la Vérité d'une chemise, pour offrir une prise décente aux efforts du *rêtre* (1) et du

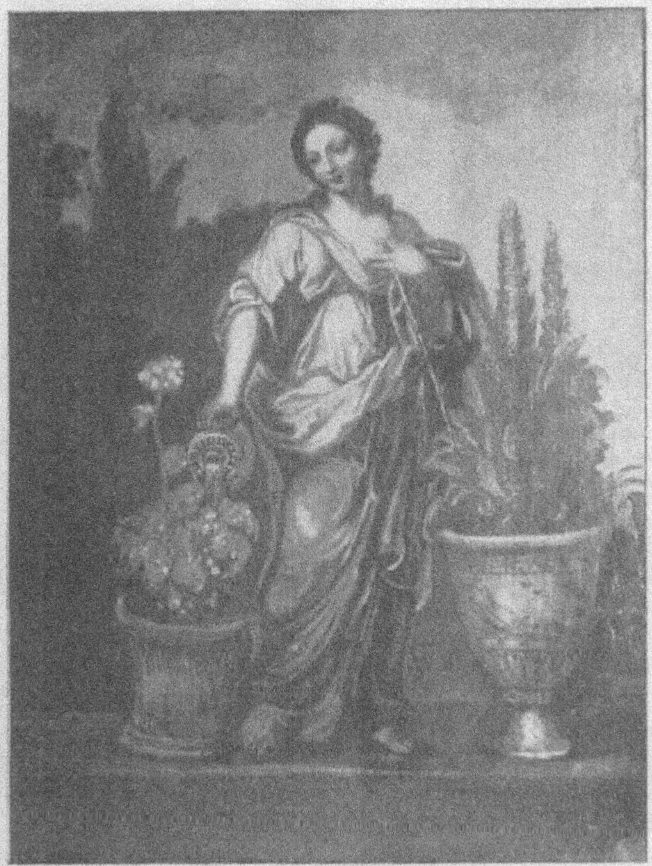

Fig. 215.

répondrait-ils pas par le mot, à double sens, CAVE qui, en latin, signifie : « Prends-garde! » Quant à l'opinion du sage : *In medio Veritas.*

(1) Curieuse coïncidence : les lettres des mots *rêtre* et *traître* se retrouvent dans le nom d'un des personnages qui ont joué un rôle important devant le conseil de guerre.

Basile qui l'empêchent d'émerger, fine et vive allusion à l'« Affaire », qui venait de mettre toutes les cervelles à l'envers.

Un comble : les pudiques députés teutons, offusqués de l'indécente tenue de la Vérité, l'ont fait enlever du Reichstag, en 1895 !

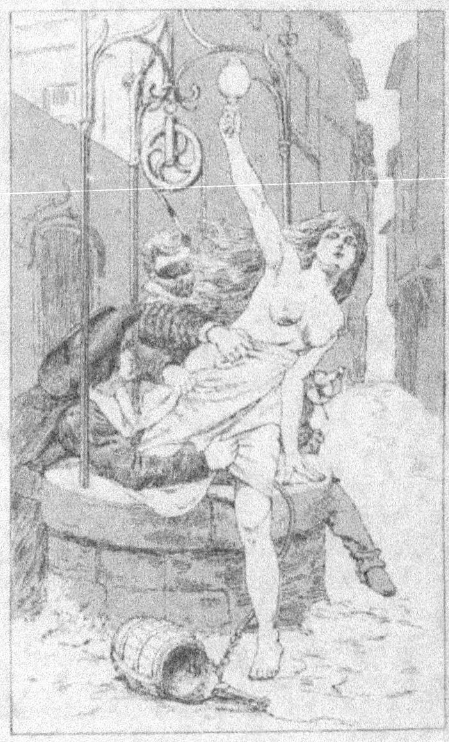

Fig. 216.

L'ombre du grand Frédéric, qui aimait les nudités mythologiques, au moins autant que l'empereur Ferdinand II (1), a dû tressaillir dans sa tombe.

(1) François Wouters, le peintre officiel de ce monarque, « représentait, dit le vertueux Papebroeck, Vénus toute nue avec Adonis, Diane surprise par Actéon et autres obscénités de même espèce ».

La figure 217 est le symbolisme expressif des trois passions qui perdent l'homme et quelquefois la femme : le vin, le jeu et l'amour.

Nous soumettons à la sagacité de nos lecteurs une estampe anonyme (fig. 218), dont nous n'avons pu percer le mystère. En raison du costume, elle doit dater de la fin de Louis XV ou du commencement de son successeur; jusqu'à plus ample informé, nous y verrons une allégorie du *Vice* et de la *Vertu*. C'est l'image des mœurs du XVIIIe siècle, où la corruption sans frein coudoie la dévotion aveugle, et la satire d'une société troublée, papillotante et papillonnante, qui passe sans transition du lupanar au cloître. Le choix de Jeanne, duchesse de Vendôme, pour personnifier la vertu est sans doute une flatterie d'artiste reconnaissant; mais est-il bien heureux? Ce grand nom n'évoque-t-il pas la figure de Gabrielle d'Estrées, qui le donna à son fils César, et le buste

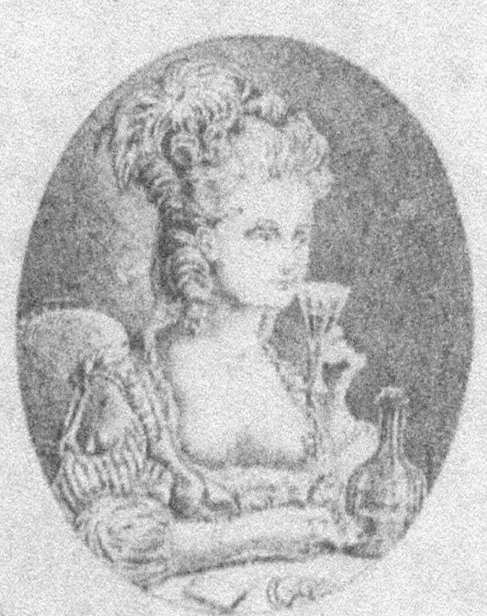

Fig. 217.

impudique opposé à l'épouse vertueuse ne rappelle-t-il pas l'amie du Béarnais et l'origine équivoque des ducs de Vendôme?

La *Substance* (fig. 214) ou la *Fécondité matérielle* présente deux « tétins pleins de laict, qui donnent à connestre la substance que nous tirons de la plus pure de toutes les nourritures (1)... »

Les mamelles, qui symbolisent l'*Abondance*, occupent une place prépondérante dans les représentations de la *Paix*, soit en s'exposant au premier plan, comme dans la *Paix ramenant l'abondance*, par Mme Vigée-Lebrun (musée du Luxembourg), soit en fournissant du lait à un nourisson avide, comme dans la *Paix et la Guerre* (musée de Munich) (fig. 219), où se retrouvent toutes les qualités

(1) *Iconologie ou explication nouvelle de plusieurs images, emblèmes et autres figures hiéroglyphiques des Vertus, des Vices, des Arts, des Sciences, des Causes naturelles, des humeurs différentes et des passions humaines*, par Baudoin ; 1644.

du maître flamand : vigueur du dessin, éclat du coloris, fécondité
de la composition. Ce tableau porte la date de 1630 ; il ressemble
beaucoup à celui que Rubens peignit, l'année précédente, pour
être offert à Charles Iᵉʳ, roi d'Angleterre, et que nous avons déjà

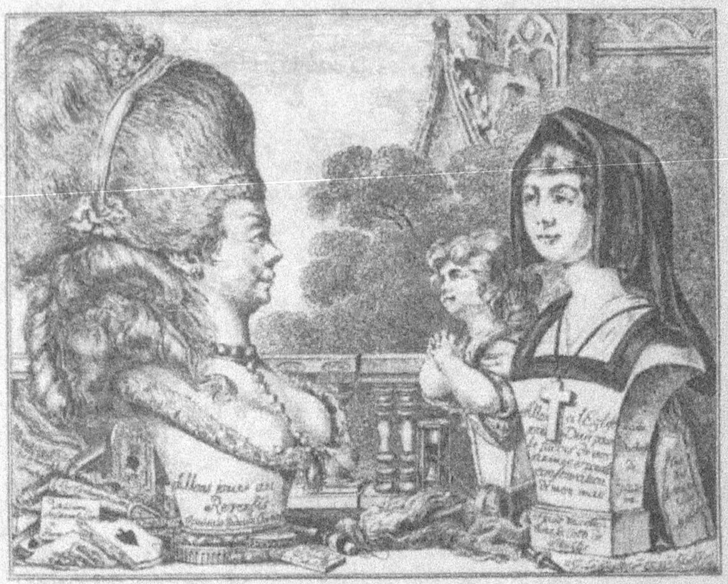

Fig. 218.

réproduit (1) sous le titre *Minerve protégeant la Paix contre la
Guerre* (*National Gallery*, de Londres).

La *Loi naturelle* a le torse nu, pour signifier « qu'il n'y a ny
fard ny déguisement en cette loy ; » elle tient un compas,
avec ces mots : *Æqua lance* (également), avertissement qu'il ne
faut pas faire à autrui ce qu'on ne voudrait pas qu'il nous fût
fait. De même, la nudité du buste de la *Gloire* signifie « qu'il n'y a
jamais de fard dans les actions glorieuses, pour ce qu'elles paraîs-
sent à descouvert en quelque tems que ce soit ».

(1) *Curios. art.*, fig. 66.

L'*Émancipation de la Pensée* orne la couverture de la revue positiviste, le *Libre*, sous les traits d'une femme, au torse vigoureux, se pressant les seins pour en faire jaillir la sève régénératrice (fig. 220).

La *Poésie* offre des mamelles « nues et rebondies, comme si elles étaient pleines de lait », image de la fécondité des pensées et de l'imagination, qui sont l'âme de la poésie. Sa sœur, la *Musique*,

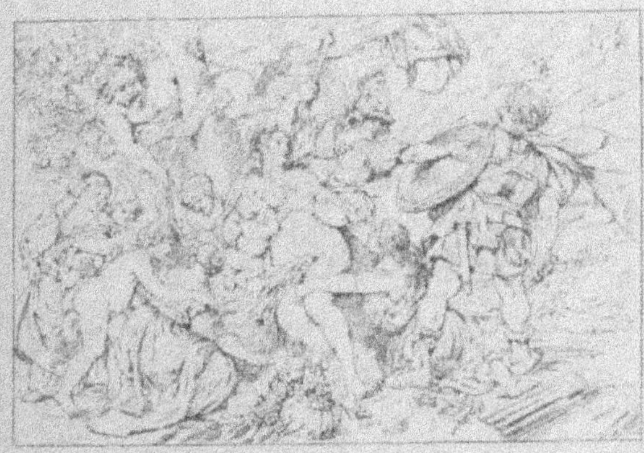

Fig. 219.

découvre aussi sa gorge, comme dans l'*Alliance de la poésie et de la musique*, de Van Loo (fig. 222). Sur son original plafond du grand foyer de l'Opéra-comique, Maignan a personnifié les *Notes de la gamme* par sept belles nymphes, court-vêtues, aux mamelles accentuées.

La *Poésie*, nous venons de le voir, n'est parée que de sa sublime nudité; faut-il donc s'étonner si la *Déclamation*, qui la met en valeur, ne porte un voile que sur les bras ? telle est celle de Chapu, à l'Opéra.

La *Danse* ne saurait être gênée par nul vêtement dans ses ébats chorégraphiques : ainsi l'a conçue Carpeaux, conformément à la tradition, dans son groupe célèbre. La pudibonderie des disciples de Basile s'en trouva offusquée ; une nuit de 1869, la hanche d'une des danseuses fut souillée d'une tache d'encre, et le gouvernement commanda un groupe plus décent à M. Gumey. La mort vint interrompre ce nouveau travail et l'œuvre de Carpeaux reste le plus bel ornement de la façade, n'en déplaise à ceux qui n'admettent le nu que dans un discours d'académicien.

Les seins de l'*Éducation* sont découverts, parce qu'on ne doit pas cacher à l'enfant la vérité; leur développement indique la

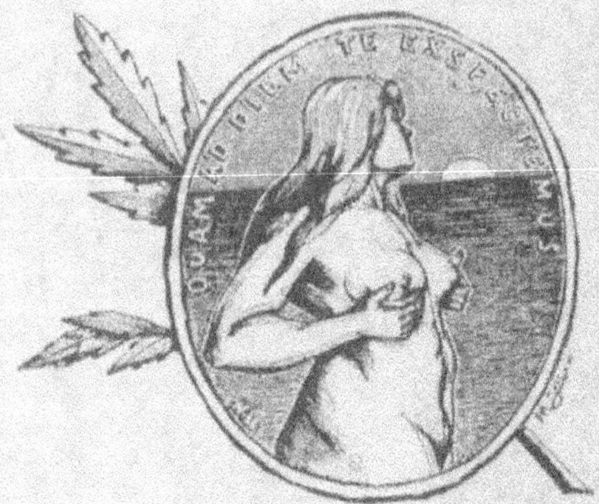

Fig. 220.

maturité de l'âge et l'expérience indispensable pour élever la jeunesse.

L'*Instruction gratuite, obligatoire et laïque* (fig. 221), se présente sous les traits et le costume d'une robuste République, fille de la Liberté et de la Vérité; sa puissante mamelle, emblème de la régénération nationale, écarte les entraves apportées à son essor. Dans un coin s'effondre le groupe de l'Obscurantisme, médusé, aveuglé par l'éclat de cette apparition rayonnante.

Dans les représentations allégoriques, fort communes au moyen âge, des *Arts libéraux* (Philosophie, Grammaire, Dialectique, Rhétorique, Arithmétique, Géométrie, Astronomie), la *Grammaire* est d'ordinaire figurée par une femme tenant de la main droite un paquet de verges, symbole expressif des rigueurs des anciennes méthodes scolaires, et, de l'autre, un livre ouvert qu'un marmot épèle avec autant d'appréhension que de ferveur. Le

Florentin Guisto, chargé d'orner de ces allégories coutumières la

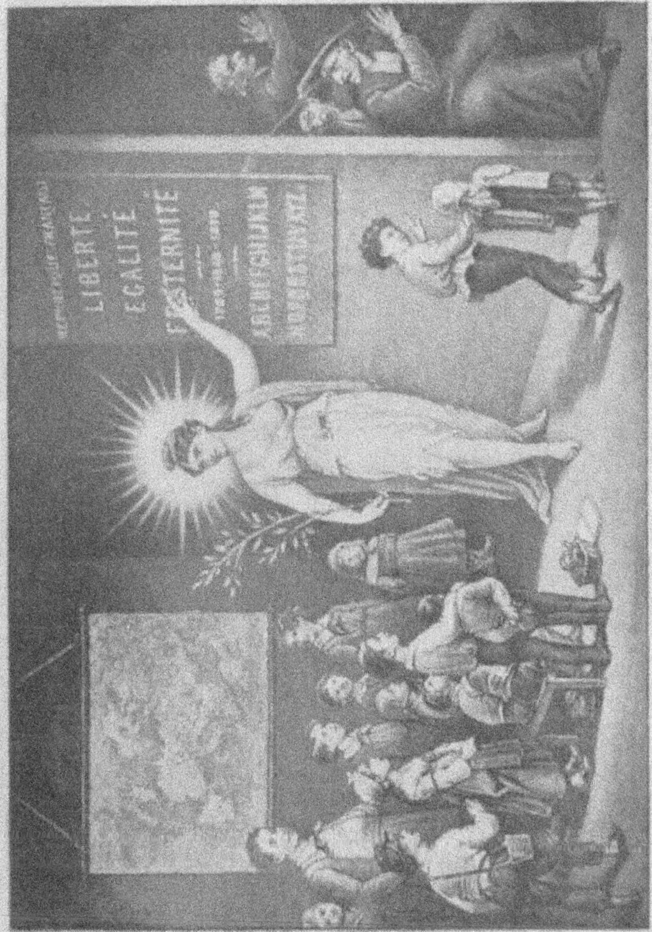

Fig. 21 (1)

chapelle du couvent des Ermites, à Padoue, s'est quelque peu

(1) Il nous a été impossible de découvrir l'auteur de cette vaillante composition.

écarté du thème habituel, et la façon dont il a compris sa *Grammaire* symbolique, donne à cette composition le droit de figurer ici. Elle tient bien d'une main le paquet de verges traditionnel, mais, elle appuie l'autre doucement sur la tête d'un petit enfant, qui, le bout du sein dans la bouche, en suce avidement le lait. Malheureusement, toutes les figures supérieures de la fresque, où se trouvait cette composition originale, ont été détruites au XVIIe

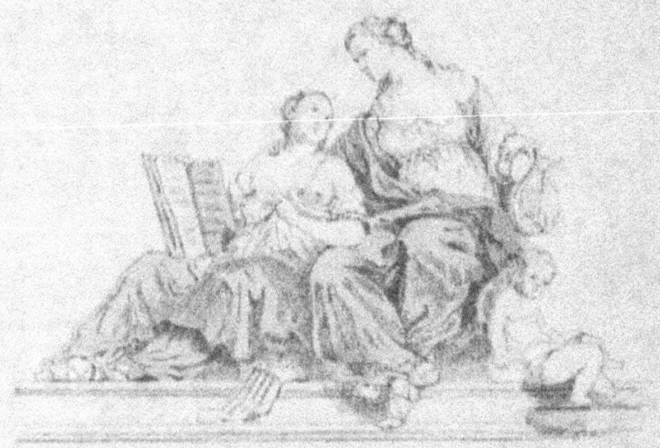

Fig. 222.

siècle pour l'établissement des charpentes d'une voûte ; on n'en connaît les détails que par les esquisses tracées à la pointe d'argent, et repassées à la plume, de la main même de l'artiste, elles forment ainsi un précieux manuscrit sur parchemin du Cabinet national des Estampes, à Rome (1).

La *Grammaire* était encore figurée par une jeune femme aux mamelles découvertes, d'où sort un lait abondant, tenant une lime d'une main et, de l'autre, une verge, pour corriger les enfants paresseux. « Mais cette légère peine est suivie d'une grande satisfaction, pource qu'elle leur fait gouster avecque le temps, la merveilleuse douceur des sciences, qui est dénotée par le laict qui luy sort des mamelles ».

(1) A. Venturi, *Il libro di Guisto per la Capella degli Eremitani in Padova*, dans les *Gallerie nazionali italiane*, vol., IV.

Liberi Pietro a peint la *Géométrie* (Académie de Vienne), sous
les traits d'une femme nue, dont on ne voit que le torse ; elle tient
un compas de la main gauche. Cette toile sert de pendant à la
Peinture et au *Dessin*, représentés par les bustes de deux fortes
filles dévêtues et qui sont enlacées, comme deux sœurs insépa-
rables.

Les qualités psychiques se prêtent aux plus aimables allégories : la *Perfection morale* a les apparences d'une belle femme,
tenant un compas à la main, le corps perdu dans le zodiaque,

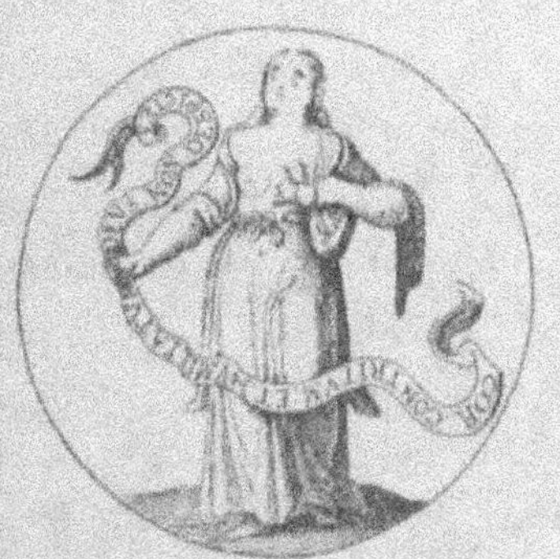

Fig. 223. — Regret.

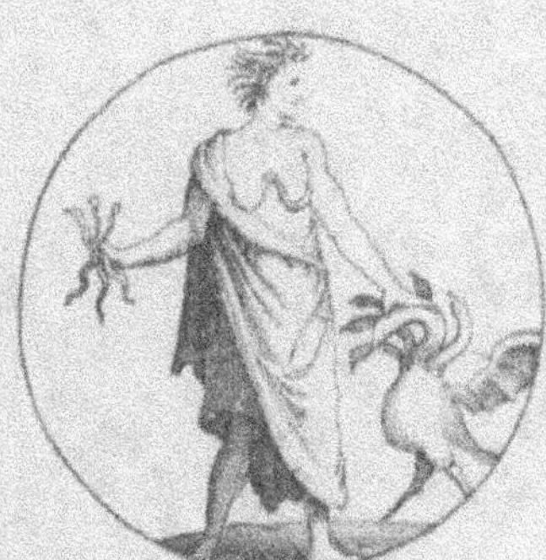

Fig. 224. — Envie.

couvert de gaze d'or et, le sein à nu, « pour signifier, par là, une
des principales parties de la Perfection qui est de nourrir autrui et
d'estre toujours prest à faire du bien à son prochain ; car c'est une
chose beaucoup plus parfaite de donner que de recevoir. »

Les figures symboliques de la *Modération* (Raphaël), de la
Bénignité, de la *Mansuétude* (Vatican, salle de Constantin), de
la *Patience* (Salviati Cecchino, Florence), montrent en entier une
ou deux mamelles ; la *Patience* est enchaînée et soutient ses seins
volumineux de ses bras croisés.

Entre les mamelles de la *Sagesse* (1), statue du musée Poldi

1. En 1793, pour la fête de l'Être suprême, David exécute les bas-reliefs du
Triomphe de la Sagesse ; l'un d'eux représente la Sagesse portant sur sa poitrine
l'œil de la Vérité ; « pourquoi pas deux mamelles fécondes » observe Arsène
Houssaye.

La Ville de Nice est figurée sous l'emblème d'une femme armée et casquée,
avec la poitrine ouverte et la croix de Savoie empreinte sur le cœur.

Pezzoli, à Milan, brille un soleil, dont les rayons dorent les mamelons du voisinage. Au même musée, la *Vertu* est couverte d'une draperie, trop courte, qui laisse à découvert une de ses jambes et ses deux seins ; mais elle tient une massue de la main gauche et semble dire : « *Malheur à qui me touche!* »

L'*Humilité* porte sa main sur la mamelle gauche, non pour la cacher, mais pour indiquer qu'elle émane du cœur. Autrefois, la *Pudicité* était couverte d'un vêtement austère, la tête dissimulée sous un voile épais ; à la Renaissance, le voile enveloppe encore le corps, mais il est transparent et dessine les formes ; plus tard, il s'entr'ouvre peu à peu, d'abord au niveau du buste, pour donner de l'air aux mamelles, comme on le voit dans l'*Innocence et l'Amour*, de Coypel (musée du Louvre) ; puis il tombe tout à fait : la *Pudeur*, de Frédéric (Salon de 1896) et la *Candeur*, de A. Asti, par exemple, gardent juste assez de linge pour voiler une partie de leur sexe. Si elles levaient les yeux au lieu de les baisser, on les prendrait volontiers pour la *Luxure*.

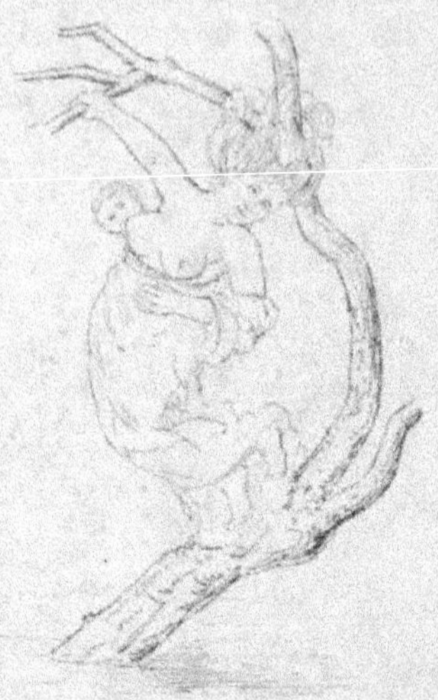

Fig. 225

L'*Espérance* (fig. 213) tient Éros dans ses bras et lui donne le sein, rappelant ainsi que l'amour n'est soutenu que par l'espérance : « l'amour, sans l'espérance, a dit saint Augustin, ne peut jamais venir à bout de ses désirs. »

Après les Vertus viennent les Défauts moraux et les Vices. La *Coquetterie* est figurée par Oct. Tassaert sous les traits et les attraits d'une jeune fille à sa toilette, en admiration devant la pureté des lignes ondulées de son torse. La *Vanité* (1), de Grün

1) Au Capitole, la *Vanité*, du Titien, tient compagnie à la *Fortune*, du Guide, dans un cabinet réservé ; il en est de même à Naples, pour les *Danaé* de Véro-

Vienne), est nue comme la Vérité et tient aussi un miroir à la main ; mais il lui sert à explorer ses charmes. Derrière elle, un cadavre décharné rappelle la coquette à la réalité, en murmurant à son oreille le *pulvis et umbra sumus*, d'Horace. Au Salon de 1898, L. Belmonte a exposé une *Vanité*, d'une philosophie moins macabre,

Fig. 226. — Sphinx ailés et Diane d'Éphèse. Cheminée par S. Serlio. École italienne (XVIe siècle) (1).

sous l'aspect académique d'une beauté provocante, dans le costume d'Ève avant le péché, cherchant à imiter la pose inclinée (2) et pudique de la Vénus de Médicis.

cent et du Titien, que n'imitent-ils en Italie, les fanatiques aveugles de Louis d'Orléans, fils du régent, qui usurpa les têtes d'Io et de Léda, du Corrège. Nous sommes loin de l'avis du Dr Stentz, quand il dit que l'immoralité est non pas dans le nu, mais dans les yeux de ceux qui le regardent.

(1) La boule de feu est un bas-relief exécuté sur le contre-cœur en fonte de la cheminée. Figure tirée du 4e livre de Serlio et reproduite par l'Art pour tous.

(2) Les Anglais admettent que l'inclinaison de la taille, chez la Vénus de

Plaisir d'amour, sous la silhouette d'une jeune femme, au torse moulé sur celui d'Aphrodite, tient une tourterelle de chaque main; la *Luxure*, de A. Rocher, offre ses mamelles saillantes aux caresses du zéphyr, en attendant celles du bien-aimé.

Le *Regret des fautes passées* (fig. 223) a été symbolisé par une femme dont le sein gauche, c'est-à-dire le cœur, est rongé de vers,

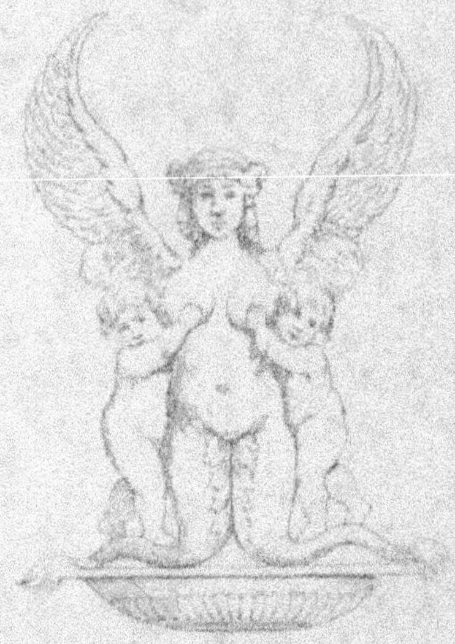

Fig. 227. — Sphinx-sirène ailé. Panneau tiré des Cahiers d'arabesques, de Pelcar. École française (XVIIIe siècle).

« image des secrets remords de la conscience affligée. » L'*Hérésie* et la *Discorde* ont les mamelles pendantes, flétries et desséchées. Il en est de même de l'*Avarice* ; Albert Dürer, au musée de Vienne, en a fait une vieille femme décrépite, tenant une sébile remplie d'or ; la mamelle droite — immense besace vidée, flasque et tombante — dévale du corsage entr'ouvert. L'*Envie* (fig. 224), qui caresse l'hydre venimeuse, a la mamelle gauche rongée par un serpent.

Modestie, est le signe de la pudeur, et, par analogie, considèrent le dos un peu voûté des jeunes miss comme une grâce physique et morale.

Les qualités physiques, la *Beauté*, la *Force* (1), la *Santé*, la *Fécondité*, etc., ont toutes le torse découvert, orné de globes accusés.

La représentation des classes de la Société offre aussi un certain intérêt : la *Noblesse* et l'*Autorité* des classes dirigeantes sont munies, en raison de leur maturité, de seins volumineux ; le mythe de l'*Égalité* fait étalage d'une paire de splendides mamelles bien semblables, parité rare chez la femme ; enfin la *Pauvreté* laisse passer ses mamelles à travers les trous de ses haillons.

Des quatre Saisons, il en est trois qui exhibent habituellement

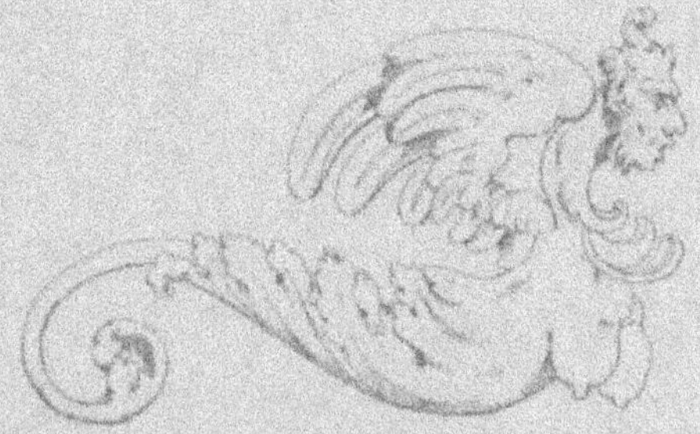

Fig. 228. — Chimère. Anse de vase, tirée du *Livre de croquis* de Cardiller (2) (XVIIIe siècle). (Musée Sauvageot.)

leurs mamelles ; celles de l'*Été* ont atteint leur maturité, telle la gracieuse composition de Le Barbier ; le torse du *Printemps* est celui d'une jeune fille aux saillies pectorales peu accusées ; celui de M. H. Guinier, exposé au Salon de 1898, portait des seins un peu proéminents pour une demoiselle : « C'est intitulé *Printemps*, objecta un critique sévère, et les fruits sont déjà mûrs ; *Automne* eût été plus de saison. » Quant à l'*Hiver*, si les artistes lui donnent le corps d'une femme, ils l'emmitouflent dans des fourrures et ne découvrent que le bout du nez ; mais l'astelot, pour se singulariser, n'habille que les extrémités de son Hiver, d'un chapeau, de bas et de bottines, lui fourre les mains dans un

(1) Une des quatre statues d'angle du tombeau de Louis XII et Anne de Bretagne, à Saint-Denis ; voir les *Seins à l'Église et au Théâtre*.

(2) Orfèvre ultra-pratique, qui détroussait ses clients pour rentrer en possession des œuvres d'art qu'il avait créées.

manchon, qui sert à la fois de feuille de vigne et de soutien à
deux boules de neige, saillant d'un torse complètement nu !

À l'Exposition de 1900, section italienne, nous avons relevé le
croquis d'un tableau allégorique de Jean Segantini (fig. 225), les
Mauvaises mères, dont nous ne pouvons pénétrer le symbolisme :
une mère accrochée par les cheveux aux branches d'un arbre

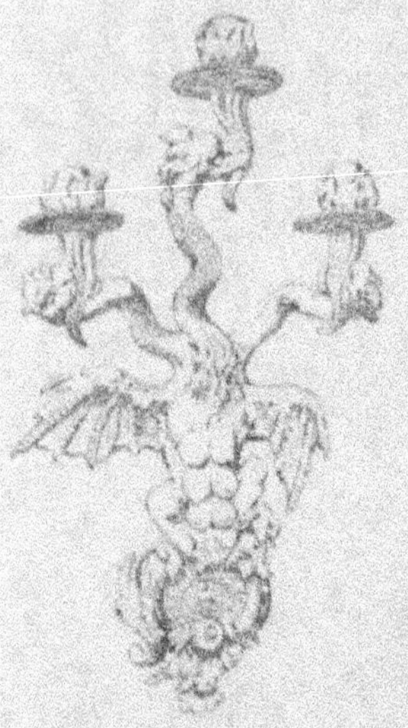

Fig. 229 — Chimère. Applique à trois lumières. Bronze doré, époque de la Régence.
Exposition rétrospective de l'art français de 1900.

submergé, allaite un enfant suspendu, on ne sait comment, à sa
mamelle ; tandis que, sur la rive lointaine, s'estompent les silhouettes
d'une théorie de mères éplorées qui fuient dans un brouillard aussi
confus que le sujet.

Les seins dans l'ornementation — L'art décoratif agrémente
souvent ses conceptions des courbes gracieuses et des saillies
globuleuses des seins, surtout à l'époque de la Renaissance. Les
artistes se plaisaient alors à accuser le côté pittoresque des
mamelles chez les animaux de la fable : sphinx (fig. 226), sirènes
(fig. 227), chimères (fig. 228, 229), dauphins (fig. 230), etc... Un

singulier et gracieux ornement, composé par Claude Mellan, montre
deux dauphins enlacés caressant à leur manière les mamelles
d'une Pomone (fig. 230).

Un des spécimens les plus curieux de cette décoration fantai-
siste se trouve au château d'Écouen (xvi⁰ siècle). La partie haute
d'une cheminée de la salle à manger de l'intendante (fig. 231),
offre deux mamelles débordantes sur le cadre du tableau d'en

Fig. 230.

dessous. Elles sont comme isolées, à moins que l'artiste ait voulu
les rattacher à la tête du faune, courbé sous le poids du sujet
assis à califourchon sur son cou. Une originalité à peu près semblable se remarque dans une frise imaginée par Claude Mellan
(fig. 232) ; les seins remontés de l'Abondance n'ont pas de relief
et donnent lieu à l'équivoque : on les prendrait pour une collerette
échancrée en son milieu et munie de deux boutons. Une composition non moins bizarre est le *Terme* de H. Sambin (fig. 233),
l'un des sculpteurs les plus ingénieux de la Renaissance, qui
rappelle certaines sculptures symboliques de l'Inde. Nous avons
décapité ce « pourtrait » et supprimé la base, en raison du peu
d'intérêt que présentent, pour nous, ses extrémités. On remarquera
cette assise de mamelles qui sert de piédestal aux nymphes, pro-

tégeant leur nudité postérieure sous le même manteau. L'auteur exprime naïvement sa satisfaction libertine et sa recherche de la

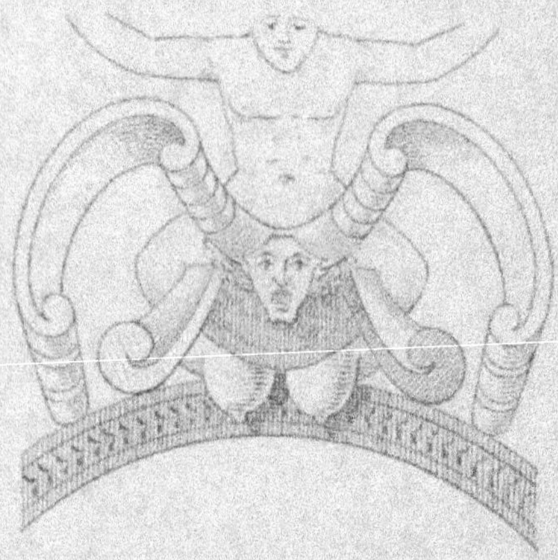

Fig. 231.

lubricité, dans ces lignes : « Ie croy que sa grâce ne sera point trouvée mauvaise et me semble qu'elle viendra bien à propos pour faire quelque mignarde (1) et légère architecture. »

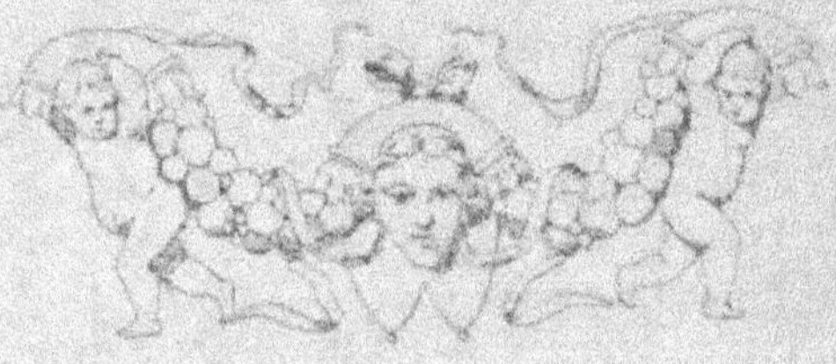

Fig. 232.

Il a déjà été question des chapiteaux imaginés par l'architecte Chedanne et sculptés par M. E. Derré, pour l'hôtel de M. Dehaynin, à Passy, qui tous portent, au milieu de feuillages, le buste à nu d'heureuses mères souriantes et entourées de leur progéniture

(1) Ce qui prouve que le mot mignardise est bien antérieur à Pierre Mignard, le célèbre peintre de portraits du XVIIe siècle

(fig. 5, 5 *bis*, 233 *bis et ter*); telles les colonnes du palais ducal, à Venise, formées de feuilles d'où se détachent des figures symboliques : *Avaricia, Maeritas, Castitas, Abstinentia.*

Les seins des cariatides sont toujours fortement dessinés; ils contribuent ainsi pour beaucoup à l'effet décoratif des portes monumentales que ces statues encadrent ou des corniches qu'elles semblent soutenir.

Au Musée Poldi-Pezzoli, à Milan, les seins figurent dans l'architecture même de l'édifice; les nervures ogivales de la salle d'armes se rejoignent, deux à deux, par leur extrémité libre et laissent pendre dans le vide une demi-sphère avec saillie centrale, en forme de mamelle.

Dans les *hermabicipes* — bustes réunis dos à dos comme des têtes de Janus — gravés sur cornaline ou sur agate, on a donné, pour la symétrie, le même volume

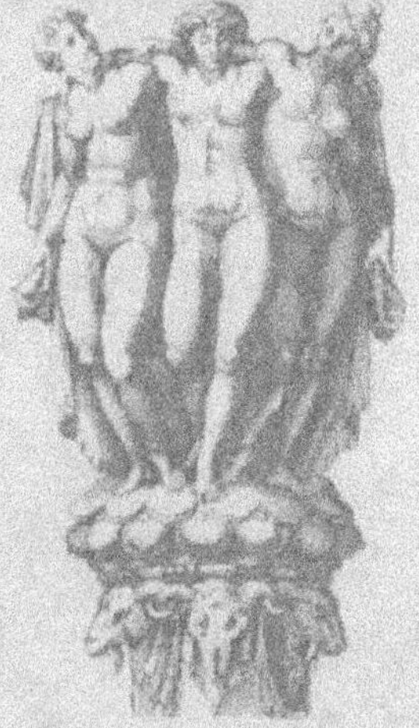

Fig. 233.

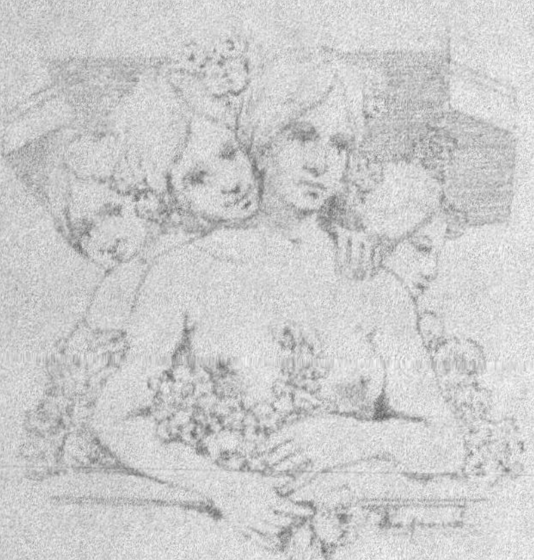
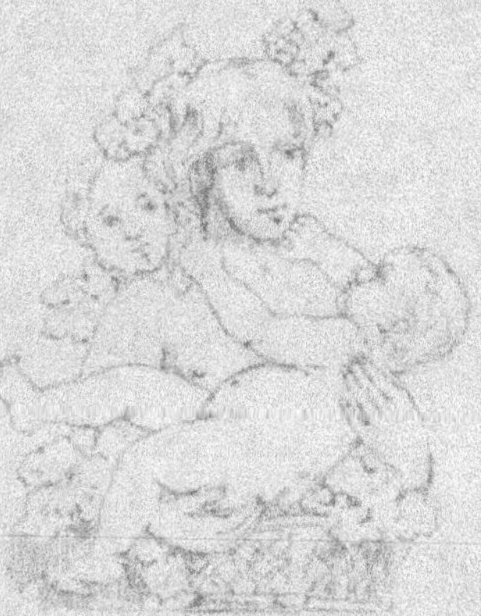

Fig. 233 *bis et ter*.

aux mamelles des deux sexes (fig. 234). Une autre pierre gravée du même genre (fig. 235), montre la poitrine d'une jeune femme ; ses cheveux déroulés forment, derrière elle, la barbe d'un masque de vieillard.

Le Musée de Naples possède plusieurs « pectoraux » ou plaques de métal circulaires et bombées, que les guerriers orientaux appliquaient sur leur costume au niveau des seins. Ces ornements sont en métal doré, ou même en or, en argent, parfois sertis de pierres précieuses. Mounet-Sully nous a présenté un *Othello* orné de ces plaques, sur son costume de guerre.

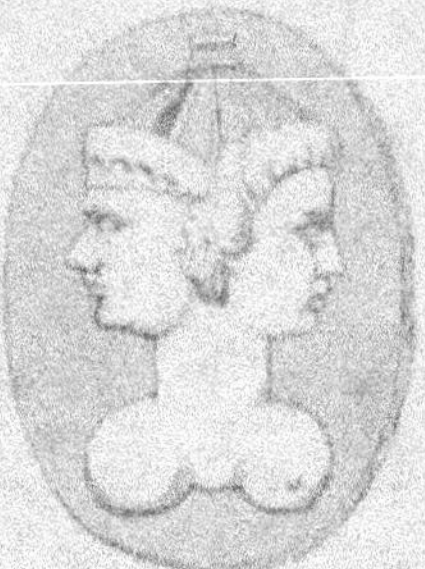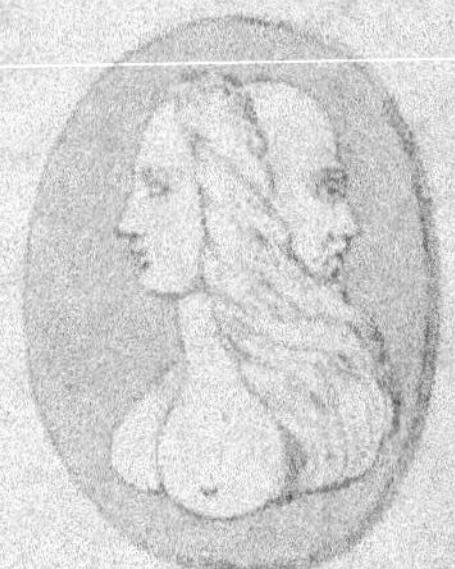

Fig. 234, 235. — Têtes du *Musée de Florence*.

Nos actrices, dans les féeries ou les revues, emploient de semblables parures : une perle blanche y simule la saillie du mamelon (fig. 236). Les Romaines, d'après Pline, portaient des colliers de perles à un rang (*linum*), le jour, et à trois rangs (*trilinum*), la nuit ; le troisième rang descendait jusque sur les seins ; « cette conjecture, remarque Larousse, est encore confirmée par l'expression *aurata papilla*, dont Juvénal se sert en parlant de Messaline. »

Le musée du Caire possède une sorte de collier formé de deux disques ciselés à jour et reliés par quatre chaînes d'or. On y voit aussi l'*onoshh*, ou *ousekh*, parure agrafée sur les épaules et couvrant toute la poitrine ; ornements luxueux qui, selon saint Jérome, « mettent le corps à nu sous prétexte de le vêtir » : le luxe, en effet, engendre la luxure. Dans les galeries du même musée, le couvercle des sarcophages d'Égyptiennes représente sou-

vont les seins à nu; ils sont colorés en jaune, teinte réservée à
la peau féminine, tandis que le rouge appartient aux corps mascu-
lins; les mamelons sont peints en noir.

Enfin, dans un fragment de fresque, ornement d'une case de
Graoua (1), dessiné par Boudier et reproduit par le *Tour du*

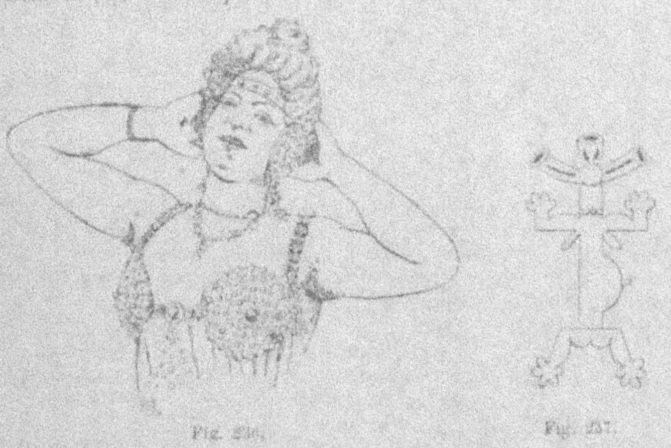

Fig. 236.   Fig. 237.

Monde (18 mai 1901), où croit reconnaître une idole fantastique
à une seule mamelle, comme les divinités égyptiennes qui ornent
les parois des temples (fig. 237).

(1) *De la Côte d'Ivoire au Soudan et à la Guinée*, par le capitaine d'Ollone.

POST-SCRIPTUM

Fustigation des esclaves à Rome. — Juvénal (sat. VI) parle d'une esclave, la malheureuse Psecas, qui, « les cheveux épars, les épaules découvertes et les seins nus, arrange la chevelure de sa maîtresse. — *Pourquoi*, s'écrie l'irascible patricienne, *cette boucle est-elle si haute?* Aussitôt un coup de nerf de bœuf punit le forfait d'un cheveu mal frisé. » Si la dame romaine veut que sa coiffeuse ait les épaules découvertes et les seins nus, c'est pour la châtier plus aisément à coups de nerfs de bœuf, comme d'autres enfonçaient une longue épingle d'or dans la poitrine et les épaules de leurs habilleuses, décolletées à cet effet. N'est-ce pas Ovide qui recommande aux Romaines « de ne pas abuser de cette réprimande devant leurs amants? » Une telle cruauté ne pouvant que nuire à la passion qu'elles inspirent.

La nurse Victoria et l'origine de la platitude anglaise. — Le Dr Hélme, dans ses curieux et instructifs *Souvenirs*, publiés par la *Revue moderne de médecine*, rapporte un incident de voyage à Londres que lui conta le Dr Anselmier. Appelé pour accoucher une Française, mariée à un lord anglais, l'éminent gynécologue, avant de rentrer en France, sollicita et obtint de la reine, qui s'intéressait à la jeune mère, une audience particulière. « J'étais auprès d'elle, dit l'accoucheur, depuis un instant, quand soudain, la porte s'étant ouverte à deux battants, un chambellan annonça S. A. R. le prince de Galles. Je vis alors entrer un gros gaillard blond, trapu, qui s'élança vers sa mère, et après les trois saluts d'usage, la prit tendrement dans ses bras, en la couvrant de baisers et en l'appelant : ma chère nourrice, *my dear nurse.* »

Cette historiette suggère au Dr Michaut, de la *Chronique médicale*, des réflexions originales, qui expliquent pourquoi « elles n'en ont pas en Angleterre ». « Pour comprendre ce que cette appellation du futur Édouard VII, remarque notre ingénieux commentateur, avait de flatteur pour la reine Victoria, il faut savoir qu'en Angleterre, durant cent cinquante ans, aucune femme de la société n'avait consenti à nourrir ses enfants. Toutes les nourrices venaient d'Irlande. Mais cet abus prolongé et constant des « remplaçantes » avait eu des conséquences curieuses, qu'aucun des apôtres modernes de l'allaitement

maternel n'a mis jusqu'ici en lumière : à savoir que les glandes mammaires, ne fonctionnant plus, avaient fini par s'atrophier de génération en génération, d'où la poitrine maigre et plate des Anglaises.
Très avisés, les médecins, qui désiraient voir restaurer l'allaitement
maternel, ne manquèrent pas d'insister sur cet inconvénient de l'usage
des nourrices. C'était, n'est-il pas vrai? prendre les femmes par le
côté sensible, je veux dire la coquetterie. Aussi la reine, pour donner
la première le bon exemple, s'était-elle décidée à nourrir elle-même
tous ses enfants. « *Si non è vero...* »

Les seins chez les Japonaises. — Encore au Dr Michaut, chargé
d'une mission scientifique en 1892, nous devons les renseignements
suivants sur la plastique et le naïf sans-gêne des chastes Japonaises.
Le *Kimono* (robe), largement ouvert sur la poitrine, laisse voir la
naissance des seins. Cependant la robe des courtisanes n'est pas
plus ouverte que celle des jeunes filles ou des femmes mariées, et
même les danseuses se couvrent entièrement la gorge; elles ne quittent partie ou totalité de leur costume qu'à la suite de paris perdus
entre elles : la *chiri-fouri*, danse opposée au ventre, alors ne manque
pas de couleur locale et elles s'en amusent infiniment. Dans le nord
seulement, d'après Maurice Dubard, il n'est pas rare de rencontrer des
fillettes dont « la partie supérieure du buste, laissée à découvert, est
presque toujours parfaite ». D'ailleurs, la Japonaise n'a pas l'art,
non plus que l'intention, de faire valoir la nudité de la poitrine si
appréciée en Europe; l'*obi* (ceinture) ne le lui permet pas.

De même, ni parures de la gorge ou du cou, ni colliers, ni rivières de
diamant — l'étincelante devanture d'Otéro n'aurait aucun succès chez
ces Asiatiques fermées — pas la moindre fleur provocante; c'est uniquement le décolletage triangulaire qui dégage un cou très long, sous
l'échafaudage que la coiffeuse dresse sur la tête des élégantes, et lui
laisse toute sa grâce dans la simplicité de sa courbe. Mais les Japonais n'attachent pas, comme nous, une idée esthétique et lubrique à la
forme et au volume des seins. Pour eux, le type de la beauté pectorale est une platitude relative qui, sans être l'indigence, n'est pas
l'opulence, mais une honnête aisance: leur idéal se rapproche des
vierges préraphaéliques. La suggestion génésique vient moins de la
gorge que du cou, de la nuque, de la main et du pied, comme chez les
Célestes. La vue d'une femme nue ne semble inspirer au Japonais
aucune idée sensuelle. A Yokohama, le Dr Michaut a assisté à une
série de réceptions où l'hôte présentait à ses invités sa femme absolument nue. Mais la Japonaise ne supporte pas la moindre plaisanterie
légère, qu'elle considère comme un manque de respect. « Pourquoi
s'adresser à nous? disait un jour, rouge de colère, l'une des actrices
d'un théâtre de femmes, après avoir fait expulser un intrus qui avait
osé porter une main libertine sur la poitrine de la mignonne créature;
ce n'est pas notre métier d'agacer les hommes. » Le Yoshiwara (quartier

des prostituées) est assez habile. « Beaucoup, ajoute Maurice Dubard, portent un poignard à leur ceinture, et ce n'est pas un vain hochet mais bien une arme dont elles n'hésitent pas à se servir pour défendre leur vertu en danger.

Les *yanya*, maisons de bains chauds, sont de véritables grenouillères, où les deux sexes se baignent en commun, dans le costume de nos premiers parents. Honni soit qui mal y pense! Un clergyman a essayé de faire tendre une corde de séparation, mais sans y réussir. D'ailleurs, jamais, de mémoire d'homme, aucune scène scandaleuse ne s'est passée dans ces établissements. Outre les piscines, il existe des barriques balnéaires pouvant contenir une famille entière. En voyage, on rencontre souvent des femmes et des jeunes filles qui prennent des douches, toutes nues, sous les cascades naturelles si nombreuses au Japon : elles ne s'effarouchent pas et cherchent encore moins à tirer vengeance des indiscrets Endymions de passage.

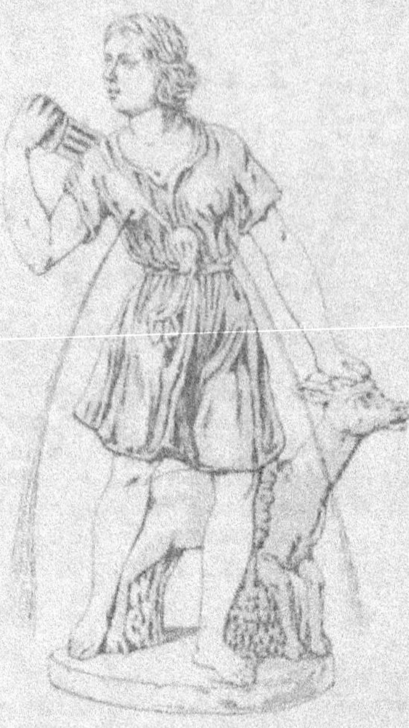

Fig. 250.

Les mères allaitent très tard; pendant trois et même quatre ans. Il n'est pas rare de voir de grands enfants interrompre leurs jeux pour téter; aussi, le rachitisme, les diarrhées infantiles, les gastro-entérites sont-elles des maladies dont l'enfance est exempte. Les « remplaçantes » sont ignorées et les biberons inutiles. Les bêtes à cornes et les vaches en particulier sont très rares : ainsi s'explique la fidélité des mères japonaises à leur devoir de nourrices; au reste, elles ont tout ce qu'il faut pour le remplir, contenant et contenu; en Extrême-Orient, la mamelle est petite comme la race, mais très propre à la lactation. Détail piquant : dans le langage japonais, le même mot *tchi-tchi* désigne le sein et le lait, l'organe et la fonction; sorte d'onomatopée qui rappelle « le bruit argentin du lait jaillissant dans les seaux », dit A. Boussaye.

Le corset est inconnu au Japon, du moins chez la classe moyenne; mais les Japonais sont trop favorables aux idées occidentales pour ne pas adopter nos modes avec notre civilisation, et bientôt la Japonaise aura le corset et le décolletage de la Parisienne; la cour a franchi le premier pas. Nous réservons pour nos *Seins à l'Église* l'allaitement de l'écusson sacré par les femmes Aïnos, aborigènes du nord du Japon.

Fontaine ubérale — Une statuette, de la collection de M. le comte Basilewski (fig. 250), représentant *Diane chasseresse*, dans l'attitude de la *Diane à la biche* du Louvre, a servi de fontaine ubérale — à quelle

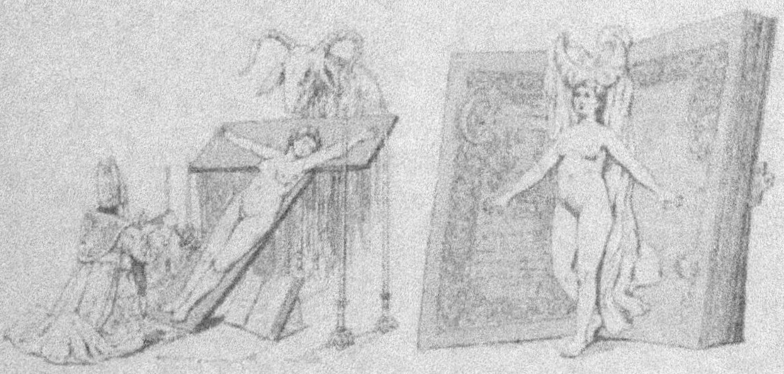

Fig. 251.   Fig. 252.

époque, dans quel pays, nous l'ignorons — les trous pratiqués dans le chiton court de la déesse, au niveau des seins, et encore munis de tuyautage métallique, ne laissent aucun doute sur son usage. Faire passer l'eau à travers le vêtement est une idée assez singulière.

Au lieu de choisir la pudique déesse qui, en dehors de l'heure du bain, ne découvre que le sein droit, pourquoi le sculpteur n'a-t-il pas placé ses robinets sur la poitrine sans voiles d'une Vénus, barbouillant de son lait le visage d'Éros, ou d'une Junon nourricière traçant la voie lactée? (Voir *Architectura curiosa nova*, de G. A. Boecler 1664.)

Les modèles à Venise. — Au XVIIe siècle — Misson nous l'apprend (p. 102) — Venise est la ville où les peintres peuvent le mieux étudier la nature sur le vif. Il n'en sera plus de même deux siècles plus tard. En septembre 1846, le peintre Schiavoni se plaint à Arsène Houssaye de la difficulté d'avoir des modèles : se donner corps et âme au premier gondolier venu, dit-il, c'est admis parmi les filles du peuple ; mais se découvrir la gorge dans un atelier, voilà ce qui indigne les courtisanes vénitiennes. Elles veulent bien que l'amour arrache son bandeau pour les voir à loisir ; mais elles craignent la concupiscence des yeux, comme disait saint Paul. Elles qui ne rougissent jamais, rougiraient de se déshabiller bravement pour poser en Diane chasseresse, en Madeleine repentie ou en Nymphe bocagère : ou bien il leur faut d'abord une déclaration galante. « Les courtisanes, observe A. Houssaye, consentent

« a poser devant l'amour, qui aime le mystère, mais elles refusent hau-
tement de poser devant l'art qui aime le soleil. »

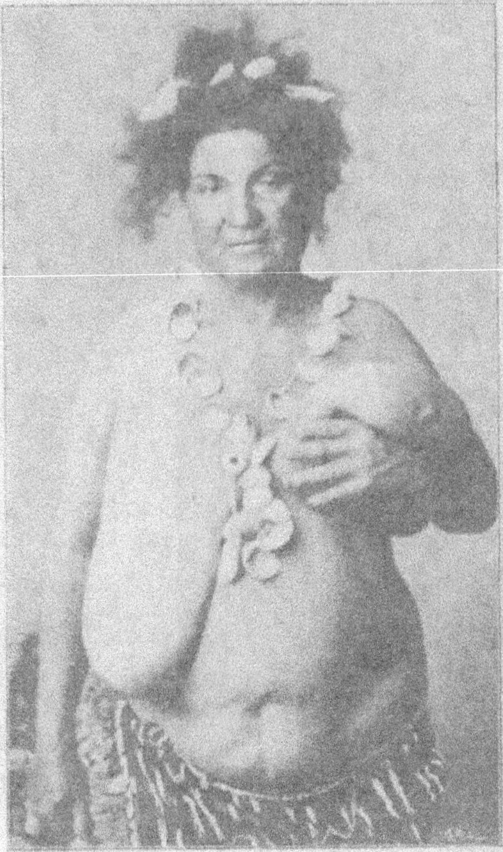

Fig. 254. — Nourrice du Nègre d'Abyssinie. D'après la photographie de Zangaki.
(Voir p. 256.)

Le bal des Quat' z'arts. — Cette année le bal a eu lieu le 24 avril, à
l'Elysée-Montmartre, avec son éclat habituel ; le costume moyen âge
était de rigueur. Chacun des grands ateliers de peinture ou d'architecture a rivalisé de zèle et d'originalité dans la conception de la loge

destinée à garnir la salle de bal et du char qui défile dans le cortège. Les principales récompenses ont été décernées aux chars représentant

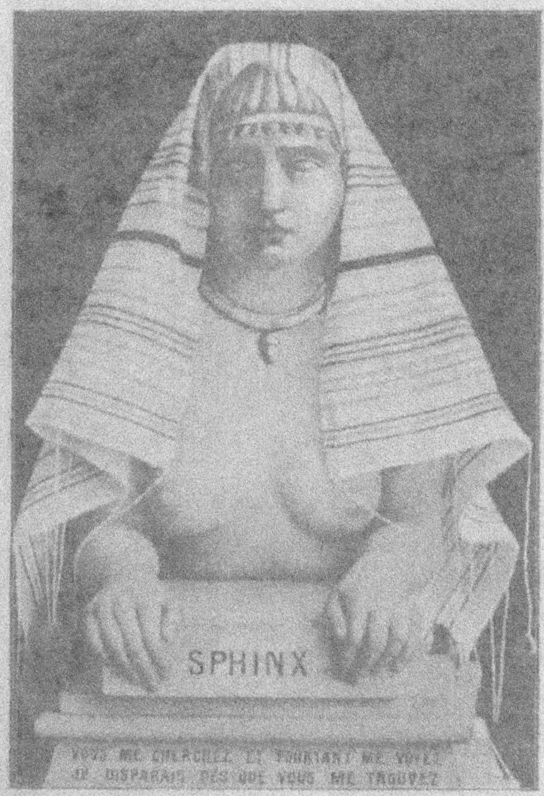

Fig. 524. — L'Énigme des Énigmes.

la Messe noire (fig. 251), page d'histoire liturgique reconstituée par l'atelier Cormon, et le Livre d'heures (fig. 252) de l'atelier J.-P. Laurens.

Au Salon de cette année, M. Abel Truchet expose une toile où miroite et pirouette, sous les jets de la lumière électrique, la foule braillée de rapins en costumes excentriques et de modèles féminins, vêtus de leur jeunesse et parés de leur beauté, in verità confidenza.

TABLE DES CHAPITRES

ÉVREUX, IMPRIMERIE DE CHARLES HÉRISSEY

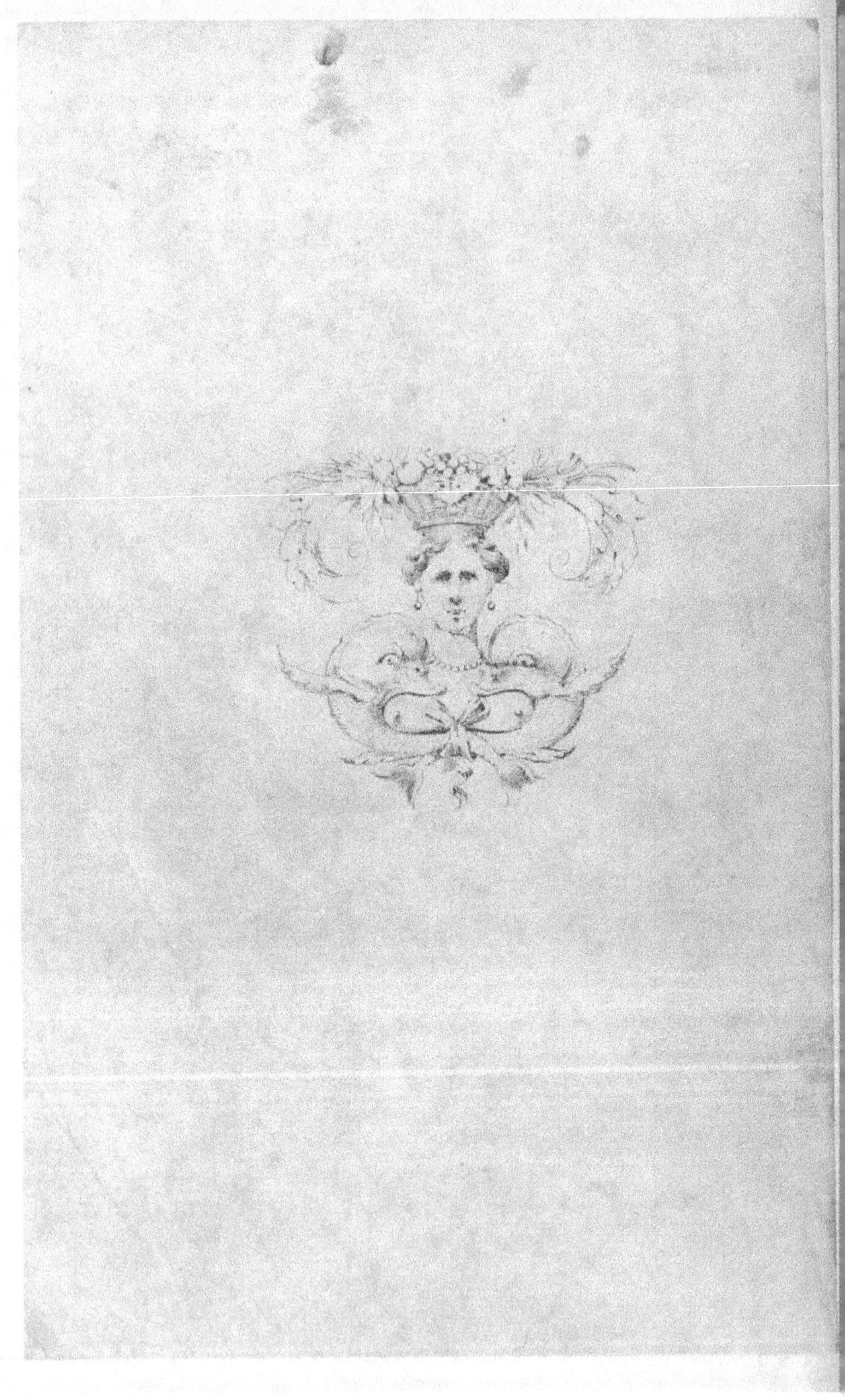

www.ingramcontent.com/pod-product-compliance
Lightning Source LLC
LaVergne TN
LVHW021939060726
842528LV00001B/224